Ética Clínica

Tradução:
Ananyr Porto Fajardo

Consultoria, supervisão e revisão técnica desta edição:
Alexandre Moretto

Médico. Mestre em Educação em Saúde pela Pontifícia Universidade Católica do Rio Grande do Sul (PUCRS). Especialista em Ética de la Investigación en Seres Humanos pela REDBIOÉTICA/UNESCO. Médico do Grupo Hospitalar Conceição. Professor da Faculdade de Medicina da PUCRS. Ex-coordenador da Comissão de Bioética do Grupo Hospitalar Conceição.

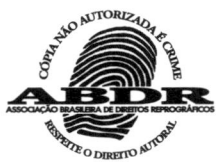

J81e   Jonsen, Albert R.
      Ética clínica : abordagem prática para decisões éticas na medicina clínica / Albert R. Jonsen, Mark Siegler, William J. Winslade ; [tradução: Ananyr Porto Fajardo ; revisão técnica: Alexandre Moretto]. – 7. ed. – Porto Alegre : AMGH, 2012.
      xiv, 242 p. ; 23 cm.

      Contém cartão destacável.
      ISBN 978-85-8055-129-7

      1. Ética médica – Medicina clínica. I. Siegler, Mark. II. Winslade, William J. III. Título.

CDU 614.253:616

Catalogação na publicação: Ana Paula M. Magnus – CRB 10/2052

Ética Clínica

ABORDAGEM PRÁTICA PARA DECISÕES ÉTICAS NA MEDICINA CLÍNICA

7ª edição

Albert R. Jonsen, PhD
Professor Emeritus of Ethics in Medicine
University of Washington School of Medicine
Seattle, Washington
Senior Ethics Scholar in Residence
California Pacific Medical Center
San Francisco, California

Mark Siegler, MD
Lindy Bergman Distinguished Service Professor of Medicine and Surgery
Director, MacLean Center for Clinical Medical Ethics
University of Chicago
Chicago, Illinois

William J. Winslade, PhD, JD
James Wade Rockwell Professor of Philosophy in Medicine
Institute for the Medical Humanities
Professor of Psychiatry and Preventive Medicine and Community Health
University of Texas Medical Branch
Galveston, Texas

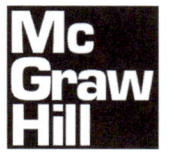 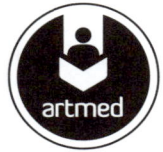

AMGH Editora Ltda.

2012

Obra originalmente publicada sob o título Clinical Ethics: A Practical Approach to Ethical Decisions in Clinical Medicine, 7th Edition
ISBN 0071634142 / 9780071634144

Original edition copyright © 2010, The McGraw-Hill Companies, Inc., New York, New York 10020. All rights reserved.

Portuguese language translation copyright © 2012, AMGH Editora Ltda., a Division of Grupo A. All rights reserved.

Arte sobre capa original: *VS Digital*

Preparação de originais: *Magda Regina Schwartzhaupt*

Leitura final: *Lisiane Andriolli Danieli*

Coordenador editorial: *Alberto Schwanke*

Gerente editorial: *Letícia Bispo de Lima*

Projeto e editoração: *Armazém Digital® Editoração Eletrônica – Roberto Carlos Moreira Vieira*

> **Nota:** A medicina é uma ciência em constante evolução. À medida que novas pesquisas e a experiência clínica ampliam o nosso conhecimento, são necessárias modificações no tratamento e na farmacoterapia. Os editores desta obra consultaram as fontes consideradas confiáveis, num esforço para oferecer informações completas e, geralmente, de acordo com os padrões aceitos à época da publicação. Entretanto, tendo em vista a possibilidade de falha humana ou de alterações nas ciências médicas, os leitores devem confirmar estas informações com outras fontes. Por exemplo, e em particular, os leitores são aconselhados a conferir a bula de qualquer medicamento que pretendam administrar, para se certificar de que a informação contida neste livro está correta e de que não houve alteração na dose recomendada nem nas contraindicações para o seu uso. Esta recomendação é particularmente importante em relação a medicamentos novos ou raramente usados.

Reservados todos os direitos de publicação, em língua portuguesa, à
AMGH EDITORA LTDA., uma parceria entre GRUPO A EDUCAÇÃO S.A.
e MCGRAW-HILL EDUCATION
Av. Jerônimo de Ornelas, 670 – Santana
90040-340 Porto Alegre RS
Fone: (51) 3027-7000 Fax: (51) 3027-7070

É proibida a duplicação ou reprodução deste volume, no todo ou em parte, sob quaisquer formas ou por quaisquer meios (eletrônico, mecânico, gravação, fotocópia, distribuição na Web e outros), sem permissão expressa da Editora.

SÃO PAULO
Av. Embaixador Macedo Soares, 10.735 – Pavilhão 5
Cond. Espace Center – Vila Anastácio
05095-035 São Paulo SP
Fone: (11) 3665-1100 Fax: (11) 3667-1333

SAC 0800 703-3444 – www.grupoa.com.br

IMPRESSO NO BRASIL
PRINTED IN BRAZIL

Sumário

Introdução vii
    Os quatro tópicos viii
    Recursos em ética clínica xi
    Agradecimentos xii
    Bibliografia xiii
    Ficha dos quatro tópicos xiv

TÓPICO 1
Indicações médicas 01

  1.1 Intervenções indicadas e não indicadas 11
  1.2 Julgamento clínico e incerteza clínica 17
  1.3 Ressuscitação cardiopulmonar e ordem para não ressuscitar 24
  1.4 Erro médico 35
  1.5 Determinação de morte 36
  1.6 Resumo 39
  1P Observações em pediatria 39

TÓPICO 2
Preferências do paciente 42

  2.1 Consentimento informado 47
  2.2 Capacidade de decisão 62
  2.3 Tomada de decisão pelo paciente mentalmente incapacitado 79
  2.4 Tomadores de decisão substitutos 86
  2.5 Falta de cooperação na relação terapêutica 92
  2P Observações em pediatria 103

TÓPICO 3
Qualidade de vida **109**

3.1 Avaliações divergentes da qualidade de vida 117

3.2 Medicina do aperfeiçoamento 127

3.3 Comprometimento da qualidade de vida e
intervenções de suporte à vida 128

3.4 Alívio da dor para pacientes terminais 148

3.5 Morte medicamente assistida 153

3.6 Cuidados ao paciente que está morrendo 160

3.7 Tratamento para tentativa ou suicidas potenciais 161

3P Observações em pediatria 163

TÓPICO 4
Aspectos do contexto **165**

4.1 Profissões da saúde 169

4.2 Outras partes interessadas 175

4.3 Confidencialidade de informação médica 180

4.4 Economia da atenção clínica 188

4.5 Alocação de recursos de saúde escassos 195

4.6 Influência da religião sobre as decisões clínicas 207

4.7 Papel da legislação na ética clínica 210

4.8 Pesquisa clínica 212

4.9 Ensino clínico 222

4.10 Saúde pública 226

4.11 Ética organizacional 231

4P Observações em pediatria 235

Índice **237**
Encarte destacável – Ficha dos quatro tópicos **241**

Introdução

Este livro aborda os problemas éticos que os clínicos encontram ao cuidarem de pacientes. Para praticarem um atendimento clínico de excelência, os profissionais clínicos e os que estudam para se tornarem tais devem compreender aspectos éticos, como consentimento informado, falar a verdade, confidencialidade, privacidade, diferença entre pesquisa e atendimento clínico e cuidado no fim da vida. Os clínicos devem aplicar esse conhecimento em sua prática diária. Quando falamos em clínicos, referimo-nos não apenas a médicos e cirurgiões, mas também a enfermeiros, assistentes sociais, psicólogos, eticistas clínicos, técnicos em medicina, capelães e outros responsáveis pelo bem-estar dos pacientes. Alguns desses clínicos também são membros de comitês de ética que deliberam sobre a política de ética de seus hospitais e sobre problemas éticos em casos específicos. Nosso público também inclui a família e pessoas próximas aos pacientes, as quais podem participar das decisões a respeito do cuidado deles. Nossa meta, ao escrever este livro, é auxiliar os clínicos a compreenderem e a manejarem os casos que encontram em seus consultórios e, naquelas ocasiões em que aparecerem discordâncias éticas, a orientar os pacientes, as famílias, os clínicos e os comitês de ética para a resolução de conflitos clínicos éticos.

Os problemas éticos estão em todos os encontros clínicos entre pacientes e cuidadores, porque o cuidado de pacientes sempre envolve tanto considerações técnicas como morais. O aspecto central deste encontro é a relação terapêutica entre um médico e um paciente – uma relação que está permeada de responsabilidades éticas. Os médicos devem objetivar, nas palavras de Hipócrates, "a ajudar e não causar nenhum dano". Os médicos modernos abordam a relação médico-paciente com uma identidade profissional que inclui as obrigações de prestar um atendimento competente, preservar a confidencialidade e comunicar-se de forma honesta e piedosa.

No decorrer normal de uma relação terapêutica, o atendimento clínico e os deveres éticos caminham juntos sem dificuldade. A razão é que, em geral, o paciente e o médico compartilham da mesma meta: atender aos problemas e necessidades médicas do paciente. Por exemplo, um paciente consulta com uma tosse aflitiva e necessita de alívio; um médico atende ao paciente utilizando o meio correto para diagnosticar e tratar este problema. Nessa situação, o tratamento para, digamos, um leve ataque de asma é efetivo, e o paciente fica satisfeito. Ao mesmo tempo, ocorreu uma ação ética: o paciente é ajudado e não prejudicado. Em outros casos, esta cena simples se complica: a asma do paciente pode ser causada por um câncer, obstruindo as vias aéreas. Esta doença pode ameaçar a vida e o tratamento pode ser complexo, difícil e não ser bem-sucedido. Em outras ocasiões, o curso normal da relação médico-paciente pode ser interrompido pelo que chamamos de questão ética: uma dúvida a respeito da ação correta quando as responsabilidades éticas entram em conflito, ou quando seu sentido é incerto ou confuso. Por exemplo, o dever de curar do médico é contraposto pela recusa do paciente em receber um tratamento indicado, ou o paciente não consegue pagar pelo tratamento por falta de plano de saúde. Os princípios que normalmente unem o médico e o paciente em uma relação terapêutica entram em colisão. Essa colisão bloqueia o processo de decidir e agir que é intrínseco ao cuidado clínico. Essa confusão e conflito pode se tornar incômoda para todas as partes. Este livro, então, procura elucidar tanto as dimensões éticas do cuidado em atividades clínicas comuns que não são controversas como a dúvida a respeito da ação correta que pode bloquear a decisão.

A *ética clínica é uma abordagem estruturada para questões éticas em medicina clínica*. Ela depende da grande disciplina da bioética, que, por sua vez, está embasada em disciplinas como filosofia moral, legislação da saúde, habilidades de comunicação e medicina clínica. Os especialistas, chamados "bioeticistas", devem dominar este campo. Entretanto, os clínicos na prática diária da medicina podem atuar com uma compreensão básica de certos aspectos éticos chave, como o consentimento informado e o cuidado no fim da vida. *A habilidade de identificar e analisar uma questão ética e de chegar a uma conclusão e uma recomendação razoável para a ação é central para a aplicação prática da ética clínica*. Neste livro, oferecemos um método para identificar as dimensões éticas do cuidado ao paciente e para resolver problemas éticos. Esse método é útil para estruturar as questões enfrentadas por qualquer clínico que cuide de pacientes.

OS QUATRO TÓPICOS

A bioética identifica quatro princípios éticos que são particularmente relevantes para a medicina clínica: os princípios da beneficência, da não maleficência, do respeito à autonomia e da justiça. Alguns bioeticistas acrescentam empatia, compaixão, fidelidade, integridade e outras virtudes. A literatura bioética discute extensamente esses princípios e virtudes. Neste livro, eles serão explicados apenas de forma breve. Em vez disso, direcionamos a atenção de nosso leitor para o modo como os princípios gerais interagem nas circunstâncias concretas de um caso clínico e a maneira como servem de guia para a ação em circunstâncias específicas. Assim, propomos quatro tópicos que acreditamos que constituam a estrutura essencial de um caso em medicina clínica: indicações médicas, preferências do paciente, qualidade de vida e aspectos do contexto.

Alguns leitores deste livro denominam estes quatro tópicos de "quatro quadros". Cada caso clínico é uma massa de detalhes que o clínico deve interpretar para realizar o processo de raciocínio necessário para o diagnóstico e o tratamento. Todos os clínicos aprendem, no início de seu treinamento, um padrão comum para organizar a massa de detalhes: queixa principal, história da queixa principal, história médica geral do paciente, resultados do exame físico e resultados dos exames laboratoriais. Os dados que são organizados nestes padrões levam o clínico a decisões sobre diagnóstico e tratamento. Nossos quatro tópicos, ou quadros, fornecem um padrão similar para coletar, selecionar e ordenar os fatos de um problema ético clínico. Cada tópico ou quadro é preenchido com os fatos reais do caso clínico que são relevantes para a identificação do problema ético, e os conteúdos dos quatro são visualizados juntos para um quadro abrangente das dimensões éticas do caso.

As indicações médicas se referem às intervenções diagnósticas e terapêuticas que estão sendo utilizadas para avaliar e tratar o problema médico no caso. As preferências do paciente definem as escolhas expressas pelo paciente sobre seu tratamento, ou as decisões daqueles que estão autorizados a falar pelo paciente quando ele for incapaz de fazê-lo. A qualidade de vida descreve aspectos da vida do paciente antes e depois do tratamento na medida em que esses aspectos são pertinentes às decisões médicas. Os aspectos do contexto identificam o cenário familiar, social, institucional, financeiro e legal no qual o caso em particular ocorre, quando influenciam as decisões médicas. Sob cada um destes títulos, é feita uma série de perguntas para assegurar que as informações necessárias foram coletadas. Acreditamos que esses quatro tópicos sejam os componentes essenciais e constantes de qualquer caso clínico, que é, obviamente, singular e variado em suas próprias circunstâncias. A ficha no final desta introdução apresenta os quatro tópicos e as questões relevantes.

O subtítulo de nosso livro afirma que a ética clínica é uma abordagem *prática*. Isto implica que a abordagem deve ir além de simplesmente identificar o problema por meio da coleta e da seleção dos fatos do caso. Deve orientar a prática, ou seja, deve levar da identificação do problema ético às decisões sobre como manejá-lo. Ela deve mostrar ao clínico como lidar com os obstáculos à tomada de decisão que o problema ético impôs. Raramente a ética clínica é decidir entre ético *versus* não ético, entre bom e certo *versus* mau e errado; ao contrário, envolve encontrar as soluções que forem melhores e mais sensatas entre as opções relevantes. Mesmo que a ética clínica possa, às vezes, ajudar a descartar opções que não sejam éticas, mais frequentemente ela esclarece as opções admissíveis que os pacientes e os clínicos podem escolher. Nossa abordagem procura orientar o clínico e outros envolvidos no caso para estas resoluções.

Depois que todas as informações relevantes forem inseridas nos quatro quadros, deve-se avaliar a relação entre elas e os princípios. Às vezes, ocorre que, quando os dados forem coletados e adequadamente organizados, aparece um padrão que identificará o problema ético. As circunstâncias de um caso muitas vezes apontam para um dos princípios fundamentais como o mais importante na análise do caso específico. Por exemplo, um paciente tem uma doença grave em estágio terminal, nunca expressou preferências sobre tratamento, não possui familiares que falem por ele e enfrenta um grande sofrimento durante o tempo que lhe resta. Isto parece, à primeira vista, como um caso em que os princípios da beneficência e da não maleficência são centrais. Ademais, é improvável que o tratamento agressivo seja benéfico, pois esse paciente necessita de cuidados paliativos. Sob um segundo olhar, contudo, a pergunta se transforma em um aspecto do princípio do respeito à autonomia: quem está autorizado a tomar a decisão sobre a transição da terapia intensiva para o cuidado paliativo? A reflexão ética muda deste dilema entre dois princípios fundamentais para uma avaliação de como as circunstâncias do caso dão maior importância a um ou outro desses princípios. Por exemplo, depois que falharam todas as tentativas razoáveis de tratar efetivamente um paciente, a aplicação continuada de medidas agressivas faz mais mal do que bem a esse paciente. Sob esta perspectiva, o princípio da não maleficência se torna o mais dominante e fornece uma razão ética para a decisão de prestar apenas cuidados paliativos. O clínico pode, então, formular uma recomendação ao paciente ou a outros tomadores de decisão.

Esta resolução tem base em uma avaliação dos fatos do caso em relação aos princípios éticos relevantes para ele. No entanto, essa avaliação precisa de um movimento adicional: o caso presente deve ser comparado com casos similares. Certamente, é verdade que, em medicina, cada caso é singular e cada paciente é "uma estatística de um". No entanto, o caso em questão terá semelhanças com outros casos. Outros casos podem ter sido cuidadosamente considerados – talvez até mesmo adjudicados na legislação – e podem oferecer orientação para avaliar o caso presente. *Esses casos são chamados de casos paradigmáticos.* A referência aos casos paradigmáticos não prova que um caso tenha sido corretamente avaliado; são exemplos de avaliações sérias em casos anteriores semelhantes com os quais o caso atual pode ser comparado, a fim de orientar o clínico nesse caso.

É importante observar que mesmo casos similares possuem nuanças variáveis. O caso presente pode ter circunstâncias que o tornam mais complexo que os casos anteriores; ou pode representar um problema novo devido à tecnologia inovadora. Clínicos e eticistas devem estar familiarizados com esses casos paradigmáticos e serem capazes de discernir como eles se diferem e como as circunstâncias se vinculam aos princípios no caso presente. Descrevemos alguns dos importantes casos paradigmáticos.

Este livro está organizado para seguir o modelo dos quatro quadros. Cada capítulo está dedicado a um dos quatro tópicos. Cada um começa com algumas considerações gerais e princípios éticos mais relevantes para aquele tópico. A cada tópico é feita uma série de perguntas que exemplificam aspectos importantes para cada um deles. Situações clínicas que comumente geram problemas éticos associadas àquele tópico são descritas e ilustradas por casos. Segue-se um Comentário, o qual fornece uma compilação de opiniões prevalentes a partir da literatura bioética. Concluímos com Recomendações, as quais os três autores formulam a partir de sua extensa experiência como clínicos e consultores em ética clínica. Embora este livro não discuta a ética em pediatria, no final de cada capítulo inserimos Observações em pediatria, para alertar os leitores sobre certos problemas éticos em medicina pediátrica que requerem consideração especial. Quando estes aparecem, as fontes para ética pediátrica devem ser consultadas. Nossa fonte é Frankel LR, Goldworth A, Rorty MV, Silverman WD. *Ethical dilemnas in pediatrics*. Cambridge, MA: Cambridge University Press; 2005.

RECURSOS EM ÉTICA CLÍNICA

Além de nosso método para identificar e avaliar um caso em termos éticos, oferecemos itens de informação essencial sobre problemas comuns, como Ordem para não ressuscitar ou Suspensão de suporte à vida. Estes aspectos têm sido discutidos e debatidos na cada vez mais crescente literatura sobre bioética. Encaminhamos os leitores para determinadas fontes onde podem encontrar discussões e referências mais extensas, sendo que as referências completas são fornecidas ao fim de cada seção. O texto padrão de bioética acadêmica, no qual os conceitos básicos são amplamente explicados, é *Principles of biomedical ethics*. O importante trabalho de referência em ética clínica é *Encyclopedia of bioethics*. Regularmente nos referimos a três livros que contêm abordagens mais completas dos assuntos que tratamos em formato apenas de itens. São eles: *Resolving ethical dilemnas: a guide for clinicians*; *The Oxford handbook of bioethics*; e *The Cambridge textbook of bioethics*. Nossas páginas referem-se de forma regular aos seus capítulos relevantes. Outro livro que reúne casos que representam problemas difíceis enfrentados por eticistas clínicos é *Complex ethics consultations: cases that haunt us*. Diversos periódicos são atualmente dedicados à bioética: *The Hastings Center report, The american journal of bioethics, Journal of medical ethics, Cambridge quarterly of healthcare ethics, Journal of theoretical medicine e Journal of clinical ethics*. Além disso, artigos sobre bioética aparecem regularmente nos periódicos médicos e de enfermagem. Não referimos esta extensa literatura em periódicos, a menos que usemos dados retirados de um artigo ou que um artigo seja "clássico" ao definir e descrever determinado assunto. Esta literatura está indexada no PubMed e Medline no portal da National Library of Medicine's Bioethics (www.nlm.nih.gov/bsd/bioethics.html). Recursos bibliográficos extensos podem ser encontrados no National Reference Center for Bioethics Literature at Georgetown University's ETHXWeb (http://bioethics.georgetown.edu/databases/index/htm); Clinical Ethics Center of the National Institutes of Health (www.nih.gov/sigs/bioethics); e, para casos e discussões, o periódico *on line Virtual Mentor* da American Medical Association é um excelente recurso (http://virtualmentor.ama-assn.org). O *website UpToDate* (www.uptodate.com) contém diversas revisões úteis de tópicos importantes, assim como o *website* do University of Washington Department of Bioethics and Humanities (http://depts.washington.edu/bhdept). Menos relevante para a ética à beira do leito, mas ainda assim útil, é o United Nations Educational, Scientific and Cultural Organization's Global Ethics Observatory (http://www.unesco.org/shs/ethics/geobs). Consulte também o *website Access Medicine*, da McGraw-Hill (www.accessmedicine.com), para milhares de imagens e ilustrações, avaliação interativa, arquivos de casos, ferramentas diagnósticas e informação atualizada para pesquisa, educação, autoavaliação e exames de certificação.

AGRADECIMENTOS

Os autores reconhecem com gratidão a orientação e o auxílio das seguintes pessoas: Drs. Katrina Bramstedt, David Brush, Michael Cantwell, Farr Curlin, Lainie Ross, William Stewart e Daniel Sulmasy, além da Sr.ª Helene Starks, Sr.ª Donna Vickers e Sr. Wesley McGaughey.

BIBLIOGRAFIA

American Journal of Bioethics. Taylor and Francis Group Inc. http://www.bioethics.net.

Beauchamp TL, Childress JF. *Principles of Biomedical Ethics*. 6th ed. New York, NY: Oxford University Press; 2009.

Cambridge Quarterly of Healthcare Ethics. 40 West 20th Street, New York, NY 10011–4211. http://www.journals.cup.org.

Ford PJ, Dudzinski DM. *Complex Ethics Consultations: Cases that Haunt US*. New York, NY: Cambridge University Press; 2008

Frankel LR, Goldworth A, Rorty MV, Silverman WA, eds. *Ethical Dilemmas in Pediatrics*. New York, NY: Cambridge University Press; 2005.

Journal of Clinical Ethics. 17100 Cole Road, Hagerstown, MD 21740. http://www.clinicalethics.com.

Journal of Medical Ethics. BMJ Publishing Group, British Medical Association, Tavistock Square London WCIH 9JR, UK. http://www.jme.bmj.com.

Lo B. *Resolving Ethical Dilemmas: A Guide for Clinicians*. 4th ed. Philadelphia, PA: Lippincott Williams & Wilkins; 2009.

Post SG, ed. *Encyclopedia of Bioethics*. 3rd ed. Farmington Hills, MI: Gale; 2003.

Singer PA, Viens AM. *The Cambridge Textbook of Bioethics*. New York, NY: Cambridge University Press; 2008.

Steinbock B, ed. *The Oxford Handbook of Bioethics*. New York, NY: Oxford University Press; 2009.

The Hastings Center Report. The Hastings Center, Garrison, NY, 10524–5555. E-mail: mail@thehastingscenter.org; http://www.thehastingscenter.org.

Walters L, Kahn TJ, eds. *Bibliography of Bioethics*. Washington, DC: Georgetown University Press. [Published annually].

FICHA DOS QUATRO TÓPICOS

Indicações médicas	Preferências do paciente
Princípios da beneficência e da não maleficência 1. Qual é o problema médico do paciente? O problema é agudo? Crônico? Crítico? Reversível? Emergência? Terminal? 2. Quais são as metas do tratamento? 3. Em quais circunstâncias os tratamentos médicos não são indicados? 4. Quais são as probabilidades de sucesso das diversas opções de tratamento? 5. Resumindo, como este paciente pode se beneficiar com o atendimento médico e de enfermagem e como o dano pode ser evitado?	Princípio do respeito à autonomia 1. O paciente foi informado dos benefícios e riscos, compreendeu estas informações e deu consentimento? 2. O paciente é mentalmente capaz e legalmente competente e existem evidências de incapacidade? 3. Se for mentalmente capaz, que preferências sobre o tratamento o paciente está declarando? 4. Se estiver incapacitado, o paciente expressou preferências anteriores? 5. Quem é o substituto apropriado para tomar decisões pelo paciente incapacitado? 6. O paciente não quer ou é incapaz de cooperar com o tratamento médico? Se for, por quê?
Qualidade de vida	**Aspectos do contexto**
Princípios da beneficência e da não maleficência e respeito à autonomia 1. Quais são as perspectivas, com ou sem tratamento, de um retorno à vida normal, e que déficits físicos, mentais e sociais o paciente poderia sofrer, mesmo que o tratamento seja bem-sucedido? 2. Com que embasamento se pode julgar que determinada qualidade de vida seria indesejável para um paciente que não consegue fazer ou expressar julgamento? 3. Existem vieses que poderiam induzir a avaliação do profissional sobre a qualidade de vida do paciente? 4. Que aspectos éticos aparecem em relação a aumentar ou melhorar a qualidade de vida de um paciente? 5. As avaliações de qualidade de vida suscitam algum questionamento relacionado a mudanças nos planos de tratamento, como a suspensão do tratamento de suporte à vida? 6. Quais são os planos e a justificativa para suspender o tratamento de suporte à vida? 7. Qual é o *status* legal e ético do suicídio?	Princípios da justiça e da imparcialidade 1. Existem interesses profissionais, interprofissionais ou comerciais que poderiam criar conflitos de interesse no tratamento clínico dos pacientes? 2. Existem outras partes, além dos médicos e dos pacientes, como membros da família, que possuam interesses nas decisões clínicas? 3. Quais são os limites impostos sobre a confidencialidade do paciente por interesses legítimos de terceiros? 4. Existem fatores financeiros que criam conflitos de interesse nas decisões clínicas? 5. Existem problemas de alocação de recursos de saúde escassos que poderiam afetar as decisões clínicas? 6. Existem aspectos religiosos que poderiam influenciar as decisões clínicas? 7. Quais são os aspectos legais que poderiam afetar as decisões clínicas? 8. Existem considerações de pesquisa e educação clínica que poderiam afetar as decisões clínicas? 9. Existem aspectos de saúde e segurança pública que poderiam afetar as decisões clínicas? 10. Existem conflitos de interesse nas instituições e organizações (p. ex., hospitais) que poderiam afetar as decisões clínicas e o bem-estar do paciente?

Indicações médicas

Tópico 1

Este capítulo aborda o primeiro tópico relevante para qualquer problema ético em medicina clínica: as indicações a favor ou contra as intervenções médicas. Na maior parte dos casos, as decisões sobre tratamento, que estão embasadas em indicações médicas, são óbvias e não apresentam nenhum problema ético evidente.

EXEMPLO. Um paciente se queixa que urina com frequência, com uma sensação de queimação. O médico suspeita de uma infecção do trato urinário, obtém uma cultura confirmatória e prescreve um antibiótico. O médico explica ao paciente a natureza do problema e o motivo para prescrever o medicamento. O paciente segue a prescrição, ingere o medicamento e fica curado da infecção.

Este é um caso de ética clínica não porque apresenta um *problema ético*, mas porque demonstra como os princípios, em geral considerados necessários para um atendimento médico ético, ou seja, respeito à autonomia, beneficência, não maleficência e justiça, são atendidos nas circunstâncias clínicas deste caso. As indicações médicas são suficientemente claras para que o médico possa fazer um diagnóstico e prescrever um tratamento efetivo a fim de beneficiar o paciente. As preferências do paciente coincidem com as recomendações do médico. A qualidade da vida do paciente, tornada desagradável pela infecção, melhora. Esse caso acontece em um contexto em que os medicamentos estão disponíveis, o plano de saúde paga a conta e não existe nenhum problema presente em relação à família ou à instituição.

Esse caso, que não levanta nenhuma preocupação ética, representaria um problema ético se o paciente afirmasse que não acredita em antibióticos, a infecção do trato urinário se desenvolvesse nos últimos dias de uma enfermidade terminal, a infecção estivesse associada a uma enfermidade sexualmente transmissível, em que os parceiros sexuais estivessem em perigo, ou se o paciente não pudesse pagar pelo atendimento. Às vezes, tais problemas podem ser prontamente resolvidos; outras vezes, podem se tornar importantes obstáculos para o manejo do caso.

Neste capítulo, inicialmente definimos indicações médicas e explicamos os princípios éticos mais relevantes para essas indicações, ou seja, beneficência e não maleficência e discutimos a relação destes princípios com o profissionalismo médico. A seguir, fazemos uma série de perguntas que vinculam as indicações médicas a esses princípios. Ao discutir estas questões, abordamos aspectos importantes da medicina clínica relacionados às indicações médicas, incluindo as metas e os benefícios da medicina, o julgamento e a incerteza clínica, a medicina baseada em evidências e o erro médico. Apresentamos casos típicos para ilustrar essas discussões. Por fim, consideramos três aspectos éticos nos quais as indicações médicas são particularmente proeminentes: (1) tratamento não benéfico (ou fútil), (2) ressuscitação cardiopulmonar (RCP) e ordem para não ressuscitar (ONR) e (3) determinação de morte.

1.0.1 Definição de indicações médicas

Indicações médicas são os fatos, as opiniões e as interpretações a respeito do problema físico e/ou psicológico do paciente, as quais fornecem uma base aceitável para atividades diagnósticas e terapêuticas, objetivando alcançar as metas gerais da medicina: prevenção, cura e atenção à enfermidade e às lesões. Todas as discussões de um problema ético em medicina clínica deveriam começar com uma declaração das indicações médicas. Na apresentação clínica normal, esta revisão de indicações para intervenção médica leva à determinação de metas e à formulação de recomendações ao paciente. *Portanto, indicações médicas são aqueles fatos acerca do problema fisiológico ou psicológico do paciente que indicam que formas de intervenções diagnósticas, terapêuticas ou educativas são apropriadas.*

1.0.2 Princípios éticos da beneficência e da não maleficência

As indicações médicas descrevem o trabalho cotidiano do atendimento clínico aos pacientes – diagnosticar seus problemas e fornecer tratamentos úteis. Os princípios éticos que deveriam governar estas atividades são os princípios da beneficência e da não maleficência, isto é, agir de maneira a beneficiar os pacientes, e não prejudicá-los. A máxima mais antiga da medicina, afirmada no juramento de Hipócrates, é: "Aplicarei os regimes para o bem do doente segundo o meu poder e entendimento, nunca para causar dano ou mal a alguém." Outro imperativo hipocrático para os médicos afirma "beneficiar e não causar dano algum" (*Epidemias I*). Existem muitas maneiras de beneficiar as pessoas, como educar, contratar e promover um funcionário; fazer uma recomendação; e presentear.

Também existem muitas maneiras de prejudicar, como difamar, roubar e bater. Na medicina, benefício e dano possuem um significado específico: ajudar ao tentar curar e fazê-lo da maneira mais segura e indolor possível.

Portanto, em ética clínica, *beneficência significa fundamentalmente o dever de tentar alcançar aquelas melhorias em saúde física ou psicológica que a medicina pode alcançar*. Estes efeitos objetivos das ações diagnósticas e terapêuticas são, por exemplo, diagnosticar e curar uma infecção, tratar um câncer que o leve à remissão e facilitar a consolidação de uma fratura. *Não maleficência significa desempenhar estas atividades de maneiras que evitem lesões adicionais ou reduzam seu risco*. Assim, este tópico abordará os benefícios médicos como contribuições objetivas para a saúde de um paciente. Os aspectos subjetivos das escolhas dos pacientes, ou seja, sua estimativa do valor e da utilidade que as contribuições médicas lhes trazem pessoalmente, bem como sua aceitação e rejeição a elas, são discutidos no Tópico 2, "Preferências do paciente", e Tópico 3, "Qualidade de vida."

> Beauchamp TL, Childress JF. Chapter 4: Nonmaleficence; Chapter 5: Beneficence. In: Beauchamp TL, Childress JF, ed. *Principles of Biomedical Ethics*. 6th ed. New York, NY: Oxford University Press; 2009:140–186; 197–239.

1.0.3 Razão risco-benefício

Em medicina, beneficência e não maleficência são avaliadas como raciocínio da "Razão risco-benefício". Obviamente, não estaria certo um médico causar dano a um paciente, mas é quase inevitável que, quando um médico tenta beneficiar um paciente por medicamento ou cirurgia, por exemplo, haja ou possa haver algum dano ou risco. Todos os procedimentos cirúrgicos causam um ferimento e a maioria dos medicamentos possui efeitos adversos. Portanto, os princípios da beneficência e da não maleficência não apenas instruem o médico para ajudar e não prejudicar, mas também fundem-se para orientar a sua avaliação sobre quanto do risco é justificado pelo benefício pretendido. Um médico deve calcular esta "razão" e formatá-la em uma recomendação ao paciente, que irá, em última análise, avaliá-la à luz de seus próprios valores.

EXEMPLOS. (1) Um paciente com asma e diabetes precisa de esteroides devido à piora da asma, mas o médico sabe que os esteroides dificultarão o controle do diabetes. (2) Um cirurgião ingere um fármaco β-bloqueador para diminuir tremores antes de operar, porém o uso do β-bloqueador agrava sua asma.

1.0.4 A relação terapêutica e o profissionalismo

A competência de um médico para beneficiar o paciente com seu conhecimento e habilidade em medicina, bem como as expectativas e os desejos do paciente de ser beneficiado por estas habilidades são um aspecto moral-chave de uma relação terapêutica. Os princípios da beneficência e da não maleficência são os aspectos éticos centrais dessa relação. A relação terapêutica possui implicações adicionais para os médicos como profissionais.

Conforme afirma a *Charter on Medical Professionalism* (Carta sobre o profissionalismo médico), o profissionalismo "exige a colocação dos interesses do paciente acima dos do médico, estabelecendo e mantendo padrões de competência e integridade e oferecendo orientação especializada para a sociedade sobre assuntos de saúde." O profissionalismo estimula a colocação do cuidado pelo paciente à frente da medicina como negócio.* Isto implica que os médicos deveriam, fundamentalmente, perseguir as metas da medicina ao lidarem com pacientes, em vez de favorecerem metas pessoais, privadas. Dito de forma mais direta, os médicos devem evitar a exploração dos pacientes para seu próprio lucro ou reputação. Os benefícios da medicina são ótimos quando os médicos e outros profissionais de saúde demonstram profissionalismo, que inclui honestidade, integridade, respeito pelos pacientes, compromisso com o bem-estar dos pacientes, preocupação piedosa pelos pacientes e dedicação para manter a competência em conhecimento e habilidades técnicas. Ao manifestar essas virtudes, o profissionalismo e a ética estão vinculados. As responsabilidades éticas e profissionais dos médicos estão intimamente ligadas à sua habilidade de responder às metas da medicina em conjunto com seu respeito pelas preferências dos pacientes em relação às metas de suas vidas.

> Charter on Medical Professionalism. *Ann Intern Med.* 2002;136:243–246; *Lancet.* 2002;359:520–522.
>
> Dugdale LS, Siegler M, Rubin DT. Medical professionalism: crossing a generational divide. *Perspect Biol Med.* 2008;51(4):554–564.

---

* N. de R.T. No Brasil, o Código de Ética Médica (CEM) (Resolução Conselho Federal de Medicina [CFM] nº 1.931/2009) afirma, em seus princípios fundamentais, Capítulo I, inciso II - O alvo de toda atenção do médico é a saúde do ser humano, em benefício da qual deverá agir com o máximo de zelo e o melhor de sua capacidade profissional; e IX - A medicina não pode, em nenhuma circunstância ou forma, ser exercida como comércio.

1.0.5 Abordagem clínica à beneficência e à não maleficência

Os princípios gerais da beneficência e da não maleficência devem ser situados nas circunstâncias clínicas do paciente. Para fazê-lo, propomos que os clínicos primeiro levem em consideração o tópico das indicações médicas. Fazemos cinco perguntas que definem o âmbito do tópico das indicações médicas. Essas perguntas formam a estrutura deste capítulo. Ao respondê-las, explicaremos como as circunstâncias clínicas estão vinculadas aos princípios de beneficência e não maleficência. As cinco perguntas são:

1. Qual é o problema médico do paciente? O problema é agudo? Crônico? Crítico? Reversível? Emergência? Terminal?
2. Quais são as metas do tratamento?
3. Em quais circunstâncias os tratamentos médicos não são indicados?
4. Quais são as probabilidades de sucesso das diversas opções de tratamento?
5. Resumindo, como este paciente pode se beneficiar com o atendimento médico e de enfermagem e como o dano pode ser evitado?

1.0.6 Pergunta um – Qual é o problema médico do paciente? O problema é agudo? Crônico? Crítico? Reversível? Emergência? Terminal?

A medicina clínica não é abstrata. Ela lida com pacientes específicos que consultam por problemas de saúde específicos. Portanto, a ética clínica deve começar com um quadro desses problemas de forma tão clara e detalhada quanto possível. Esse quadro normalmente é obtido por intermédio do método padrão da medicina clínica – história, diagnóstico físico, dados de exames laboratoriais – interpretado a partir da experiência clínica. Isto leva a um diagnóstico diferencial, além de um plano de manejo para exames diagnósticos adicionais e para o tratamento. Quando os clínicos sintetizam e organizam o caso do paciente, consideram os aspectos discutidos na Pergunta dois.

1.0.7 Distinções importantes: O problema é agudo? Crônico? Crítico? Reversível? Emergência? Terminal?

Qualquer diagnóstico diferencial ou opção de tratamento responderá implicitamente a estas perguntas. No entanto, é importante explicitá-las na hora de uma discussão ou consultoria ética. As implicações éticas de escolhas específicas muitas vezes são significativamente influenciadas pela resposta a essas perguntas. As pessoas envolvidas em uma discussão ética, como a família de um paciente ou um membro de um comitê de ética, podem não conhecer totalmente estes aspectos importantes. É necessário ser claro sobre se o problema ético se refere a uma condição aguda reversível de um paciente que possui uma enfermidade terminal, como uma pneumonia em um paciente com câncer metastático disseminado, ou a um episódio agudo de um problema crônico, como cetoacidose em um paciente diabético. Portanto, os seguintes pontos devem estar claros para todos os participantes de uma discussão ética:

a) *A enfermidade*: Uma enfermidade pode ser *aguda* (início rápido e de curta duração) ou *crônica* (persistente e progressiva). Pode ser uma *emergência* (causando incapacidade imediata, se não for tratada), ou uma *não emergência* (de progressão lenta). Finalmente, uma enfermidade pode ser *curável* (a causa fundamental é conhecida e tratável por terapia definitiva), ou *incurável*.

b) *O tratamento*: Os tratamentos propostos dependem da enfermidade específica que está sendo tratada. As decisões dos pacientes a respeito do tratamento irão variar com base em suas metas, desejos e valores. Uma intervenção médica pode ser *penosa* (conhecida por causar efeitos adversos sérios) ou *não penosa* (improvável que cause efeitos colaterais sérios). O ônus em potencial de uma intervenção é considerado por pacientes e médicos quando decidem por um plano de tratamento. Além disso, as intervenções podem ser *curativas* (oferecendo a correção definitiva de um problema) ou *de apoio* (oferecendo alívio de sintomas, retardando a progressão de enfermidades que atualmente são incuráveis). Para certas enfermidades progressivas, como o diabetes, a intervenção de apoio, como o controle glicêmico rigoroso, pode ser muito eficaz, parando ou revertendo a progressão da enfermidade e permitindo que o paciente mantenha uma alta qualidade de vida durante muitos anos. Para outros problemas, como a esclerose lateral amiotrópica (doença de Lou Gehrig), ou a doença de Alzheimer, raramente as intervenções e os tratamentos retardam a progressão da enfermidade, mas podem aliviar os sintomas e tratar os episódios agudos com sucesso.

1.0.8 Quatro casos típicos

Apresentamos quatro pacientes típicos que reaparecerão ao longo deste livro como nossos exemplos principais. Os pacientes desses casos receberam o nome de Sr. Cura, Sr.ª Enfrentamento, Sr. Cuidado e Sr.ª Conforto. Esses pseudônimos foram escolhidos para sugerir aspectos proeminentes de seus problemas médicos. O Sr. Cura sofre de meningite bacteriana, um problema agudo grave, mas curável. A Sr.ª Enfrentamento tem um problema crônico, diabetes insulino-dependente, que requer não apenas tratamento médico contínuo, mas também o envolvimento ativo da paciente em seu próprio cuidado. O Sr. Cuidado tem esclerose múltipla (EM), uma enfermidade que atualmente não pode ser curada, mas cuja inexorável deterioração pode às vezes ser retardada por tratamentos e sempre pode ser aliviada com uma boa atenção médica. A Sr.ª Conforto tem câncer de mama com metástase e, por isso, tem uma baixa probabilidade de cura mesmo sob um regime de intervenção intensiva.

CASO I

O Sr. Cura, um estudante universitário de 24 anos, foi levado à sala de emergência (SE) por um amigo. Anteriormente em boa saúde, está se queixando de uma forte dor de cabeça e enrijecimento do pescoço. O exame físico mostra um paciente sonolento, sem sinais neurológicos focais, mas com uma temperatura de 39,5° C e rigidez da nuca. Um exame de líquido espinal revela um líquido turvo com uma contagem de leucócitos de 2.000; uma coloração de Gram do líquido mostra muitos diplococos gram-positivos. É feito um diagnóstico de meningite bacteriana e é recomendada a administração de antibióticos.

COMENTÁRIO. Neste caso, as indicações médicas são os dados clínicos que sugerem um diagnóstico de meningite bacteriana para o qual uma terapia específica, a administração de antibióticos, é apropriada. Nada ainda sugere que este caso traga algum problema ético. No entanto, no Tópico 2, veremos como os problemas éticos emergem daquilo que parece ser uma situação clínica não controversa: o Sr. Cura recusará a terapia. Esta recusa causará consternação entre os médicos e os enfermeiros que cuidam dele; também levantará um conflito ético entre o dever dos médicos de beneficiar o paciente *versus* a autonomia do paciente. Quando esse problema aparece, os clínicos podem ser tentados a passar direto para os problemas éticos da recusa do paciente. Sugerimos que o primeiro passo em análise ética não seja este, mas sim uma clara exposição das indicações médicas. A análise deveria começar com respostas às perguntas: "Qual é o diagnóstico?", "Quais são as indicações médicas para tratamento?", "Quais são as probabilidades de sucesso?", "Quais são as consequências da falha do tratamento?" e "Existe alguma alternativa aceitável para tratar este problema clínico?".

CASO II

A Sr.ª Enfrentamento é uma mulher de 42 anos cujo diabetes insulino-dependente foi diagnosticado aos 18 anos. Apesar de boa adesão a um regime de insulina e dieta, ela sofreu frequentes episódios de cetoacidose e hipoglicemia, necessitando de repetidas hospitalizações e atendimento na SE. Nos últimos anos, seu diabetes tem sido controlado com uma bomba de insulina implantada. Vinte e quatro anos depois do início do diabetes, ela não tem nenhuma incapacidade funcional pela enfermidade. Entretanto, o exame fundoscópico revela um número moderado de microaneurismas e o exame de urina mostra microalbuminúria aumentada.

CASO III

O Sr. Cuidado, um homem de 44 anos, foi diagnosticado com EM há 15 anos. Nos últimos 12 anos, sofreu uma deterioração progressiva e não respondeu aos medicamentos atualmente aprovados para retardar a progressão da EM. Agora está confinado a uma cadeira de rodas e há dois anos tem necessitado de um cateter vesical de demora devido à bexiga atônica. No último ano, tornou-se profundamente deprimido, não se comunica nem mesmo com os membros mais próximos da família e raramente se levanta da cama.

CASO IV

A Sr.ª Conforto é uma mulher de 58 anos com câncer de mama metastático. Há três anos passou por uma mastectomia com reconstrução. Nódulos dissecados revelaram uma enfermidade infiltrativa. Recebeu diversas sessões de quimioterapia e radiação.

COMENTÁRIO. Nesses quatro casos apresentamos um quadro muito simplificado de pacientes observados em termos de indicações médicas, isto é, diagnóstico e tratamento. Nenhum problema ético em particular é descrito. Na medida em que o livro avança, diversos problemas que merecem o nome de *problemas clínicos éticos* aparecerão. Alguns deles estão relacionados a mudanças nas próprias indicações médicas e alguns se devem às preferências dos pacientes, à sua qualidade de vida e ao contexto da atenção. Os Tópicos 2, 3 e 4 abordam essas questões. O Sr. Cura, a Sr.ª Enfrentamento, o Sr. Cuidado e a Sr.ª Conforto aparecerão com frequência nas próximas páginas. Os detalhes destes casos ocasionalmente serão modificados para ilustrar diferentes pontos na medida em que o texto continua. Além desses quatro casos-modelo, aparecerão muitos outros exemplos de casos em que os pacientes serão designados por suas iniciais.

ÉTICA CLÍNICA 9

A primeira questão do Tópico 1, que examina os problemas imediatos apresentados pelo paciente, bem como a condição clínica geral do paciente, é centralmente importante para desenvolver tanto uma análise clínica quanto a ética da situação. Essas informações são, em geral, encontradas no prontuário do paciente. *Enfatizamos que qualquer avaliação clínica ou qualquer consultoria ética deve começar com uma revisão completa dessas informações.* Também enfatizamos que, em alguns casos, uma consultoria ética com um eticista especialista pode revelar que estão faltando algumas informações importantes e que os clínicos devem ser encorajados para que as obtenham para tornar a análise ética mais relevante e útil.

1.0.9 Pergunta dois – Quais são as metas do tratamento?

Para compreender os aspectos éticos de um caso é necessário considerar a situação clínica do paciente, isto é, a natureza da enfermidade, o tratamento proposto e as metas de intervenção. A análise e a resolução de um aspecto ético frequentemente dependem de uma clara percepção destes fatores. As metas gerais da medicina são as seguintes:

1. Curar a enfermidade;
2. Manter ou melhorar a qualidade de vida por meio de alívio de sintomas, dor e sofrimento;
3. Promover a saúde e prevenir a enfermidade;
4. Prevenir a morte prematura;
5. Melhorar o estado funcional ou manter o estado comprometido estável;
6. Educar e aconselhar os pacientes em relação a seu problema e prognóstico;
7. Evitar dano ao paciente no decorrer do atendimento;
8. Prestar alívio e suporte próximo à hora da morte.

Em cada caso particular, essas metas gerais tornam-se específicas pela compreensão da natureza da(s) enfermidade(s) envolvida(s) no caso e pela diversidade de tratamentos apropriados disponíveis. Portanto, deve ser dada atenção às distinções feitas (ver Seção 1.0.7), específicas para a enfermidade do paciente, e as circunstâncias particulares do paciente.

Em muitos casos, a maioria das metas gerais da medicina pode ser alcançada simultaneamente. Por exemplo, no caso do Sr. Cura e sua meningite bacteriana, um tratamento com antibiótico curaria a enfermidade; aliviaria os sintomas, como dor de cabeça e febre; protegeria seu sistema nervoso de algum dano; e restabeleceria sua saúde, evitando portanto, a necessidade de suporte na hora da morte. No entanto, às vezes as metas serão conflitivas. Por exemplo, ao considerar o uso de medicamentos anti-hipertensivos, a meta de reduzir o risco de ataque cardíaco e acidente vascular cerebral (AVC) pode conflitar com a meta de evitar efeitos colaterais prejudiciais, como impotência e fadiga, que diminuirão a qualidade de vida do paciente. Em outros casos, metas como a cura da enfermidade podem ser impossíveis de alcançar devido ao estado avançado do problema de um paciente e/ou limitações do conhecimento científico e médico. Em cada caso médico, as metas devem ser claras e os conflitos entre metas devem ser compreendidos e administrados tanto quanto possível.

Uma antiga máxima médica resume concisamente as metas da medicina: "cura, às vezes, alívio, com frequência, conforto, sempre". Embora a antiga máxima continue verdadeira, a medicina moderna mudou sua aplicação. A cura é atualmente alcançada com muito mais frequência do que no passado: evoluções em anestesia e assepsia ampliaram as possibilidades cirúrgicas e o progresso da farmacologia moderna expandiu os tratamentos médicos efetivos. Muitas enfermidades crônicas que eram letais podem agora ser efetivamente manejadas. Nos anos recentes, a profissão médica assumiu com mais seriedade o mandado de "confortar sempre" e aperfeiçoou sua habilidade em oferecer alívio para pacientes crônica e terminalmente doentes.

Pode aparecer um problema ético em um caso se as metas de intervenção forem mal definidas, não estiverem claras ou forem confusas, ou superadas pelo curso rápido da enfermidade – metas que são perfeitamente sensatas quando um paciente é internado para cirurgia podem não ser mais aceitáveis quando, no pós-operatório, o paciente fica séptico. Às vezes, o problema ético simplesmente reflete uma falha em esclarecer para todos os participantes as metas factíveis que o médico identificou; outras vezes, pode existir um conflito genuíno entre as metas. A consultoria em ética clínica pode auxiliar os clínicos a esclarecerem quando a cura é possível, por quanto tempo as intervenções médicas intensivas deveriam continuar e quando o conforto deveria se tornar o modo de cuidado fundamental.*

Em cada caso, pacientes e médicos devem esclarecer as metas de intervenção quando decidirem sobre o curso de um tratamento. Este esclarecimento vincula,

---

* N. de R.T. No Brasil, existem Comitês de Bioética, que são definidos como "um grupo interdisciplinar, composto por profissionais de saúde e de outras áreas, assim como de representantes da comunidade, que tem por objetivo auxiliar na reflexão de dilemas morais que surgem na atenção individual de pacientes, prestar consultorias, ensinar, pesquisar, e sugerir normas institucionais em assuntos que envolvam questões éticas." Leia mais em http://www.bioetica.ufrgs.br/combio.htm.

em primeiro lugar, o conhecimento do médico e a habilidade para diagnóstico e tratamento: ele ou ela deve, na medida do possível, em determinado cenário clínico, definir e redefinir as metas conforme a realidade. Além disso, deve-se levar em conta as metas do próprio paciente (Tópico 2, "Preferências do paciente," e Tópico 3, "Qualidade de vida").

1.1 INTERVENÇÕES INDICADAS E NÃO INDICADAS

1.1.1 Pergunta três – Em quais circunstâncias os tratamentos médicos não são indicados?

Uma das principais fontes de problemas éticos é a determinação se uma intervenção em particular é ou não indicada. Inúmeras intervenções estão disponíveis para a medicina moderna, do aconselhamento aos medicamentos para cirurgias. Em qualquer caso clínico determinado, somente algumas dessas intervenções disponíveis são indicadas, isto é, apenas algumas delas estão verdadeiramente relacionadas às necessidades e dados da situação clínica e às metas da medicina. O clínico competente sempre julga qual intervenção é indicada para o caso em questão. *Por isso, a expressão "medicamente indicado" descreve o que um raciocínio clínico robusto determina como fisiológica e medicamente apropriado nas circunstâncias de um caso específico.*

As intervenções são indicadas, então, quando a condição física ou mental do paciente pode ser melhorada por sua aplicação. Elas podem não estar indicadas por uma série de razões. Primeiro, a intervenção pode não possuir nenhum efeito cientificamente comprovado sobre a enfermidade a ser tratada e ainda ser erroneamente selecionada pelo clínico ou desejada pelo paciente. Um exemplo de uma intervenção como esta seria a quimioterapia em altas doses, seguida por transplante de medula para câncer de mama com metástases disseminadas, ou o uso de estrogênio para uma mulher pós-menopáusica na crença equivocada de que isto diminuirá o risco de doença arterial coronariana. Esses tratamentos não são indicados. Em segundo lugar, uma intervenção sabidamente eficaz em geral pode não possuir o efeito normal em alguns pacientes devido a diferenças individuais na sua constituição ou na enfermidade. Um exemplo desse tipo de intervenção seria um paciente que ingere um medicamento com estatina para diminuição do colesterol e, a seguir, sofre uma miopatia aguda, uma complicação séria rara, mas conhecida. As estatinas não são indicadas para este paciente. Em terceiro lugar, uma intervenção apropriada em determinada fase do curso de um paciente pode deixar de ser apropriada em uma época subsequente. Um exemplo disso seria o suporte ventilatório, indicado quando um paciente é hospitalizado após uma parada cardíaca, mas não está mais indicado quando é determinado que o paciente possui um dano cerebral profundo por anoxia e sofre de falência múltipla de órgãos.

Essa última situação ocorre quando um paciente está tão gravemente doente ou lesionado que o julgamento clínico minucioso sugeriria que as metas de restauração da saúde e da função são inatingíveis e, assim, determinadas intervenções médicas que geralmente desempenham estas funções não estão indicadas, ou deveriam ser limitadas. Estes casos se apresentam de diversas maneiras: o paciente que está morrendo, o paciente terminal e o paciente com enfermidade letal progressiva. Ilustramos estas três condições com o seguinte caso do Sr. Cuidado.

CASO

O Sr. Cuidado, um homem casado de 44 anos, com dois filhos adultos, foi diagnosticado com EM há 15 anos. Durante os últimos 12 anos, o paciente sofreu uma deterioração progressiva e não respondeu aos medicamentos correntemente aprovados para retardar a progressão da EM. Ele agora está em uma cadeira de rodas e ao longo dos últimos dois anos precisou de um cateter vesical de demora devido à bexiga atônica. Agora está cego de um olho e com perceptível diminuição da visão no outro. Foi hospitalizado diversas vezes por pielonefrite e sepse urinária. Ao longo do último ano, ficou profundamente deprimido, não se comunica nem mesmo com os familiares mais próximos e se recusa a sair da cama. Durante todo o decorrer de sua enfermidade, recusou-se a discutir o assunto do cuidado terminal, dizendo que achava esta discussão deprimente e desencorajadora.

As decisões a respeito de qual tratamento estaria indicado para o Sr. Cuidado são influenciadas pelo fato de ele ser encarado como um paciente que está morrendo, um paciente terminal ou um paciente incurável. Estas três expressões são explicadas a seguir (e também no Tópico 3, Seção 3.3, em que considerações acerca da qualidade de vida são acrescentadas às indicações médicas).

1.1.2 O paciente que está morrendo

Muitas intervenções se tornam não indicadas quando o paciente está perto de morrer. Nesta seção, utilizamos a palavra *morrendo* para descrever uma situação em que as condições clínicas definitivamente indicam que os sistemas de órgãos do paciente estão se desintegrando rápida e irreversivelmente. Pode-se esperar que a morte ocorra em questão de horas. Esta condição é, às vezes, descrita como "morrendo ativamente" ou "morte iminente". Nesta situação, as indicações para intervenção médica mudam de forma significativa. Voltamos ao caso do Sr. Cuidado.

CASO

O Sr. Cuidado, em estágio avançado de EM, sofre de úlceras de decúbito profundas e osteomielite, sendo que nenhum destes problemas respondeu aos esforços terapêuticos, inclusive enxertos de pele. Durante o último mês, o paciente foi internado três vezes na Unidade de Terapia Intensiva (UTI) com pneumonia por aspiração e precisou de ventilação mecânica. Foi internado novamente precisando de ventilação e, depois de 4 dias, fica séptico. No dia seguinte, é observado que tem pulmões cada vez mais densos e má oxigenação. Em várias horas, sua pressão sanguínea é 60/40 mmHg e está diminuindo. Não responde a vasopressores e expansores de volume. Sua saturação arterial de oxigênio é 45%. Está sem urinar, sua creatinina é 5,5 mg/dL e está aumentando; seu pH arterial é 6,92. Um funcionário pergunta se a ventilação e os vasopressores não são inúteis, devendo ser interrompidos.

COMENTÁRIO. O Sr. Cuidado tem falência múltipla dos órgãos e está morrendo. A intervenção médica a este ponto às vezes é denominada fútil, isto é, não oferece nenhum benefício terapêutico para o paciente. Muitas vezes, os julgamentos sobre futilidade são controversos e seu sentido será discutido a seguir, na Seção 1.2.2. A esta altura do caso do Sr. Cuidado, o funcionário utiliza a palavra *fútil* de uma maneira quase óbvia, sem controvérsias: como uma descrição breve de *uma condição em que os sistemas fisiológicos se deterioraram tão drasticamente que nenhuma intervenção médica conhecida pode reverter o declínio.* O julgamento de futilidade, neste caso, se aproxima da certeza. Alguns autores utilizam a expressão *futilidade fisiológica* para esta situação; alguns acreditam que seja a única situação em que a palavra futilidade deveria ser aplicada.

RECOMENDAÇÃO. O Sr. Cuidado está morrendo. Sua morte ocorrerá dentro de horas. A ventilação e os vasopressores não são mais indicados, pois no momento não possuem nenhum efeito fisiológico positivo. *A futilidade fisiológica é uma justificativa ética para que o médico recomende a interrupção de todas as intervenções, com exceção daquelas que podem oferecer conforto.* A família do paciente pode exigir intervenções continuadas, veja a discussão na Seção 1.2.2.

1.1.3 O paciente terminal

Os julgamentos sobre a indicação de determinadas intervenções devem ser reavaliados quando um paciente está em uma condição terminal. Não existe definição clínica padrão de *terminal*. A palavra muitas vezes é utilizada de forma vaga para se referir ao prognóstico de qualquer paciente com uma enfermidade letal. Nas regras de elegibilidade do *Medicare* e do *Medicaid** para reembolso de cuidados em *hospice*, *terminal* é definido como uma previsão de ter 6 meses ou menos de vida. Essa definição é administrativa, não clínica. Em medicina clínica, *terminal* deveria ser aplicado *somente* àqueles pacientes que os clínicos com experiência esperam que morram devido a uma enfermidade letal, progressiva, apesar do tratamento apropriado, em um período de tempo relativamente curto, medido em dias, semanas ou vários meses, no máximo. O diagnóstico de uma condição terminal deve ser embasado em evidências médicas e julgamento clínico de que a condição é progressiva, irreversível e letal. Os benefícios de um prognóstico preciso incluem informar aos pacientes e às famílias a respeito da situação, permitindo que planejem seu tempo remanescente e organizem formas de cuidado apropriadas. Contudo, este prognóstico deve ser feito com muita cautela. Diversos estudos demonstraram que mesmo clínicos experientes muitas vezes não conseguem fazer prognósticos precisos. Alguns médicos são abertamente pessimistas, mas um importante estudo mostra que muitos clínicos são otimistas de forma imprópria e não informam aos pacientes a respeito de sua morte iminente.

> Christakis N. *Death Foretold: Prophecy and Prognosis in Medical Care.* Chicago, IL: University of Chicago Press; 1999.

CASO

Antes da hospitalização, o Sr. Cuidado está em casa. Ele precisa de auxílio em todas as atividades da vida diária e está confinado ao leito. Está confuso e desorientado. Começa a ter dificuldade para respirar e é trazido para o setor de emergência. Agora não responde, tem febre alta e respiração difícil, superficial. Uma radiografia do tórax revela um infiltrado difuso sugestivo de síndrome do desconforto respiratório adulto (SDRA); os gases do sangue arterial mostram uma Po_2 de 35, Pco_2 de 85 e pH de 7,02. Exames cardíacos demonstram infarto agudo do miocárdio (IAM) anterosseptal. Neurologistas e pneumologistas concordam que ele tem insuficiência respiratória neuromuscular primária. A família do Sr. Cuidado chama seu médico pessoal, que imediatamente consulta os médicos da emergência. O Sr. Cuidado deve ser intubado e internado na UTI? Seu IAM deveria ser tratado com angioplastia e implante de *stent* de emergência ou estes procedimentos não são indicados na condição deste paciente?

---

* N. de T. *Medicare* e *Medicaid* são componentes da atenção à saúde nos EUA. O *Medicare* é voltado para pessoas de 65 anos ou mais, sendo financiado pela Previdência Social. O *Medicaid* é um programa federal para pessoas de baixa renda e é administrado de forma diferente por cada Estado.

COMENTÁRIO. Este episódio agudo é um evento ameaçador à vida que se sobrepõe a uma condição crônica, letal e em deterioração. Várias intervenções podem retardar o falecimento do Sr. Cuidado; um respirador pode melhorar a troca gasosa e apoiar a perfusão dos sistemas de órgãos; a terapia fibrinolítica ou angioplastia mais implante de *stent* pode limitar o infarto em progressão. Essas intervenções objetivam duas das metas da medicina: apoio à função comprometida e prolongamento da vida. Devido à presença de enfermidade progressiva e irreversível em seus estágios finais e ao dano radical a múltiplos sistemas de órgãos, nenhuma das outras metas importantes pode ser alcançada. O paciente nunca mais terá sua saúde restabelecida e as funções comprometidas não serão restauradas, mas sim temporariamente mantidas por meios mecânicos. As seguintes reflexões são relevantes:

a) O Sr. Cuidado, que agora não responde, recusou-se a expressar suas preferências a respeito do curso de seu atendimento e nada se sabe, por outras fontes, acerca de suas preferências. Portanto, as preferências pessoais, tão importantes nestas decisões, não estão disponíveis aos clínicos ou aos substitutos. Dados objetivos a respeito de sobrevivência e um discernimento clínico consistente sobre as probabilidades de melhora são os fatores mais importantes na formulação de uma recomendação para não oferecer tratamento adicional.

b) Informações objetivas que oferecem critérios prognósticos podem ser úteis para determinar se um tipo específico de intervenção será eficaz. Estas observações objetivas podem incluir o diagnóstico, a condição fisiológica, o estado funcional, o estado nutricional e as comorbidades do paciente, juntamente com a probabilidade estimada de sua recuperação. Uma abordagem para desenvolver estes dados para pacientes internados na UTI é o teste *Acute physiology and chronic health evaluation* (APACHE). Esse sistema combina um escore fisiológico agudo, o *Glasgow coma score*, a idade, e um escore de enfermidade crônica para estimar o risco de um paciente morrer durante uma internação em UTI. Outro sistema novo e mais simples, o *Modified organ dysfunction score* (MODS), registra quantos sistemas de órgãos estão disfuncionais e há quantos dias. Análises como essas, feitas para este paciente com pneumonia, SDRA e IAM, mostrariam que a probabilidade de sobreviver a esta internação em UTI é extremamente baixa. Mesmo que probabilidade não seja equivalente a certeza, neste caso, como tudo mais em medicina, é uma base sólida para o julgamento clínico.

c) Nestas circunstâncias clínicas, o princípio da beneficência, em seu sentido de ajudar a curar as condições que estão levando à morte, não é mais aplicável. Na ausência de preferências do paciente, a qualidade de vida e o uso apropriado de recursos se transformam em considerações éticas apropriadas. Veja os Tópicos 3, "Qualidade de vida", e 4, "Aspectos do contexto".

d) Um julgamento médico de que nenhuma das metas da medicina pode ser alcançada além da sustentação da função dos órgãos oferece o primeiro embasamento ético para concluir que um tratamento adicional para suporte à vida pode ser omitido. O médico deve formular uma recomendação para esse fim. Além desse embasamento ético, o consentimento do paciente ou do seu substituto designado deve ser buscado, como é explicado no Tópico 2.

1.1.4 Os pacientes incuráveis com enfermidade progressiva letal

Determinadas enfermidades seguem um curso de destruição gradual e, às vezes, oculta dos processos fisiológicos do corpo. Os pacientes que sofrem dessas enfermidades podem experimentar seus efeitos de forma contínua ou intermitente e com severidade variada. No fim, a própria enfermidade ou algum distúrbio associado causará a morte. O Sr. Cuidado ilustra os aspectos desta condição. Esclerose múltipla não pode ser curada. As complicações neurológicas progressivas, que incluem espasmodicidade, perda de mobilidade, bexiga neurogênica, insuficiência respiratória e, ocasionalmente, demência, também são irreversíveis. Ainda assim, algumas intervenções, como tratamento de infecções, podem aliviar os sintomas, manter algum nível de função e prolongar a vida.

CASO

Nos primeiros anos, após o diagnóstico de EM, o Sr. Cuidado conseguiu manter um bom estado de espírito. Embora não gostasse de discutir sua enfermidade ou seu prognóstico, parecia entender a natureza progressiva e letal de seu problema. Entretanto, nos últimos anos, começou a falar frequentemente em "terminar com isto" e ficou profundamente deprimido. Aceitou diversas tentativas de medicamento antidepressivo, mas eles não melhoraram sua condição mental. Quando as infecções do trato urinário e respiratório se tornaram mais frequentes, ele se submeteu ao tratamento a contragosto.

COMENTÁRIO. Os pacientes nesta condição não são terminais, mesmo que a enfermidade da qual sofrem seja incurável. No entanto, podem, de tempos em tempos, experimentar episódios agudos e críticos que, se não forem tratados, levarão à morte. Quando tratados com êxito, os pacientes serão devolvidos à sua "condição inicial". De certa forma, eles são, a cada episódio, "potencialmente terminais". Pode ocorrer, para esses pacientes e seus médicos, que os episódios críticos ofereçam uma oportunidade para terminar seu declínio progressivo. Lembre-se da antiga máxima médica: "A pneumonia é a amiga da pessoa idosa". Em uma situação assim, os problemas exigem uma cuidadosa revisão das indicações médicas, pois o prognóstico de um paciente, com ou sem tratamento, deve ser claramente entendido. Contudo, as questões mais importantes concernem às preferências do paciente e à qualidade de vida. Portanto, as dimensões éticas destes casos serão discutidas nos Tópicos 2 e 3.

> Singer PA, MacDonald N, Tulsky JA. Quality end of life care. In: Singer PA, Viens AM, eds. *The Cambridge Textbook of Bioethics*. New York, NY: Cambridge University Press; 2008:53–57.

1.2 JULGAMENTO CLÍNICO E INCERTEZA CLÍNICA

1.2.1 Pergunta quatro – Quais são as probabilidades de sucesso das diversas opções de tratamento?

Nos casos anteriores, os julgamentos a respeito de diagnóstico e tratamento refletem certo nível de incerteza. Dada a natureza da ciência médica e as particularidades de cada paciente, o julgamento clínico nunca é absolutamente certo. A medicina clínica foi descrita pelo Dr. William Osler como "uma ciência da incerteza e uma arte da probabilidade". A tarefa central dos clínicos é reduzir a incerteza, na medida do possível, pelo uso de dados clínicos, da ciência médica e do raciocínio para alcançar um diagnóstico e propor um plano de cuidado. O processo pelo qual o clínico tenta tomar decisões consistentemente boas frente à incerteza é denominado *julgamento clínico*.

A inevitável incerteza do julgamento clínico pode ser reduzida pelos métodos da medicina baseada em evidências, utilizando dados de ensaios clínicos controlados e pelo desenvolvimento de diretrizes de prática que auxiliam o raciocínio do médico em meio a um problema clínico. Embora a medicina baseada em evidências e as diretrizes de prática objetivem reduzir a "incerteza" e a "probabilidade" de que falava Osler, algum grau de incerteza sempre permanece, pois esses métodos alcançam conclusões estatísticas gerais que podem não se adequar ao paciente real que está frente ao médico.

Além da incerteza sobre dados e sua interpretação, haverá incerteza acerca de que ação exercer em qualquer caso específico. Isto está refletido em perguntas como: "Agora que temos evidências médicas sobre o que seja possível, o que devemos fazer?" e "Dadas todas as possibilidades, que metas são apropriadas para este paciente?". Essas perguntas não podem ser respondidas somente com dados clínicos. Os princípios éticos de beneficência e não maleficência reduzem o âmbito deste tipo de incerteza ao direcionarem a intenção e o esforço para longe da grande diversidade de diagnósticos e tratamentos possíveis rumo ao que é mais provável de ajudar este paciente nestas circunstâncias. No entanto, os princípios éticos não ditam decisões clínicas particulares. Essas decisões devem ser confrontadas em discussões francas e realistas entre os clínicos, o paciente e a família. Isto é a tomada de decisão compartilhada que constitui uma relação profissional apropriada. Veja o Tópico 2, "Preferências do paciente".

> Feinstein AR. *Clinical Judgment*. New York, NY: Krieger; 1974.
>
> Goodman KW. *Ethics and Evidence-Based Medicine. Fallibility and Responsibility in Clinical Science*. Cambridge, MA: Cambridge University Press; 2003.

1.2.2 Futilidade médica

Um importante problema ético está intimamente associado à natureza probabilística do julgamento médico. A pergunta é se uma alta probabilidade de que determinado tratamento não seja bem-sucedido justifica suspender ou retirar esse tratamento. Muitas vezes, isto é denominado como o *problema da futilidade*, ou "tratamento medicamente não efetivo ou não benéfico". Um longo debate altamente controverso sobre futilidade não foi conclusivo. Uma definição no centro do debate afirma: "Futilidade designa um esforço de oferecer um benefício para um paciente em que o bom-senso e a experiência sugerem ser altamente provável que falhe e cujas raras exceções não podem ser produzidas de forma sistemática". Na Seção 1.1.2, vimos a expressão "futilidade fisiológica", isto é, uma absoluta impossibilidade de que a resposta fisiológica desejada possa ser alcançada por alguma intervenção. Entretanto, *futilidade*, mais apropriadamente, é um julgamento sobre probabilidades e sua precisão depende de dados empíricos resultantes de estudos clínicos e de experiência clínica. Como os estudos clínicos que demonstram este tipo de futilidade são raros, e como a experiência clínica é tão variada, os clínicos fazem estimativas amplamente diferentes sobre futilidade: os julgamentos dos médicos de que procedimentos diversos deveriam ser denominados fúteis variam entre 0 e 50% de chance de sucesso, concentrando-se em torno de 10%. Alguns eticistas e clínicos rejeitam o uso do conceito de futilidade devido ao seu significado confuso e sua aplicação frequentemente inapropriada. Outros, inclusive nós mesmos, consideram-no um termo útil quando aplicado cuidadosamente a decisões terapêuticas sobre intervenções com baixa probabilidade de sucesso.

> Beauchamp TL, Childress JF. Conditions for overriding the prima facie obligation to treat. In: Beauchamp L, Childress JF, eds. *Principles of Biomedical Ethics*. 6th ed. New York, NY: Oxford University Press; 2009:167–169.
>
> Lo B. Futile interventions. In: Lo B, ed. *Resolving Ethical Dilemmas. A Guide for Physicians*. 4th ed. Philadelphia, PA: Lippincott Williams & Wilkins; 2009:61–66.
>
> Schneiderman LJ, Jecker NS, Jonsen AR. Medical futility: its meaning, and ethical implications. *Ann Intern Med*. 1990;112:949–954.

Três perguntas importantes sobre futilidade são discutidas:

1. Que nível de evidência estatística ou embasada em experiência é necessário para apoiar um julgamento de futilidade?
2. Quem decide se uma intervenção é fútil: médicos ou pacientes?
3. Que processo deveria ser utilizado para resolver discordâncias entre pacientes (ou seus substitutos) e a equipe médica em relação a determinado tratamento ser fútil?

Probabilidade estatística

A futilidade clínica requer um julgamento probabilístico que uma intervenção seja altamente improvável de produzir o resultado desejado. Esse julgamento advém da experiência clínica geral e de estudos clínicos que demonstram baixas taxas de sucesso para determinadas intervenções, como RCP para certos pacientes, ou suporte ventilatório continuado para pacientes com SDRA. Mesmo os dados disponíveis podem se provar enganosos em determinado caso, porque os estudos se aplicam a grupos, não a indivíduos. Além disso, existe uma falta de concordância a respeito de qual nível de baixa probabilidade justificaria denominar um tratamento de fútil. Um grupo sugeriu que se estudos clínicos bem delineados revelarem menos de 1% de chance de sucesso, a intervenção deveria ser considerada fútil.

EXEMPLO I

Um estudo de 865 pacientes que precisavam de ventilação mecânica após transplante de medula não mostrou nenhum sobrevivente entre os 383 indivíduos que tinham lesão pulmonar ou falência hepática ou renal e que necessitavam de mais de 4 horas de suporte com ventilador. Esse estudo sugere que seria sisticamente fútil intubar os pacientes com estes problemas ou continuar a ventilação depois de 4 horas.

Rubenfeld GD, Crawford SW. Withdrawing life support for medically ventilated recipients of bone marrow transplantation: a case for evidence-based qualitative guidelines. *Ann Intern Med.* 1996;125:625–633.

EXEMPLO II

Um grande estudo clínico examinou os prontuários de alta hospitalar de mais de 5.000 pacientes de oito cidades dos EUA que sofreram parada cardíaca fora do hospital, foram ressuscitados por equipes de emergência e transportados para o hospital para atendimento adicional. Os investigadores aplicaram regras que tinham desenvolvido previamente para interromper a RCP no campo e então tentaram predizer quais dos pacientes ressuscitados sobreviveriam para receber alta do hospital. Seu estudo foi delineado para validar as regras para predizer a futilidade da RCP. Nenhum dos 1.192 pacientes que não atendiam aos critérios de Suporte Avançado à Vida (SAV) para interrupção da RCP sobreviveu à alta; dos 776 pacientes que atendiam aos critérios de SAV, 4 (0,5%) sobreviveram à alta.

Sasson C, Hegg AJ, Macy M, et al. Prehospital termination of resuscitation in cases of refractory out-of-hospital cardiac arrest. *JAMA.* 2008;12:1432–1438.

COMENTÁRIO. O primeiro estudo foi feito em 1996. Ele ilustra com clareza a futilidade probabilística: nem um único paciente da grande coorte saiu da UTI vivo. Uma década depois, esses dados não foram contraditos. O segundo estudo foi um estudo de coorte retrospectiva desenvolvido para predizer quando seria fútil continuar a ressuscitação em casos de parada cardíaca refratária fora do hospital. Aplicar estas regras aos dados predisse com precisão que 99,9% dos pacientes não sobreviveram à alta hospitalar. Portanto, estas regras predisseram a futilidade probabilística em paradas cardíacas fora do hospital com grande precisão.

Quem decide?

É relativamente raro que estudos clínicos cuidadosamente delineados, como os relatos anteriores, forneçam dados brutos para determinação de futilidade. Haverá debates inevitáveis sobre o nível de probabilidade que deveria representar a futilidade. Quem tem autoridade para definir as metas da intervenção e decidir o nível de probabilidade de alcançar tais metas? Alguns eticistas defendem que os médicos têm o direito de recusar atendimento que acreditem ter alta improbabilidade de produzir resultados benéficos; outros eticistas sustentam que a futilidade deve ser definida à luz das visões, valores e metas subjetivas de pacientes e seus substitutos.

CASO I

Uma mulher de 75 anos é levada à SE por paramédicos depois de sofrer um trauma massivo na cabeça, com extrusão de tecido cerebral, como resultado de um acidente automobilístico. Ela foi intubada pelos paramédicos. Após uma cuidadosa avaliação, os médicos da SE julgaram que suas lesões eram tão graves que nenhuma intervenção poderia retardar sua morte iminente. Quando sua família, em sofrimento, se reuniu na SE, exigiram que a mulher fosse internada na UTI e preparada para cirurgia por um neurocirurgião. Os médicos afirmam que um tratamento adicional é fútil.

CASO II

Helga Wanglie, uma idosa de Minnesota que sofria de dano cerebral irreversível devido a acidentes vasculares cerebrais, caiu em um estado vegetativo crônico e precisava de ventilação mecânica. Os médicos e a família concordaram que ela não tinha esperança de recuperar a habilidade de interagir com os outros. No entanto, o marido da Sr.ª Wanglie se recusou a autorizar o desligamento do ventilador, dizendo que sua vontade (e, garantiu ele, dela) era que sua vida não deveria ser encurtada, independente de sua perspectiva de recuperação neurológica. Os médicos requisitaram a intervenção de um tribunal para autorizar a interrupção do suporte ventilatório.

CASO III

Um homem de 72 anos e enfisema em estágio tardio, é internado na UTI com febre, falência respiratória e hipoxemia. Enquanto está sendo intubado, tem uma parada cardíaca. É ressuscitado na unidade, mas continua inconsciente após a ressuscitação. Descobre-se que ele tinha um infarto do miocárdio de parede anterior, necessitando de vasopressores para manter a pressão sanguínea. O laboratório telefona para dizer que os dados da cultura de sangue tirado na SE estão desenvolvendo bactérias gram-negativas. Devido à sua falência múltipla de órgãos e sepse, os médicos decidem redigir uma ONR, acreditando que uma segunda tentativa de RCP seria fútil.

COMENTÁRIO. No Caso I, os médicos estão falando de futilidade no sentido utilizado na Seção 1.1.2, ou seja, futilidade fisiológica. O problema aqui não é a probabilidade, mas a impossibilidade de vida continuada independente de qualquer intervenção. Estão eticamente justificados ao se recusarem a continuar com o tratamento. No Caso II, o suporte ventilatório continuado e outras intervenções podem prolongar a vida da Sr.ª Wanglie. Essas intervenções, empregadas para este fim, não podem ser julgadas como fisiologicamente fúteis. Entretanto, os médicos julgam que existe uma probabilidade infinitamente baixa de restaurar a saúde da Sr.ª Wanglie e uma baixa probabilidade também de que sua vida seja prolongada por muito tempo, mesmo com suporte. Eles também julgam que a vida da Sr.ª Wanglie, se prolongada, será de baixíssima qualidade. Os médicos podem recomendar a interrupção de qualquer intervenção com base na futilidade médica, mas lhes falta autoridade ética para definir o benefício da vida continuada mesmo sem consciência. Este é um assunto para a paciente e seu substituto decidirem (como determinou o tribunal de Minnesota). Alguns aspectos contextuais, como a escassez de recursos, podem ser relevantes para este caso (ver o Tópico 4, "Aspectos do contexto", Seção 4.5).

No Caso III, a falência múltipla dos órgãos do paciente, a dependência de vasopressores e a sepse tornam altamente improvável que uma segunda ressuscitação aconteça. Uma ONR deveria ser recomendada aos substitutos apropriados.

Resolução de conflito

Que processo deve ser utilizado para resolver conflitos sobre futilidade? As instituições devem definir uma política para resolução de conflitos. Essas políticas devem proibir a tomada de decisão unilateral por médicos, exceto em casos de futilidade fisiológica. Para julgamentos de futilidade com base em baixa probabilidade de tratamento bem-sucedido, a política deve enfatizar a necessidade de evidências empíricas válidas, fornecer consultoria com especialistas de fora e com comitês de ética e, acima de tudo, criar uma atmosfera de negociação ou mediação aberta, em vez de confrontação. A política deve permitir que os médicos se retirem dos casos em que julgarem o tratamento continuado fútil e deve oferecer a transferência de pacientes para outras instituições que queiram aceitá-los.* As discussões sobre futilidade devem ser levadas ao tribunal somente depois que todas as outras tentativas sensatas para resolver a discordância falharem. Elementos de um modelo de política hospitalar sobre atendimento não benéfico podem ser encontrados no *Code of medical ethics* 2008, 2.037 da *AMA* (www.ama-assn.org).

COMENTÁRIO. Apesar das contínuas discussões a respeito do conceito de futilidade, acreditamos que ele seja útil na ética clínica porque destaca a necessidade de tomar decisões sobre tratamentos que são de benefício questionável. Introduz uma nota de realismo no excessivo otimismo médico ao convidar médicos e famílias para se concentrarem no que realisticamente pode ser feito pelo paciente, dadas as circunstâncias, e quais metas, se houver alguma, podem ser alcançadas. Oportuniza também a abertura de uma discussão honesta com pacientes e suas famílias sobre o cuidado adequado. Requer uma cuidadosa investigação da literatura acerca da eficácia de tratamentos propostos em situações específicas.

Os médicos nunca deveriam invocar a futilidade, exceto no sentido de futilidade fisiológica, para justificar a tomada de decisão unilateral ou para evitar uma conversa difícil com paciente ou família. O julgamento de um médico de que um tratamento a mais seria fútil não justifica a conclusão de que o tratamento deve cessar; ao contrário, sinaliza que as discussões da situação com paciente e família são mandatórias. A futilidade nunca deve ser invocada quando o problema real for uma frustração com um caso difícil ou reflexo da avaliação negativa do médico sobre a futura qualidade de vida de um paciente (ver Tópico 3, "Qualidade de vida"). Além disso, uma declaração de futilidade por si só não justifica regras ou diretrizes definidas por terceiros para evitar o pagamento do atendimento (ver Tópico 4, "Aspectos do contexto"). Ademais, mesmo quando os fatos do caso apoiarem um julgamento de futilidade, sugere-se que pode ser aconselhável evitar a palavra "futilidade" em discussões com pacientes ou suas famílias. Muitas pessoas podem interpretar esta palavra como um anúncio de

---

* N. de R.T. De acordo com o Código de Ética Médica (CEM), Capítulo I, inciso XXII - Nas situações clínicas irreversíveis e terminais, o médico evitará a realização de procedimentos diagnósticos e terapêuticos desnecessários e propiciará aos pacientes sob sua atenção todos os cuidados paliativos apropriados.

que o médico está "desistindo" do paciente, ou que o paciente não merece mais atenção. A esta altura, mais do que utilizar explicitamente a linguagem da futilidade, os clínicos devem levantar a questão do redirecionamento dos esforços de atendimento clínico para os cuidados paliativos e o conforto, porque o ônus de mais cuidados agressivos excede em muito as chances de benefício. Às vezes, os eticistas referem-se a este raciocínio como *proporcionalidade* (ver Seção 3.3.5).

Finalmente, reconhecemos que um médico tem o direito moral de se retirar de um caso em que chegou a um julgamento honesto de futilidade, embora o cuidado continuado seja demandado por outrem. Esse julgamento é embasado na crença de que nada está sendo feito para beneficiar o paciente, ao passo que as intervenções continuadas estão de fato prejudicando o paciente. Se um médico chegar a esta conclusão, devem ser dados os passos apropriados para informar a família. A política do hospital deve apoiar os julgamentos do médico a este respeito.

1.3 RESSUSCITAÇÃO CARDIOPULMONAR E ORDEM PARA NÃO RESSUSCITAR

A prática de ressuscitação cardiopulmonar (RCP) fornece outro exemplo em que as estimativas da probabilidade de sucesso muitas vezes são um elemento crucial da decisão ética de continuar com a intervenção. A *ressuscitação cardiopulmonar consiste em um conjunto de técnicas delineadas para restaurar a circulação e a respiração no evento de parada cardíaca ou cardiopulmonar aguda*. As causas mais comuns da parada cardíaca são (1) arritmia cardíaca, (2) insuficiência respiratória aguda e (3) hipotensão. A omissão de RCP após uma parada cardiopulmonar resultará na morte do paciente.

A RCP básica, consistindo em ventilação boca a boca e compressão do tórax, é ensinada para pessoas leigas para uso em situações de emergência. Existem instrumentos para desfibrilação automática, disponíveis atualmente para uso leigo também. Em hospitais, a RCP avançada é geralmente feita por uma equipe treinada que responde a um chamado urgente. As técnicas de RCP avançadas incluem compressão torácica fechada, intubação com ventilação assistida, eletroconversão de arritmias e uso de medicamentos cardiotônicos e vasopressores.

A RCP é um procedimento indicado para reverter os efeitos da parada cardiopulmonar. No entanto, não é indicada quando é feito um julgamento clínico de que é improvável que a reverta. Portanto, os clínicos devem reconhecer situações em que uma baixa probabilidade de sucesso dite uma decisão de se abster da RCP.

A Comissão Conjunta requer que os hospitais possuam uma política explícita em relação à RCP. Desde os anos 1960, estas políticas têm exigido que a RCP seja uma ordem permanente, isto é, ela deve ser realizada em qualquer paciente que sofra uma parada cardíaca ou respiratória sem precisar de nenhuma ordem escrita para o procedimento. As políticas exigem que uma ordem seja escrita para autorizar a *omissão* de RCP para determinado paciente. Assim, em comparação com todos os outros procedimentos hospitalares, os clínicos podem suspender a RCP somente quando uma ordem específica declara que ela deveria ser omitida. Essa ordem é designada Ordem para Não Ressuscitar (ONR) e frequentemente é chamada de "Ordem Sem Código".

Foram levantadas questões a respeito da política-padrão que exige a ressuscitação, exceto quando uma ordem específica autoriza sua omissão. Alguns autores acreditam que as decisões de ressuscitar deveriam ser uma ordem afirmativa embasada em indicações médicas e preferências do paciente. Estamos de acordo com esta posição.

Contudo, conforme as políticas atuais, a decisão de redigir uma ONR deve estar embasada em duas considerações cruciais. A primeira é o julgamento de que a RCP não é medicamente indicada no caso, ou seja, não é provável que restaure a função fisiológica; será fútil, no sentido explicado na Seção 1.2.2. A segunda consideração é a permissão do paciente ou do substituto designado. A futilidade médica da intervenção será abordada adiante; preferências do paciente, decisões de substitutos e qualidade de vida serão discutidas nos Tópicos 2 e 3.

Lo B. Do not attempt resuscitation orders. In: Lo B, ed. *Resolving Ethical Dilemmas. A Guide for Physicians*. 3rd ed. Philadelphia, PA: Lippincott Williams & Wilkins; 2005:111–116.

Sanders AB. Emergency and trauma medical ethics. In: Singer PA, Viens AM, eds. *The Cambridge Textbook of Bioethics*. Cambridge: Cambridge University Press; 2008:469–474.

1.3.1 Indicações médicas e contraindicações para ressuscitação cardiopulmonar

Todos os pacientes hospitalizados que sofrem de parada cardiopulmonar inesperada devem ser ressuscitados, a menos que ocorra o seguinte:

a) Existem evidências conclusivas de que o paciente está morto, como *rigor mortis*, exsanguinação ou decapitação (futilidade fisiológica);

b) Nenhum benefício fisiológico pode ser esperado, porque o paciente piorou, apesar da terapia máxima para condições como sepse progressiva ou falência múltipla de órgãos (futilidade probabilística);
c) O paciente possui uma ONR válida.

> International Resuscitation Guidelines 2000. Part 2: Ethical Aspects of CPR and ECC. Criteria for Not Starting CPR. *Resuscitation*. 2000;46(1–3):17–27.

COMENTÁRIO

a) A RCP não é indicada quando a parada cardiopulmonar ocorre como o fim previsto de uma enfermidade terminal e quando todas as opções terapêuticas falharam. Como a parada cardiopulmonar é a causa mais frequente de morte para estes pacientes, uma ONR deve ser redigida por escrito.
b) Normalmente, as ONR são consideradas quando o paciente está em uma condição terminal e a morte parece ser iminente. Um estudo multicêntrico sobre ONR em UTIs mostrou que menos de 2% dos pacientes que tinham ONR sobreviveram ao receberem alta hospitalar. Esses pacientes muitas vezes estão em morte iminente e, assim, é altamente improvável que se beneficiem da RCP. Nesses casos, a ONR permite ao paciente que morra sem esforços ressuscitadores penosos. Isso responde à meta médica de uma morte pacífica.
c) Nos EUA, a taxa de ONR varia de 3 a 30% entre pacientes hospitalizados, e entre 5 e 20% entre paciente internados em UTIs. Entre 66 e 75% dos óbitos hospitalares e 40% dos óbitos em UTIs são precedidos de uma ONR. Mesmo após ajuste para severidade da enfermidade, existem disparidades no uso de ONR em relação à idade, à raça, ao gênero e à geografia. Pacientes mais velhos, brancos e mulheres são mais prováveis de possuírem uma ONR. Algumas áreas geográficas possuem uma taxa de ONR de 8 a 10 vezes mais alta que outras.

> Wenger NS, Pearson ML, Desmond KA, et al. Epidemiology of do-not resuscitate orders: disparity by age, diagnosis, gender, race, and functional impairment. *Arch Intern Med*. 1995;155(19):2056–2062.

d) Estudos mostram que o êxito da RCP varia com diferentes tipos de pacientes. A sobrevivência após a RCP é mais provável nas seguintes situações: (1) para pacientes com parada respiratória, em vez de cardíaca; (2) para paradas cardíacas testemunhadas, taquicardia ventricular inicial ou fibrilação; (3) para pacientes sem, ou com poucas, comorbidades; (4) para parada cardíaca causada por motivos iatrogênicos facilmente identificáveis; e (5) para pacientes com parada de curta duração. A sobrevivência é menos provável em pacientes que já tinham hipotensão, falência renal, sepse, pneumonia, acidente vascular cerebral agudo e metástases, ou um estilo de vida isolado dentro de casa. Um estudo com pacientes acima de 65 anos que foram ressuscitados em hospital mostrou uma sobrevivência na alta de 18,3%, com taxas de sobrevivência menores para homens, pacientes mais velhos e pacientes com comorbidades. A sobrevivência para pacientes negros era 23,6% menor do que para brancos.

> Ehlenbah WJ, Barnato AE, Curtis JR. Epidemiologic study of in-hospital cardiopulmonary resuscitation in the elderly. *N Engl J Med*. 2009;361: 22–31.

e) Entre os pacientes que sofrem parada cardíaca no hospital e que são ressuscitados, 10 a 17% sobrevivem à alta hospitalar. Para aqueles pacientes que sobrevivem à alta, diversos estudos mostraram um bom prognóstico, com taxas de sobrevivência em longo prazo de 33 a 54%. Os pacientes que sofrem uma parada cardíaca fora do hospital possuem 3 a 14% de chance de sobreviverem à alta. Entre os pacientes que sobrevivem à parada em qualquer um dos ambientes, 11 a 14% possuem alguma incapacidade neurológica na alta e 26% possuem alguma restrição para atividades da vida diária.

f) Estudos também indicam que, mesmo para pacientes terminais, as ONR são subutilizadas, como é demonstrado pela disparidade entre o número de pacientes que tinham indicado uma preferência por estas ordens em relação àqueles por quem as ordens tinham sido escritas. Presumivelmente, isto ocorre devido a uma falta de comunicação e discussão entre médicos, pacientes e suas famílias. Em nossa visão, os médicos têm a responsabilidade ética de iniciarem discussões sobre ONR nas seguintes situações: (1) com pacientes que estiverem terminalmente doentes ou pacientes que possuírem uma enfermidade incurável com sobrevivência estimada de 50% em menos de 3 anos; (2) com todos os pacientes que sofrerem de problemas agudos e fatais; e (3) com todos os pacientes que solicitarem esta discussão. Quando os pacientes forem incapazes de discutir uma ONR, os médicos devem promover tais discussões com o substituto dos pacientes.

g) Muitas vezes, os pacientes e as famílias superestimam o sucesso da RCP. Este equívoco pode ser resultante de versões da RCP na mídia. Um estudo de ressuscitação cardíaca em programas de televisão em hospitais mostrou que 67% dos "pacientes" televisivos sobreviveram, em comparação com números muito menores em situações clínicas "reais". Ademais, muitos pacientes têm pouca ideia da natureza dos procedimentos de ressuscitação e, quando informados a respeito, muitas vezes escolhem não ter ressuscitação. É essencial que os pacientes, suas famílias e médicos tenham informações precisas sobre os benefícios e os riscos da RCP, para que possam tomar decisões informadas acerca do seu uso ou da escolha do *status* ONR.

Diem SJ, Lantos JD, Tulsky JA. Cardiopulmonary resuscitation on television. Miracles and misinformation. *N Engl J Med.* 1996;334(24):1578–1582.

h) As ONRs se aplicam somente a decisões sobre abstenção de RCP e não deveriam influenciar as decisões sobre outras intervenções além desta. As ONR frequentemente são redigidas quando médicos, pacientes e substitutos tencionam suspender ou remover outros tratamentos para prolongar a vida. Quando este for o caso, ordens distintas deveriam ser redigidas especificando que tratamentos além da RCP deveriam ser suspensos e sob que circunstâncias.

CASO

O Sr. Cuidado, paciente com EM, foi internado em coma no hospital para tratamento de pneumonia e falência respiratória. No passado, enfatizou para sua família e médicos que não desejava ser colocado em ventilação mecânica permanente. A consulta neurológica conclui que sua insuficiência respiratória é secundária à progressiva deterioração muscular e neurológica da EM e que a falência respiratória foi acelerada por sua pneumonia aguda. Deve ser redigida uma ONR?

RECOMENDAÇÕES. No caso do Sr. Cuidado, deveriam ser feitas recomendações à família de que, mesmo se a RCP tiver sucesso, o paciente sobreviveria somente um curto tempo sem suporte ventilatório permanente. Com base nos desejos anteriores do paciente de não ser permanentemente intubado, devia ser recomendada uma ONR. Se a família concorda, deveria ser incluída uma ONR.

Se a família discorda, é mandatório fazer uma revisão ética, porque a decisão da família de ressuscitar está em conflito com os desejos previamente expressos pelo próprio paciente de não ficar sob ventilação mecânica.

COMENTÁRIO. As decisões de recomendar uma ONR dependem, obviamente, da situação clínica de cada paciente. Para o paciente na iminência da morte, a probabilidade muito baixa de sucesso sustenta a ONR. Para outros pacientes terminais, a combinação de fatores, como comorbidades e idade, deve ser levada em conta ao calcular a probabilidade de sucesso (ver Seções 1.1.2, 1.1.3 e 3.3). Em todos os casos, é essencial reconhecer que a RCP não é uma intervenção inócua: pode causar graves hematomas, ossos fraturados, etc. Além disso, mesmo se bem-sucedida no início, pode acontecer outra parada, instigando outra ressuscitação. Finalmente, a intubação pode desencadear uma situação de suporte à vida que por si só pode gerar um problema ético de futilidade. Portanto, a avaliação mais cuidadosa da probabilidade de um paciente ser ressuscitado com sucesso e de receber alta do hospital é um componente fundamental de uma decisão ética de se abster da ressuscitação.

1.3.2 Escolha de ONR pelo paciente

Além de pacientes terminais e que estão morrendo, pacientes competentes e não terminais podem iniciar a discussão de ONR com seus médicos. Para estes pacientes, uma ONR é um importante componente do planejamento de um cuidado avançado, permitindo-lhes que expressem preferências sobre tratamento no fim da vida, que discutiremos mais profundamente no Tópico 2. Muitos destes pacientes estão nas fases iniciais de enfermidades graves, como câncer metastático, Aids ou Esclerose Lateral Amiotrófica (EAL). Eles estão preparados para abdicarem de tentativas de ressuscitação porque estão preocupados que, mesmo que sejam ressuscitados "com sucesso", podem sofrer danos cerebrais por anoxia ou algum outro prejuízo funcional, ou continuarem a viver em meio a uma fase terminal dolorosa de sua enfermidade. Os médicos devem discutir cuidadosamente estes pedidos com o paciente e respeitá-los. Embora poucos pacientes de UTI com ONR sobrevivam à alta hospitalar, os desfechos para pacientes não terminais, mas gravemente enfermos, são muito melhores. Diversos estudos publicados mostraram que a sobrevivência à alta vai de 50 a 70%.

1.3.3 ONR sem consentimento ou contrária a ela

Em geral, é exigido que o consentimento do paciente ou de seu substituto seja feito mediante uma ONR por escrito. Três situações levantam questões sobre esta regra geral: (a) um paciente pode ser incapaz de fornecer consentimento, e nenhum substituto pode ser identificado; (b) as indicações médicas podem não apoiar a utilidade de RCP, mas os substitutos insistem para que seja feita; (c) em uma crise de emergência, quando a sobrevivência é altamente improvável. *Os eticistas médicos estão divididos em relação à pergunta se é eticamente aceitável que um médico tome uma decisão unilateral, ou seja, uma decisão de não ressuscitar sem o consentimento do paciente ou de seu substituto, talvez mesmo diante de objeções do paciente ou substituto.* Aqueles a favor de decisões unilaterais defendem que nenhum procedimento médico que não esteja indicado, isto é, que seja improvável de efetuar uma mudança positiva na condição do paciente, deveria ser realizado. Ainda mais, defendem que a RCP realizada nestas situações pode causar um grande sofrimento ao paciente, somando-se ao ônus do óbito iminente. Finalmente, observam que mesmo uma ressuscitação bem-sucedida na crise provavelmente levaria a outra crise e a outra tentativa de ressuscitação *ad infinitum*. Em uma situação como esta, um médico, dizem eles, deveria ter o direito de dar uma ONR mesmo sem o consentimento do paciente ou de seu substituto. Aqueles que se opõem a decisões unilaterais sustentam que o paciente sempre deveria ter o direito de recusar ou optar pela RCP, porque uma decisão relacionada às metas do tratamento e a probabilidade aceitável de atingir essas metas é um julgamento de valor que apenas o paciente pode fazer. Dependendo das metas do paciente, mesmo a remota chance de ressuscitação com êxito pode ter valor para ele. Esses críticos também asseveram que o conceito de futilidade é vago demais para ser aplicado com consistência. Os críticos da ONR unilateral também advertem que essas decisões estão abertas ao viés contra pacientes sob risco de discriminação (ver Seção 3.1.1).

COMENTÁRIO. Se o médico tiver concluído que a RCP não apresenta nenhuma possibilidade de ressuscitar o paciente, pode recomendar que a RCP seja negada. Se o paciente for incapaz de consentir com esta recomendação, e não houver nenhum substituto disponível, uma ONR pode ser feita por escrito com base na futilidade. Se o paciente ou os substitutos recusarem a recomendação, o médico deve buscar uma segunda opinião médica a respeito da futilidade ou da utilidade da ressuscitação. A "regra dos dois médicos" muitas vezes é mal compreendida. A opinião de um segundo médico não equivale à permissão ou consentimento à ONR; simplesmente, é uma confirmação da primeira opinião clínica de que seria improvável que a ressuscitação beneficiaria o paciente. Devem ser feitas tentativas sérias de reconciliar as diferenças de opinião. Deve-se, então, buscar uma consultoria em ética. Se a concordância não puder ser alcançada, a política do hospital sobre atendimento não benéfico deveria ser invocada (ver Seção

1.2.2). Não acreditamos que um médico tenha o direito de tomar a decisão unilateral de redigir uma ONR.

Um médico pode, no entanto, abster-se da ressuscitação quando ocorre uma parada, ou é provável que ocorra, em uma situação crítica em que seja evidente que a sobrevivência do paciente, sob qualquer circunstância, seja altamente improvável. Portanto, os pacientes que chegam à SE com lesões traumáticas extremas, ou depois de serem encontrados desacordados por um período extenso de tempo, não precisam ser ressuscitados.

1.3.4 Documentação da ONR

O código para o *status* da ordem deve ser claro para todos aqueles que tiverem responsabilidade em especial com o paciente, enfermeiros e funcionários. Os médicos atendentes devem redigir a ONR com clareza e assiná-las na ficha do paciente. As observações sobre a evolução devem incluir os fatos e a opinião médica relacionadas à ordem e um resumo da discussão com o paciente, os consultores, a equipe e a família. Alguns sinais claros do *status* da ONR devem ser anexados à ficha, como um ponto em cor verde. O *status* da ordem deve ser modificado se a condição do paciente o permitir. Todos os envolvidos no cuidado do paciente devem ser informados da ONR e sua justificativa. Como os estudos demonstraram que ONR significa coisas diferentes para profissionais diferentes, o médico que redige a ordem deve ser cuidadoso ao documentar os termos específicos da ordem. A redação de uma ONR não deve conter nenhuma menção direta a qualquer outro tratamento além da RCP. Se não foi redigida uma ONR, presume-se que o paciente seja "código completo". O *status* do código deve ser reavaliado a cada internação hospitalar.

1.3.5 Portabilidade da ONR

Os pacientes para quem foram redigidas ONR no hospital podem receber alta com a expectativa de que morrerão logo. Muitas vezes, os pacientes querem morrer em sua própria casa, em vez de no hospital. Às vezes, os membros da família chamam serviços de emergência se os pacientes sofrerem uma crise em casa. Tradicionalmente, os prestadores de serviços médicos de emergência, devido às restrições de tempo inerentes aos serviços de emergência, não eram responsáveis pela determinação se um paciente tinha uma diretiva antecipada. Tentavam ressuscitar todos os pacientes, independente da sua preferência. Recentemente, foi elaborado um método de proteção da preferência de um indivíduo por não ser ressuscitado. É denominada ONR "portátil". São ordens emitidas pelo médico que deu alta ao paciente, declaradas em um formulário-padrão e indicadas em pulseiras, colares ou cartões na carteira. Quando o paciente possui essa ordem, os técnicos de emergência estão autorizados a se abster da RCP, embora todos os outros tratamentos necessários ainda possam ser oferecidos. Atualmente, quase todos os Estados possuem leis ou regulamentação ordenando que os profissionais de saúde dos serviços de emergência se comprometam com a ONR fora do hospital. Quando o profissional do atendimento de emergência tiver verificado que a ordem parece válida e que o paciente é a pessoa que a executou, o profissional não pode iniciar a RCP, exceto em determinadas circunstâncias, como quando o paciente renuncia ao documento.*

1.3.6 Ordens médicas para tratamento de suporte à vida

O paradigma das ordens médicas para tratamento de suporte à vida (OMTSV) é um formulário médico que contém um resumo das escolhas do paciente em relação à natureza e à extensão dos procedimentos para prolongação da vida que desejarem que seja feito ou omitido. O formulário contém quatro seções – A: ressuscitação cardiopulmonar; B: intervenções médicas, ou seja, medidas de conforto apenas, intervenções limitadas ou tratamento completo; C: nutrição administrada artificialmente; e D: resumo da condição médica. A OMTSV é uma ordem do médico e é assinada por ele. Porém, diferente da maioria das ordens médicas, também é assinada pelo paciente ou seu substituto. Deve fazer parte do prontuário hospitalar do paciente. O objetivo fundamental da OMTSV é registrar todos os desejos do paciente em um único documento e assegurar que esses desejos sigam o paciente por todos os estabelecimentos de atenção à saúde, por exemplo, do hospital para atendimento agudo até uma casa geriátrica especializada. Quando a legislação e a regulação estadual adequada permitirem, o pessoal médico de emergência, além de outros profissionais, pode respeitar as diretivas OMTSV. Em 2010, os Estados de Washington, Oregon, California, West Virginia, North Carolina, Tennessee e New York já reconheceram a OMTSV.

1.3.7 "Código devagar" e "Código parcial"

A expressão "código devagar" descreve um subterfúgio em que médicos e enfermeiros respondem vagarosamente a uma parada cardíaca e realizam a RCP

---

* N. de R.T. Sobre diretivas antecipadas de vontade, sugere-se a leitura do artigo de Penalva, L. D., disponível em: http://revistabioetica.cfm.org.br/index.php/revista_bioetica/article/view/515/516

sem energia ou entusiasmo, para fingir que algo está sendo realizado. Isto pode ser feito em duas circunstâncias:

1. Quando a equipe médica sente que a ressuscitação seria fútil, mas não houve nenhuma discussão com o paciente ou a família;
2. Quando a família optou pela ressuscitação, apesar da equipe sentir que seria fútil.

Alguns clínicos justificam o código devagar ao sugerirem que atenua a culpa da família que está angustiada por "não ter feito todo o possível" por seu ente querido. O código devagar é uma dissimulação grosseira e antiética.

As expressões "código parcial" ou "código químico" referem-se à prática de separar as diferentes intervenções que constituem a ressuscitação e usá-las seletivamente; por exemplo, compressão do tórax, respiração assistida por balão ressuscitador e medicamentos cardiotônicos podem ser administradas, mas a eletrocardioversão e a intubação podem ser omitidas. Embora possa haver justificativa ocasional para procedimento, deve ser reconhecido que o que está sendo feito não é ressuscitação cardiopulmonar no seu sentido adequado. Em nossa visão, a RCP é um procedimento integrado com diversos componentes, sendo que todos eles devem ser aplicados, a menos que um paciente tenha expressado claramente sua preferência contra ela.

1.3.8 Ordem para não ressuscitar na sala de cirurgia

Os pacientes podem sofrer uma parada cardíaca no decorrer de uma intervenção cirúrgica. Em casos como esse, os anestesistas imediatamente iniciam a ressuscitação. Ocasionalmente, os pacientes para quem foi redigida uma ONR, como os pacientes com câncer terminal, podem precisar de um procedimento cirúrgico paliativo, como o alívio de emergência de uma obstrução intestinal para aliviar a dor, a inserção eletiva de um tubo de gastrostomia ou um cateter venoso central. A pergunta é se a ONR deve ser automaticamente suspensa durante a anestesia ou a cirurgia, para que a ressuscitação seja realizada se o paciente sofrer uma parada cardíaca perioperatória.

Os argumentos a favor da suspensão de uma ONR são os seguintes:

1. Anestesia e cirurgia colocam os pacientes sob risco de instabilidade cardíaca e hemodinâmica;
2. A maioria das paradas na sala de cirurgia são reversíveis, porque há pessoal capacitado e o equipamento está à mão;

3. Ao consentir com uma cirurgia, pode-se supor que o paciente deu consentimento implícito para ressuscitação;
4. Cirurgiões e anestesistas não deveriam ser impedidos de tratarem situações potencialmente reversíveis, especialmente porque não desejam que a morte de pacientes terminais seja considerada como morte cirúrgica quando técnicas de ressuscitação padrão tiverem sido proibidas.

Em um estudo, a maioria dos anestesistas supôs que a ONR estivesse implicitamente suspensa durante a cirurgia, e apenas metade dos anestesistas discutiu esta suposição com o paciente ou o substituto.

Aqueles que se opõem à suspensão automática de ONR observam que essa política ignora os direitos dos pacientes e viola os padrões de consentimento informado. Críticos da suspensão automática negam que o consentimento do paciente deve ser "inferido". Eles sugerem que um paciente terminal pode receber bem uma parada perioperatória como alívio de uma morte dolorosa. Recomendam uma política de "reconsideração requerida". O paciente que consente com uma cirurgia eletiva enfrenta uma situação de risco-benefício diferente e isto merece uma reavaliação da ONR. Deveria haver uma discussão específica sobre ONR entre os médicos e cirurgiões que o atendem e o paciente ou os substitutos. Como resultado desta discussão, a ONR deveria ser confirmada ou suspensa antes da cirurgia. As principais associações profissionais de cirurgiões, anestesistas e enfermeiros endossaram esta política, e nós a recomendamos como a medida mais prudente. Um cirurgião ou anestesista pode retirar-se de um caso se julgar que a falta de ressuscitação intraoperatoriamente é antiética.

Outra abordagem a este problema é desenvolver ONRs que listem as vontades do paciente e que permitam ao cirurgião e ao anestesista utilizarem seu julgamento clínico para tentarem atingir as metas do paciente. Portanto, se o paciente teme o dano por anoxia cerebral e sofre uma taquicardia ventricular, que é corrigida de forma imediata por cardioversão, a vontade do paciente de evitar o dano cerebral será atendida. Por outro lado, se o paciente passa por 15 minutos ou mais de parada cardíaca, secundária a um IM intraoperatório, o cirurgião e o anestesista podem interromper a RCP para respeitar o desejo do paciente de não sobreviver com dano neurológico.

Statement of the American College of Surgeons. Advance directive by patients: do not resuscitate in the operating room. *Bull Am Coll Surg.* 1994;79(9):29.

Van Norman G. Anesthesiology ethics. In: Singer PA, Viens AM, eds. *The Cambridge Textbook of Bioethics.* New York, NY: Cambridge University Press; 2008:454–461.

1.4 ERRO MÉDICO

Os médicos não trabalham apenas sob incerteza, mas também cometem erros. Um relatório do Institute of Medicine (IOM) (1999) sobre erro médico estimou que entre 44.000 e 98.000 norte-americanos morrem a cada ano como resultado de erros médicos – mais do que o número de mortes em acidentes automobilísticos, câncer de mama ou Aids. Nesse relatório, *erro* foi definido como a falha de uma ação planejada ao ser finalizada como era pensada, ou como o uso de um plano errado para alcançar a finalidade. O relatório destacou os custos pessoais e financeiros do erro e observou que alguns erros eram devidos à incompetência ou erros de julgamento por médicos competentes. Outros erros foram causados por falhas de sistemas que muitas vezes passaram despercebidas e não foram corrigidas. Após o relatório do IOM, foram lançadas sérias iniciativas para reduzir o erro médico por meio de mais relatos e análises de erros, concentrando-se na segurança hospitalar por meio do uso de ordens e prontuários médicos computadorizados, pelo estabelecimento de indicadores de segurança do paciente e por tentativas de aliviar os efeitos da fadiga em funcionários e enfermeiros.

Nossa definição de erro médico é que seja um lapso não intencional em um processo normalmente realizado de forma eficiente e efetiva devido à:

1. Informação inadequada;
2. Mau julgamento;
3. Manobras inadequadas, que podem ser negligentes ou não, e podem causar dano ou não.

Cada caso de erro presumível deveria ser analisado em termos desses elementos. É mais importante determinar se o erro foi ou não devido à negligência, ou seja, um desempenho que colegas de especialidade julgariam como desvio dos padrões de prática aceitos. O erro médico levanta problemas éticos relacionados a dizer a verdade, que será discutido na Seção 2.1.11. O erro sistêmico descreve sistemas clínicos ou sistemas de registro e manutenção que, devido à falta de clareza ou a inadequação, levam os médicos a cometerem erros. Por exemplo, a abreviatura "u" para designar "unidades de insulina" pode facilmente ser lida como "0", de modo que 10 unidades sejam lidas como 100 unidades. O erro sistemático é uma preocupação da ética organizacional: em geral, "u" é atualmente um símbolo desaprovado na redação de prescrições. A ética organizacional é discutida no Tópico 4, na Seção 4.11.

Institute of Medicine. *To Err Is Human: Building a Safer Health System*. Washington, DC: National Academy Press; 1999.

1.5 DETERMINAÇÃO DE MORTE

A obrigação de prestar intervenção médica cessa quando o paciente é declarado morto. Declarar a morte é um dos deveres legais dos médicos. Tradicionalmente, o momento da morte era considerado como o horário em que uma pessoa cessou e não retomou comunicação, movimentos e respiração. O corpo logo parece frio e rígido e a putrefação começa. Por costume, os médicos determinavam a morte ao observarem a ausência de respiração e pulso e a fixação das pupilas. Assim, a definição comum de morte, aceita pela medicina e pela lei, era "cessação irreversível de circulação e respiração". Isto é conhecido como o "critério cardiorespiratório" de morte.

Esse critério pressupõe a perda da função integradora do tronco cerebral. Quando esta função cessa, a respiração espontânea para, seguida de uma desintegração de todos os sistemas de órgãos vitais. O cérebro não oxigenado perde rapidamente todas as funções regulatórias cognitivas e fisiológicas; o coração não oxigenado para de bater. Na década de 1960, tornou-se possível manter as funções respiratórias pelo uso de um ventilador mecânico, que suporta a perfusão de oxigênio mesmo na ausência de função do tronco cerebral.

O conceito de "critérios cerebrais" para morte, que completariam ou substituiriam os "critérios cardiorespiratórios", apareceram na década de 1960. O advento do transplante de órgãos estimulou o interesse por este conceito, pois sua aplicação tornaria possível a preservação de órgãos dentro do corpo após a morte. Em 1968, este conceito foi esclarecido no *Harvard report on brain death*. Este relatório descrevia determinadas características clínicas de uma pessoa com um cérebro não funcionando: irreceptividade e irresponsividade a estímulos externos, nenhum movimento ou respiração, nenhum reflexo e nenhuma atividade elétrica discernível no córtex cerebral, demonstrada por eletroencefalograma (EEG).

O uso de "critérios cerebrais" para determinação de morte clínica foi gradualmente aceito por jurisdições legais. No entanto, existia muita confusão sobre sua aplicação adequada. Em especial, havia confusão entre "morte cerebral total" e "coma irreversível", agora denominado "estado vegetativo crônico ou contínuo" (ver Seção 3.3.3). Esta confusão foi a fonte de problemas éticos e legais. Em 1981, a Comissão Presidencial para o Estudo de problemas éticos em medicina propôs um estatuto legal modelo, a *Uniform definition of death* (UDDA). Todos os Estados e o Distrito de Columbia aceitam atualmente os critérios de morte cerebral, seja por lei ou por decisão judicial.*

> Um indivíduo que possui de forma sustentada (1) cessação irreversível de função circulatória e respiratória ou (2) cessação irreversível de todas as funções de todo o cérebro, inclusive o tronco cerebral, está morto. A determinação da morte deve ser feita de acordo com padrões médicos aceitos.
>
> President's Commission on Ethical Problems in Medicine and Biomedical and Behavioral Research. *Defining Death: A Report on the Medical, Legal, and Ethical Issues in Definition of Death.* Washington, DC: Government Printing Office; 1981. http://www.bioethics.gov/reports/past commissions/defining death.pdf. Accessed November 9, 2009.

Os padrões médicos aceitos para diagnóstico clínico de morte por critérios cerebrais são os seguintes: depois de descartar condições que possam causar confusão, como intoxicação por drogas e hipotermia severa, deve ser comprovado que não existe nenhum movimento voluntário ou involuntário, exceto reflexos espinais e nenhum reflexo do tronco cerebral; a apneia é comprovada na presença de CO_2 arterial elevado quando a ventilação mecânica é temporariamente interrompida, as pupilas estão dilatadas, fixas na posição média e não existe nenhuma reação à irrigação aural nem reflexo da mordaça. Estudos sobre o fluxo sanguíneo cerebral são confirmatórios, mas raramente necessários. O EEG, que diagnostica somente a ausência de função cortical, não é suficiente para estabelecer a morte cerebral total, podendo ser omitida na presença dos sinais clínicos anteriores.

Nenhuma meta médica é alcançável para uma pessoa que estiver morta de acordo com critérios cardiorrespiratórios ou cerebrais. Nenhuma intervenção

---

* N. de R.T. No Brasil, os critérios de morte encefálica são definidos pelo Conselho Federal de Medicina (CFM), Resolução nº 1.480/1997, disponível em: http://www.portalmedico.org.br/resolucoes/cfm/1997/1480_1997.htm. Em parecer de 1998, o CFM estendeu as medidas relativas à constatação de morte encefálica e seus efeitos na suspensão de medidas de suporte de vida também para pacientes não candidatos à doação de órgãos. A Resolução CFM nº 1.826/2007 dispõe sobre a legalidade e o caráter ético da suspensão dos procedimentos de suportes terapêuticos quando da determinação de morte encefálica de indivíduo não doador.

médica é indicada e todas as intervenções em curso devem ser interrompidas. O médico tem autoridade para declarar o paciente morto. Não existe nenhum requisito legal ou ético para buscar permissão da família para declarar um paciente morto ou para descontinuar as intervenções médicas. A família deve ser informada de forma cuidadosa de que seu familiar faleceu. Aspectos do contexto de um caso em particular poderiam sugerir uma continuação da tecnologia de suporte, por exemplo, sensibilidade às necessidades da família e dos amigos do paciente, salvamento de um feto viável de uma gestante com morte cerebral ou retirada de órgãos para transplante (ver o Tópico 4, "Aspectos do contexto", nas Seções 4.2.2; 4.5.7).

Os médicos devem diferenciar as implicações éticas e legais do óbito por critérios cerebrais das implicações do estado vegetativo. Pessoas leigas (e alguns médicos e enfermeiros) utilizam a expressão *morte cerebral* quando se referem a um estado vegetativo. Isso está errado. Os clínicos deveriam usar a expressão *óbito por critérios cerebrais* ao determinarem o óbito. As implicações éticas e legais de um diagnóstico de estado vegetativo são discutidas na Seção 3.3.3.

Determinados problemas filosóficos sobre a definição de morte por critérios cerebrais continuam abertos ao debate. Essas discussões não precisam preocupar os responsáveis por decisões clínicas neste âmbito. Na atualidade, os médicos, em cada jurisdição legal, podem se embasar nas determinações legais, clínicas e éticas mencionadas. As denominações religiosas aceitaram, em geral, esta definição de morte. A exceção é o judaísmo ortodoxo, no qual muitas autoridades insistem no uso dos critérios cardiorrespiratórios por razões teológicas. O Estado de New Jersey reconhece esta exceção religiosa, permitindo que os substitutos exijam evidências cardiorrespiratórias de morte.

Lo B. Determination of death. In: Lo B, ed. *Resolving Ethical Dilemmas. A Guide for Clinicians*. 4th ed. Philadelphia, PA: Lippincott Williams & Wilkins; 2009:143–146.

President's Council on Bioethics. *Controversies in the Determination of Death*. Washington, DC, 2008. http://www.bioethics.gov.

Shemie S, Lazar N, Dickens B. Brain death. In: Singer PA, Viens AM, eds. *The Cambridge Textbook of Bioethics*. New York, NY: Cambridge University Press; 2008:85–94.

Youngner S. The definition of death. In: Steinbock B, ed. *The Oxford Handbook of Bioethics*. New York, NY: Oxford University Press; 2009:chap 12.

1.6 RESUMO

1.6.1 Pergunta cinco – Resumindo, como este paciente pode se beneficiar com o atendimento médico e de enfermagem e como o dano pode ser evitado?

Esta pergunta final para *Indicações médicas* vai além da coleta e da escolha de informações factuais sobre a condição e o tratamento do paciente. Requer que o clínico avalie como esses fatos se relacionam com os princípios de beneficência e não maleficência e como essa avaliação pode levar a uma recomendação acerca da ação apropriada. Quando os fatos clínicos revelam que um problema provavelmente é tratável, e quando o raciocínio de risco-benefício se inclina em direção à intervenção, os princípios de beneficência e não maleficência pedem uma intervenção médica prudente. Quando, conforme mostra nossa discussão sobre futilidade, os fatos favorecem a opinião de que o problema não é favorável ao tratamento, ou quando o dano que pode ocorrer como consequência do tratamento é significativo, a obrigação de intervir é diminuída ou extinta. O princípio de não maleficência então se torna mais forte, direcionando o alívio do ônus sobre o paciente. Determinados benefícios dos cuidados de enfermagem e tratamentos paliativos continuam possíveis. Finalmente, como nossa discussão sobre a morte demonstrou, nem benefício nem dano é possível e nenhuma intervenção de qualquer tipo está indicada.

Deve ser enfatizado que este capítulo abordou o benefício em seu sentido médico objetivo, a saber, as contribuições físicas ou psicológicas que restaurarão um estado de saúde. Os julgamentos dos clínicos sobre estes benefícios objetivos devem agora ser formatados em uma recomendação oferecida ao paciente para sua consideração pessoal e aceitação (ou recusa). Isto é assunto para o Tópico 2, "Preferências do paciente".

1P OBSERVAÇÕES EM PEDIATRIA

Muitos dos princípios e conceitos gerais afirmados neste tópico são tão adequados para pediatria quanto para medicina em geral. Existem, no entanto, diferenças significativas entre a ética clínica do atendimento para adultos e do atendimento para bebês e crianças. Não foram revisados os aspectos pediátricos em profundidade, apenas chamamos a atenção para algumas questões em particular em que estas diferenças são evidentes e deveriam ser conhecidas de consultores em ética e membros de comitês de ética. Para este Tópico de indicações médicas, acrescentamos uma observação relacionada a decisões de renunciar a intervenções para crianças e à determinação de óbito. É importante observar que as principais questões em ética pediátrica são significativamente influenciadas pelo fato de que a tomada de decisão sempre é feita pelos substitutos, não pelos pacientes, tornando os Tópicos "Preferências do paciente" (à luz de decisões de substitutos) e "Qualidade de vida" particularmente importantes. Uma abordagem mais completa destes assuntos pode ser encontrada em Frankel LR, Goldworth A, Rorty MV, Silverman WD (Eds.). *Ethical Dilemmas in Pediatrics*. Cambridge: Cambridge University Press; 2005.

1.1P Decisões em abdicar de intervenções para crianças

Com bebês e crianças, assim como com adultos, às vezes devem se feitas recomendações a respeito de que formas de cuidado estão indicadas quando o óbito é provável. Embora muitas vezes seja psicológica e emocionalmente mais difícil de aceitar a morte de um bebê ou uma criança, os pediatras às vezes devem recomendar que certas intervenções não estão medicamente indicadas, seja porque são fúteis e não oferecem nenhum benefício, ou, quando muito, benefícios mínimos, ou porque impõem ônus desproporcionais aos seus benefícios. Todas as precauções em relação ao conceito de futilidade previamente mencionadas devem ser observadas. Além disso, determinados critérios legais relevantes para renunciar ao tratamento para crianças devem ser conhecidos dos clínicos e consultores. A afirmação anterior (Seção 1.2.2, "Comentário") sobre o uso da palavra "futilidade" em discussões com pacientes e família é ainda mais apropriada ao discutir com os pais a futilidade de intervenções para seu filho. É aconselhável elaborar a discussão no princípio de proporcionalidade (ver Seção 3.3.5).

Cohen R, Kim E. Chapter 2.1: The extremely premature infant at the crossroads; Whitney S. Chapter 2.2: The extremely premature infant at the crossroads: ethical and legal considerations. In: Frankel LB, Goldworth A, Rorty MV, Silverman WA, eds. *Ethical Dilemmas in Pediatrics*. New York, NY: Cambridge University Press; 2005:34–36; 37–51.

1.2P Determinação de morte para crianças

O método clínico de determinação da morte por critérios cerebrais pode ser usado para bebês e crianças, mas é aconselhável ter especial cautela, pois o óbito não pode ser determinado com o mesmo grau de certeza em crianças pequenas como nos adultos. Presume-se, embora não seja provado, que o cérebro da criança é mais resistente a lesões que levem à morte. Os médicos responsáveis por fazer esta determinação em crianças devem estar familiarizados com os aspectos clínicos especiais. Além dos critérios gerais (como coma, apneia, ausência de função do tronco cerebral demonstrada por pupilas não reativas, ausência de movimento ocular, tônus flácido, nenhum movimento espontâneo além de reflexos medulares e um descarte de hipotermia e hipotensão), os testes que são apenas confirmatórios em adultos são aconselhados em crianças, como EEG e estudos do fluxo sanguíneo cerebral. É recomendado um período de observação de pelo menos 48 horas entre as observações.

Naturalmente, a maior compaixão e compreensão devem ser estendidas aos pais cujos filhos morreram. É particularmente importante deixar claro que a morte por critérios cerebrais é distinta da condição vegetativa; a expressão "morte cerebral" confunde as duas e deveria ser evitada. De forma semelhante, os pediatras não deveriam falar em "remoção do suporte à vida" quando os ventiladores estão ajudando a respiração após a determinação de óbito por critérios cerebrais. A criança não está viva e o ventilador não está suportando a vida, mas apenas funções fisiológicas. Essa linguagem somente reforça a noção equivocada de que os pais "deixaram seu filho morrer" ao autorizarem a remoção do suporte ventilatório.

Banasiak KJ, Lister G. Brain death in children. *Curr Opin Pediatr.* 2003;15(3):288–299.

Frankel LR, Randle CJ. Chapter 6: Complexities in the management of a braindead child; Goldworth A. Chapter 7: The moral arena in the management of a brain-dead child. In: Frankel LR, Goldworth A, Rorty MV, Silverman WA, eds. *Ethical Dilemmas in Pediatrics.* New York, NY: Cambridge University Press; 2005:135–140; 140–147.

Task Force on Brain Death in Children. Guidelines for the determination of brain death in children. *Pediatrics.* 1987;80:298–299.

Tópico 2
Preferências do paciente

Este capítulo discute o segundo tópico, o qual é essencial para a análise de um problema ético em medicina clínica, isto é, as preferências do paciente. Por *preferências do paciente nos referimos às escolhas que eles fazem quando se deparam com decisões sobre saúde e tratamento médico*. Essas escolhas refletem a experiência, as crenças e os valores do próprio paciente, informadas pelas recomendações do médico. O Tópico anterior, "Indicações médicas", refere-se ao julgamento clínico do médico acerca de uma condição médica do paciente, bem como a respeito de intervenções que poderiam melhorar objetivamente déficits neste sentido. Quando existirem indicações médicas para tratamento, o médico deve propor um plano de tratamento que o paciente possa aceitar ou recusar. Discutiremos neste capítulo o seguinte:

1. O princípio ético do respeito à autonomia do paciente;
2. A importância legal, clínica e psicológica das preferências do paciente;
3. O consentimento informado;
4. A capacidade de decisão;
5. A verdade em comunicação médica;
6. As crenças culturais e religiosas;
7. A recusa de tratamento;
8. As diretivas antecipadas de vontade;
9. As decisões de substitutos;
10. O paciente desafiador;
11. A medicina alternativa.

2.0.1 Princípio do respeito à autonomia

O respeito à autonomia é o princípio ético orientador do Tópico "Preferências do paciente". O respeito à autonomia é um aspecto de um princípio maior, ou seja, o respeito pelas pessoas, que é um princípio fundamental de toda a moralidade. *O respeito pelas pessoas afirma que cada uma e todas as pessoas possuem valor moral e dignidade em seu próprio direito.* Nesse sentido, ele se aplica a cada encontro entre pessoas, incluindo aquele entre um médico e um paciente. *Uma implicação do respeito pelas pessoas é o respeito à autonomia pessoal, isto é, reconhecer o direito moral de cada indivíduo escolher e seguir seu próprio plano de vida e ações.*

Em ética clínica, o respeito à autonomia do paciente significa que o julgamento do médico sobre como beneficiar seus pacientes nunca deve ignorar ou anular as preferências desses pacientes. Os pacientes têm o direito de aceitar ou rejeitar livremente as recomendações do médico. A sua resposta às recomendações do médico deve refletir seus próprios valores para suas próprias vidas. O médico deve ter certeza de que as intervenções médicas são aceitáveis para o paciente. Como princípio moral, o respeito à autonomia é uma "via de mão dupla": a autonomia dos médicos para atuarem somente de acordo com seu melhor julgamento sobre como melhor beneficiar medicamente um paciente também deve ser respeitada. Portanto, o respeito à autonomia do paciente não implica que os pacientes tenham o direito de exigir um tratamento inapropriado ou que um médico deva concordar com toda e qualquer solicitação de um paciente, se conflitar com o melhor julgamento do médico.

Embora os médicos sempre devam respeitar a autonomia de seus pacientes, na prática muitas forças podem obstruir e limitar a capacidade dos pacientes de expressarem suas preferências. Em ética clínica, o respeito pelas preferências do paciente ocorre em uma relação terapêutica, isto é, quando algum problema de saúde leva um paciente a buscar auxílio de um médico, e um médico responda com diagnóstico, orientações e um tratamento proposto. Nesta relação, os médicos possuem um poder *de facto*: têm conhecimentos e habilidades dos quais o paciente precisa. Além disso, muitas vezes os pacientes estão tão doentes que não conseguem formular ou expressar preferências com clareza: eles simplesmente querem e precisam de ajuda. Portanto, a relação terapêutica pode ser distorcida pelo que foi denominado "paternalismo do médico": um médico supõe que apenas o seu julgamento deve determinar o curso do atendimento. A ética clínica moderna repudia este tipo de paternalismo. Em vez disso, tanto o médico quanto o paciente devem fazer uma aliança na qual as recomendações médicas e as preferências do paciente, juntas, orientem o curso do atendimento. Este capítulo discute como o princípio ético do respeito à autonomia deve sustentar a relação terapêutica em geral, assim como naquelas circunstâncias em que as preferências estiverem comprometidas ou confusas. Este capítulo examina também as condições para uma escolha livre e informada pelos pacientes, as estratégias que devem ser empregadas quando o paciente é incapaz de fazer essa escolha e as situações em que uma recusa da recomendação de um médico parece ser contrária aos melhores interesses do paciente ou causa dano a outros. As preferências do paciente têm importância clínica, legal e psicológica.

> Beauchamp TL, Childress JF. Respect for autonomy. In: Beauchamp TL, Childress JF, eds. *Principles of Biomedical Ethics*. 6th ed. New York, NY: Oxford University Press; 2009:99-148.
>
> Jennings B. Autonomy. In: Steinbock B, ed. *The Oxford Handbook of Bioethics*. New York, NY: Oxford University Press; 2009: chap 3.

2.0.2 Importância clínica das preferências do paciente

Atender às preferências do paciente é essencial para um bom cuidado clínico. Os pacientes que colaboram com seus médicos para alcançarem uma decisão compartilhada de atenção em saúde têm maior confiança na relação médico-paciente, cooperam mais completamente para implementarem a decisão compartilhada e expressam maior satisfação com seu atendimento em saúde. Pesquisas têm demonstrado que pacientes com enfermidades crônicas, como hipertensão, diabetes melito não insulino-dependente, doença de úlcera péptica e artrite reumatoide possuem melhores desfechos em saúde quando fazem perguntas, expressam opiniões e dão a conhecer suas preferências.

De forma semelhante, estudos mostram que alguns médicos têm maior probabilidade de convidarem o paciente a expressarem suas preferências e de estimularem um estilo compartilhado de tomada de decisão, e não controlador, na relação terapêutica do que outros. Um estilo participativo está associado a treinamento em atenção primária, à habilidade para entrevistar, que facilita a escuta empática e a comunicação, e à oportunidade de despender tempo com os pacientes. Esta abordagem, em que médicos e pacientes compartilham autoridade e responsabilidade para construírem alianças terapêuticas, é às vezes referida como "medicina centrada no paciente".

Pacientes diferentes podem expressar preferências diferentes, mas completamente razoáveis, quando enfrentam as mesmas indicações médicas. Na medida em que a medicina se tornou mais efetiva, um determinado problema pode muitas vezes ser tratado por diversas opções medicamente aceitáveis e cada opção está associada a diferentes riscos e benefícios para o paciente. Por exemplo, para evitar o risco de morte perioperatória, alguns pacientes com câncer de pulmão podem optar por radioterapia, em vez de cirurgia, apesar de terem uma taxa de sobrevivência em 5 anos mais baixa com radiação. De forma semelhante, algumas mulheres podem escolher a mastectomia profilática, em vez da observação controlada, quando ficam sabendo que possuem uma forte propensão genética ao câncer de mama; alguns homens podem optar por observação controlada, em vez de cirurgia, para câncer de próstata em estágio inicial. O respeito à autonomia do paciente implica que um médico deve, depois de explicar suas próprias preferências, honrar a preferência do paciente entre as opções medicamente aceitáveis.

É cada vez mais comum que os pacientes pesquisem sobre seu problema em *websites* ou que aprendam sobre opções terapêuticas pela mídia. Essas informações podem melhorar a compreensão e a cooperação, mas também podem ser errôneas ou inapropriadas para a real condição do paciente. O médico deve, na medida do possível, explicar essa diferença para os pacientes. O respeito à autonomia do paciente não exige que o médico concorde com estas preferências se forem medicamente inapropriadas.

2.0.3 Importância legal das preferências do paciente: autodeterminação

A legislação norte-americana reconhece que todas as pessoas possuem um direito fundamental de controlarem seu próprio corpo e o direito de serem protegidas contra intrusões não desejadas. Duas opiniões jurídicas clássicas afirmam sucintamente este princípio:

> Todo ser humano que seja adulto e esteja mentalmente saudável tem o direito de determinar o que deve ser feito com seu corpo.
>
> Schloendorff v Society of New York Hospital (NY 1914).
>
> A legislação anglo-americana começa com a premissa da autodeterminação total. Segue-se que cada homem é considerado dono de seu próprio corpo e pode, se a pessoa estiver mentalmente saudável, proibir a realização de cirurgia ou outro tratamento médico que salve sua vida.
>
> Natanson v Kline (KS 1960).

Atualmente todos os Estados possuem leis exigindo consentimento informado para tratamento médico, com exceção de determinadas situações de emergência.[*] O requisito legal do consentimento informado para tratamento específico protege os direitos legais dos pacientes de controlarem o que é feito com seus próprios corpos. As intrusões corporais sem consentimento consti-

---

[*] N. de R.T. No Brasil, a primeira resolução sobre consentimento do paciente foi a Resolução CFM nº 1.081/1982, disponível em: http://www.portalmedico.org.br/resolucoes/CFM/1982/1081_1982.htm. No Capítulo IV do CEM, o Art. 22 determina que "é vedado ao médico deixar de obter consentimento do paciente ou de seu representante legal após esclarecê-lo sobre o procedimento a ser realizado, salvo em caso de risco iminente de morte"; no Art. 24, explica-se que "é vedado ao médico deixar de garantir ao paciente o exercício do direito de decidir livremente sobre sua pessoa ou seu bem-estar, bem como exercer sua autoridade para limitá-lo."

tuem um ataque ilegal. Além disso, a falta de obtenção adequada do consentimento informado também pode levar o médico a um processo por negligência. Finalmente, além da habilidade e do cuidado clínico, do respeito pelas preferências do paciente, da boa comunicação e de um estilo participativo para lidar com pacientes sabidamente, também constituem a proteção mais efetiva que os médicos possuem contra ações judiciais por imperícia. Estudos mostram que os pacientes são menos inclinados a abrirem uma ação contra médicos que apresentam esses comportamentos.

2.0.4 Importância psicológica das preferências do paciente: controle

O respeito pelas preferências do paciente é psicologicamente importante porque a capacidade de expressar preferências e tê-las respeitadas por outros é crucial para um sentido de valor pessoal. O paciente, já ameaçado pela enfermidade, pode ter uma necessidade vital de algum senso de controle. De fato, muitas vezes, pacientes e famílias lutam para controlar situações que estão além do controle humano (ver Seção 1.2.2). Quando as preferências do paciente são ignoradas ou desvalorizadas, é provável que os pacientes não confiem e talvez desconsiderem as recomendações dos médicos. Quando os pacientes são aberta ou veladamente não cooperativos, a efetividade da terapia é ameaçada. Além disso, as preferências do paciente são importantes porque sua expressão pode levar à descoberta de outros fatores, como medos, fantasias ou crenças incomuns que o médico deve levar em consideração ao lidar com o paciente.

Fazemos seis perguntas que abrangem os aspectos que devem ser levantados ao identificar e avaliar um problema ético relacionado às preferências do paciente.

1. O paciente foi informado dos benefícios e riscos, compreendeu estas informações e deu consentimento?
2. O paciente é mentalmente capaz e legalmente competente e existem evidências de incapacidade?
3. Se for mentalmente capaz, que preferências sobre o tratamento o paciente está declarando?
4. Se estiver incapacitado, o paciente expressou preferências anteriores?
5. Quem é o substituto apropriado para tomar decisões pelo paciente incapacitado?
6. O paciente não quer ou é incapaz de cooperar com o tratamento médico? Se for, por quê?

2.1 CONSENTIMENTO INFORMADO

O consentimento informado é a aplicação prática do respeito à autonomia do paciente. Quando os pacientes consultam com um médico por uma suspeita de problema clínico, geralmente definem o problema conforme o veem. Em seguida, pedem ajuda, explícita ou implicitamente. Os médicos fazem um diagnóstico e recomendam o tratamento.

2.1.1 Pergunta um – O paciente foi informado dos benefícios e riscos, compreendeu estas informações e deu consentimento?

No processo denominado "Consentimento informado", os médicos explicam sua opinião a respeito da natureza do problema do paciente, recomendam um tratamento, dão as razões para a recomendação, propõem opções de tratamentos alternativos e explicam os benefícios e os riscos de todas as opções. O paciente, idealmente, compreende a informação, avalia as escolhas terapêuticas e concorda (ou discorda) em aceitar a recomendação do médico.

O consentimento informado constitui o aspecto central de um encontro entre médicos e pacientes, caracterizado por participação mútua, boa comunicação, respeito entre eles e tomada de decisão compartilhada. O consentimento informado requer um diálogo entre médico e paciente que leve a um acordo sobre o andamento do atendimento médico. O consentimento informado estabelece uma relação recíproca entre médico e paciente. Depois que houve o consentimento inicial para o tratamento, um diálogo permanente entre paciente e médico, relacionado às necessidades médicas continuadas do paciente, reforça o consentimento original. Um consentimento informado adequadamente negociado beneficia tanto o médico como o paciente – uma aliança terapêutica é forjada, na qual o trabalho do médico é facilitado porque o paciente tem expectativas realistas sobre os resultados do tratamento, está preparado para as possíveis complicações e é mais provável de ser um colaborador disposto ao tratamento. Apesar de uma vasta literatura em legislação e ética sobre a importância do consentimento informado, muitos estudos revelam que os médicos são muitas vezes deficientes ao observarem a prática e o espírito do consentimento informado.

Há bastante tempo a legislação exige consentimento explícito para cirurgia, uma grave e possível invasão letal do corpo humano. No entanto, o consentimento para o tratamento médico era normalmente considerado como presumido pela própria presença do paciente necessitado. Contudo, a prática mais elaborada do consentimento informado, anteriormente descrita, tornou-se ética e legalmente vital na medida em que o cuidado médico e cirúrgico envolve modificações prolongadas, talvez pela vida inteira da pessoa. A quimioterapia dura a vida toda para muitas condições mórbidas; o transplante de órgãos e tecidos necessita de imunossupressão e vigilância contínuas. O cuidado de todas as enfermidades crônicas necessariamente exige compreensão, aceitação e cooperação dos pacientes. Esses aspectos da medicina moderna podem fazer do consentimento informado tanto uma aceitação pessoal das mudanças na qualidade de vida de alguém quanto permissão para um procedimento.

Beauchamp TL, Childress JF. The meaning and justification of informed consent. In: Beauchamp TL, Childress JF, eds. *Principles of Biomedical Ethics*. 6th ed. New York, NY: Oxford University Press; 2009:117–134.

Berg JW, Appelbaum PS, Lidz CW, et al. *Informed Consent: Legal Theory and Clinical Practice*. New York, NY: Oxford University Press; 2001.

Lo B. Informed consent. In: Lo B, ed. *Resolving Ethical Dilemmas*. 3rd ed. Philadelphia, PA: Lippincott Williams & Wilkins; 2005:17–27.

Williams J. Consent. In: Singer PA, Viens AM, eds. *The Cambridge Textbook of Bioethics*. New York, NY: Cambridge University Press; 2008:11–16.

CASO I

O Sr. Cura, paciente com meningite pneumocócica, é comunicado de que necessita de antibioticoterapia imediata. Depois de ser informado sobre a natureza de sua enfermidade, dos benefícios e dos incômodos do tratamento e das possíveis consequências do não tratamento, ele expressa sua preferência por consentir com a antibioticoterapia. É formada uma aliança terapêutica que é clínica, ética e emocionalmente satisfatória, sendo reforçada quando o paciente se recupera.

CASO II

A Sr.ª Enfrentamento é uma mulher de 42 anos que foi diagnosticada como tendo diabetes insulino-dependente aos 18 anos. Foi prescrita insulina e recomendada uma dieta. Nos anos seguintes, ela se comprometeu com a dieta e com o tratamento médico, mas sofreu episódios repetidos de cetoacidose e hipoglicemia. Sua médica discutia regularmente com ela sobre o andamento de sua enfermidade e o plano de tratamento e perguntava sobre suas dificuldades para manejar o problema. A médica propõe que a Sr.ª Enfrentamento pense em uma bomba de insulina implantável que poderia melhorar o controle glicêmico.

COMENTÁRIO. O Caso I exemplifica o que poderia ser chamado de consentimento de rotina. O médico expressa o julgamento clínico ao fazer recomendações ao paciente em relação ao curso de cuidado apropriado. O paciente dá a conhecer sua preferência ao consultar o médico para diagnóstico e tratamento e ao aceitar suas recomendações. O Caso II também é um exemplo de consentimento de rotina, porém ocorre em um cenário de enfermidade crônica. A médica da Sr.ª Enfrentamento era assídua em informar e educar sua paciente. A Sr.ª Enfrentamento aceitou o regime de tratamento e seu comprometimento com ele demonstra suas preferências. Agora ela está pensando se aceitará os benefícios e riscos da bomba de insulina. Pacientes com enfermidades crônicas, que frequentemente têm cursos variáveis no futuro, devem considerar um âmbito maior de consequências. Veremos que alguns problemas se desenvolverão em ambos os casos nas páginas seguintes.

2.1.2 Definição e padrões de revelação de informações

O consentimento informado é definido como a aceitação voluntária de uma intervenção médica por um paciente depois da revelação de informações apropriadas pelo médico sobre a natureza da intervenção, seus riscos e benefícios e também suas alternativas com seus riscos e benefícios. Como pode ser determinada a adequação da revelação das informações por um médico? Uma abordagem é perguntar o que um médico sensato e prudente perguntaria a um paciente. Essa abordagem, que era o padrão legal em alguns dos casos iniciais de consentimento informado, está cada vez mais sendo substituída por um novo padrão, ou seja, que informações os pacientes sensatos precisam saber para tomarem decisões aceitáveis. O padrão anterior garante maior arbítrio ao médico; o último, "paciente sensato", é mais centrado no paciente. Um terceiro padrão, às vezes denominado padrão "subjetivo", é específico por paciente. De acordo com esse padrão, a informação fornecida é especificamente adaptada à necessidade de informação e compreensão de determinado paciente. Embora a legislação em geral exija que o médico atenda apenas ao padrão do paciente sensato, um médico que se engaje em um estilo participativo de tomada de decisão compartilhada deveria desejar alcançar as exigências de um padrão subjetivo.

2.1.3 Âmbito da revelação de informações

Muitos estudos demonstram que os pacientes desejam receber mais informações de seus médicos; muitos profissionais sabem que seus pacientes apreciam informação. Nos últimos anos, a revelação de informações franca tornou-se a norma. É de ampla concordância que a revelação de informações deveria incluir:

1. O estado médico atual do paciente, incluindo a provável evolução se não for oferecido nenhum tratamento;
2. As intervenções que poderiam melhorar o prognóstico, incluindo uma descrição e os riscos e benefícios desses procedimentos e alguma estimativa das probabilidades e incertezas associadas às intervenções;
3. Uma opinião profissional sobre as alternativas disponíveis ao paciente;
4. Uma recomendação que é feita com base no melhor julgamento clínico do médico.

Ao transmitir essa informação, os médicos devem evitar termos técnicos, tentando traduzir os dados estatísticos em probabilidades do dia a dia e perguntando se o paciente entende a informação e pedindo que faça perguntas. Os médicos não são obrigados, como disse um tribunal, a dar a cada paciente "uma minieducação médica". Ainda assim, os médicos deveriam lutar para educar seus pacientes a respeito de suas necessidades e opções médicas específicas.

Conforme mencionamos na Seção 2.0.2, os médicos não são as únicas fontes de informação médica: a mídia, os *websites*, as organizações de defesa e muitas outras fontes fornecem informações de qualidade variada. Muitas vezes, as pessoas vão ao médico com pastas cheias de artigos. Cabe ao médico interpretar esta informação e, acima de tudo, avaliar sua relevância para este paciente em particular.

Existe um debate ético sobre se o âmbito da revelação de informações deveria incluir informações sobre a experiência do médico, por exemplo, revelar o número de procedimentos anteriores realizados especificando os dados para o médico, em vez de dados nacionais de desfecho. Embora os médicos rotineiramente encaminhem pacientes para especialistas por problemas e procedimentos com os quais não têm experiência, podem não se sentir confortáveis em revelar a um paciente a extensão de sua experiência com um procedimento que estão prestes a realizar. Alguns médicos aprendem uma técnica em um curso de fim de semana e o realizam em seus consultórios na segunda-feira. É nossa opinião que é eticamente apropriado revelar níveis de experiência e é obrigatório fazê-lo em situações em que o procedimento é necessário, mas apresenta riscos significativos, ou é eletivo. O paciente então é capaz de fazer uma escolha informada sobre como proceder.

As obrigações morais e legais da revelação de informações variam com a situação; tornam-se mais restritas na medida em que a situação terapêutica vai da emergência para eletiva e desta para experimental. Em algumas situações de emergência, pouca informação precisa ser fornecida. Qualquer tentativa de informar pode custar um tempo importante. Ética e legalmente, a informação pode ser reduzida em emergências (ver Seção 2.4.3). Para tratamentos não emergenciais ou eletivos, mais informações devem ser fornecidas. Finalmente, informações completas e detalhadas devem acompanhar qualquer tratamento experimental ou inovador.

> D'Agincourt-Canning L, Johnston C. Disclosure. In: Singer PA, Viens AM, eds. *The Cambridge Textbook of Bioethics*. New York, NY: Cambridge University Press; 2008:24–30.

2.1.4 Compreensão

As discussões sobre consentimento informado em geral enfatizam a quantidade e o tipo de informação que o médico deveria fornecer. A compreensão do paciente é igualmente tão importante quanto a adequação da informação. Muitos estudos sugerem que a compreensão de informações médicas pelos pacientes é limitada e inadequada. Com frequência, a informação é fornecida em cenários e situações em que o paciente está angustiado ou distraído. Ao mesmo tempo, estudos sugerem que a comunicação muitas vezes é mal realizada e que são feitos poucos esforços para superar barreiras para a compreensão. O médico tem a obrigação ética de fazer esforços razoáveis para garantir a compreensão. As explicações devem ser dadas de maneira clara e simples; devem ser feitas perguntas para garantir o entendimento. Devem ser fornecidas instruções por escrito ou material impresso. Programas de vídeo ou computador devem ser oferecidos para orientar os pacientes que enfrentam decisões complicadas, como a escolha entre opções de tratamento de câncer de mama ou câncer de próstata; devem ser organizados programas educativos para pacientes com enfermidade crônica. Embora os médicos possuam a responsabilidade principal de informar seus pacientes, outros clínicos, particularmente enfermeiros, podem suplementar e incrementar a informação fornecida pelo médico.

2.1.5 Documentação do consentimento

O processo de consentimento informado é documentado em um formulário de consentimento assinado que é anexado ao prontuário do paciente. As instituições de atenção à saúde exigem a documentação assinada antes que determinados procedimentos médicos e a maioria dos procedimentos diagnósticos cirúrgicos ou invasivos sejam iniciados. Em geral, o documento especifica o procedimento e declara que os riscos e benefícios foram explicados ao paciente. Algumas vezes, acredita-se – erroneamente – que um formulário de consentimento informado assinado seja uma prova legal de que um paciente forneceu o consentimento. Na verdade, o formulário assinado na ausência de uma discussão sobre o consentimento não prova que a discussão necessária, levando a um consentimento informado, foi realizada. O processo real e os detalhes da entrevista para consentimento deveriam ser documentados pelo médico no prontuário do paciente. O formulário de consentimento assinado não substitui esta documentação mais completa.

2.1.6 Dificuldades com o consentimento informado

Estudos revelam que os médicos muitas vezes não conduzem negociações ética e legalmente satisfatórias para consentimento. Os médicos podem estar presos a uma linguagem técnica, perturbados pela incerteza intrínseca a toda informação médica, preocupados em não alarmar o paciente, ou apressados e pressionados por múltiplas tarefas. Além disso, os pacientes podem ter um entendimento limitado, estar desatentos e distraídos ou tomados por medo e ansiedade. A escuta seletiva devido à negação, medo ou preocupação com a enfermidade pode ser responsável pela falha em compreender o que alguém entenderia em outras circunstâncias. Os pacientes podem acreditar que as decisões são prerrogativas do médico; os médicos podem não gostar da justificativa para participação do paciente.

Estas inadequações no processo de consentimento informado podem ser devidas à crença, por alguns médicos, de que a exigência do consentimento informado impõe uma tarefa indesejável e, talvez, impossível: indesejável porque informar adequadamente a um paciente toma tempo demais e pode criar ansiedade desnecessária; e impossível porque nenhum paciente não educado medicamente e clinicamente inexperiente pode captar a importância da informação que o médico deve revelar. Por essas razões, às vezes, os médicos desconsideram a exigência do consentimento informado como um ritual burocraticamente necessário. Esta é uma visão tristemente limitada da finalidade ética do consentimento informado. O consentimento informado não é simplesmente empurrar informação para um paciente, é uma oportunidade de iniciar um diálogo entre médicos e seus pacientes em que ambos tentam chegar a um curso de ação mutuamente satisfatório. O consentimento informado deveria resultar em tomada de decisão compartilhada. O processo, embora difícil, não é impossível e está sempre aberto ao aperfeiçoamento.

2.1.7 Contar a verdade

A comunicação entre médicos e pacientes deve ser confiável; ou seja, as afirmações devem estar de acordo com os fatos. Se os fatos são incertos, esta incerteza deve ser reconhecida. Iludir, ao afirmar o que não for verdadeiro ou ao omitir o que for verdadeiro, deve ser evitado. Estes princípios éticos devem governar toda a comunicação humana. Contudo, na comunicação entre pacientes e médicos, podem emergir determinados problemas éticos acerca da comunicação da verdade. O paciente realmente quer saber a verdade? E se a verdade, uma vez conhecida, causar dano? A ilusão não poderia ajudar a manter a esperança? Tradicionalmente, a ética clínica tem fornecido respostas ambíguas a estas questões. Alguns autores do passado eram a favor da verdade, outros recomendavam uma ilusão beneficente. Mais recentemente, com a proeminência da doutrina do consentimento informado, contar a verdade tem sido recomendado como o curso ético de ação.

> Beauchamp TL, Childress JF. Veracity. In: Beauchamp TL, Childress JF, eds. *Principles of Biomedical Ethics*. 6th ed. New York, NY: Oxford University Press; 2009:288–295.
>
> Hebert PC, Hoffmaster B, Glass KC. Truth telling. In: Singer PA, Viens AM, eds. *The Cambridge Textbook of Bioethics*. New York, NY: Cambridge University Press; 2008:36–42.
>
> Lo B. Avoiding ilusão and nondisclosure. In: Lo B, ed. *Resolving Ethical Dilemmas: A Guide for Clinicians*. 3rd ed. Philadelphia, PA: Lippincott Williams & Wilkins; 2005:45–53.

CASO I

O Sr. R. S., um homem de 65 anos, vai ao seu médico com queixas de perda de peso e desconforto abdominal moderado. O paciente, a quem o médico conhece bem, aposentou-se há pouco de uma carreira ocupada e fez planos para uma viagem ao redor do mundo com a esposa. Exames revelam uma elevação moderada nos exames de função hepática e uma massa questionável na cauda do pâncreas. No começo de sua entrevista com o médico para discutir os resultados dos exames, o Sr. R. S. observa "Doutor, espero que não tenha nenhuma má notícia para mim. Temos grandes planos." Normalmente, um procedimento para obter tecido para confirmar o câncer pancreático seria o passo seguinte. O médico pensa se deveria adiar isto até que o Sr. R. S. retornasse de sua viagem. A opinião do médico de que o Sr. R. S. pode ter câncer do pâncreas deveria ser revelada a ele agora?

COMENTÁRIO. A bioética contemporânea afirma fortemente o direito do paciente à verdade. Os argumentos que apoiam esta posição são:

1. Os argumentos éticos gerais defendem um forte dever moral de contar a verdade como contribuinte para relações pessoais e coesão social. Esta obrigação geral não é facilmente superada por possíveis danos especulativos que podem advir do conhecimento da verdade.
2. A suspeita, por parte do médico, de que a revelação de informações seria prejudicial ao paciente pode estar embasada em pouca ou nenhuma evidência. Pode emergir do desconforto do próprio médico de ser um "mensageiro de más notícias", não na inabilidade do paciente em aceitar a informação.
3. Os pacientes precisam da verdade se tiverem de tomar decisões racionais em relação a ações e planos para a vida.
4. É provável que a omissão da verdade abale a relação paciente-médico. Em caso de enfermidade grave, é particularmente importante que esta relação seja forte.
5. A tolerância da omissão pelo médico pode prejudicar a confiança que o público deveria ter na profissão. A crença disseminada de que os médicos não são confiáveis criaria uma atmosfera em que as pessoas que temem ser decepcionadas não procurariam o atendimento necessário.
6. Estudos recentes demonstraram que a maior parte dos pacientes com diagnóstico de enfermidades graves deseja conhecer seu diagnóstico. De forma semelhante, estudos recentes não conseguem documentar efeitos prejudiciais da revelação completa das informações.

RECOMENDAÇÃO. O Sr. R. S. deve saber a verdade. Ele provavelmente tem câncer de pâncreas e deve passar por um procedimento para obtenção de tecido para análise patológica. As considerações a favor da revelação de informações, em nossa opinião, estabelecem uma forte obrigação ética sobre o médico de dizer a verdade para pacientes sobre seu diagnóstico e seu tratamento. As considerações a seguir são relevantes:

a) Conversar com honestidade significa relacionar os fatos da situação. Isto deve ser feito de uma maneira proporcional à percepção da resiliência emocional e compreensão intelectual do ouvinte. A verdade pode ser brutal, mas dizê-la não deve ser. Uma revelação de informações proporcional e sensível é demandada por respeito à autonomia do paciente. Reforça a capacidade do paciente de deliberar e escolher; não passa por

cima desta capacidade. É aconselhável começar uma conversa como esta com uma pergunta a respeito de quanto detalhe o paciente deseja saber e se o paciente quer que outra pessoa seja informada.
b) A revelação de informações tem implicações para os planos do Sr. R. S. Exames diagnósticos adicionais devem ser feitos e os tratamentos apropriados devem ser escolhidos. A viagem pode ser postergada ou cancelada. Planejamento em relação aos bens e cuidados avançados podem ser considerados. O Sr. R. S. deve ter a oportunidade de refletir sobre esses assuntos e de assumir o controle sobre seu futuro.

CASO II

O Sr. S. P., um professor com 55 anos, tem sentido dores no peito e teve diversos desmaios durante os últimos três meses. Relutantemente, consulta com um médico por insistência de sua esposa. Está muito nervoso e ansioso e diz ao médico, no início da entrevista, que abomina médicos e hospitais. Ao exame físico, apresenta sinais clássicos de estenose de aorta, que foi confirmada por ecocardiograma. O médico quer recomendar um cateterismo cardíaco e, provavelmente, cirurgia cardíaca. No entanto, dada sua impressão sobre este paciente, tem a preocupação de que a revelação de informações dos riscos do cateterismo levaria o paciente a recusar o procedimento.

COMENTÁRIO. Neste caso, o dano previsto é muito mais específico e perigoso que o dano contemplado no Caso I. A hesitação em revelar os riscos de um procedimento diagnóstico ou terapêutico está embasada no temor de que o paciente fará um julgamento prejudicial à sua saúde e à sua vida. Ademais, neste caso existe uma razão melhor para suspeitar de que este paciente reagirá pior à informação do que o paciente no Caso I.

RECOMENDAÇÃO. O argumento a favor da revelação de informações aplica-se tanto a este caso como ao Caso I. Aceitando o cateterismo ou não, o paciente precisará de cuidados médicos adicionais. A situação é urgente. Este paciente precisa, acima de tudo, dos benefícios de uma boa relação de confiança com um médico competente. É mais provável que a honestidade crie uma relação como essa mais do que a ilusão. Além disso, os temores do médico com relação à recusa do paciente podem ser exagerados. O médico também pode estar preocupado com a reação da família se o Sr. S. P. morrer inesperadamente durante o cateterismo. Embora o Sr. S. P. tenha evitado os médicos no passado, agora que está gravemente enfermo pode aceitar mais o auxílio que a medicina pode oferecer. O médico estaria em grave falta se o paciente morresse sem ter tido a oportunidade de considerar as opções de atendimento.

2.1.8 Tratamento com placebo

O tratamento com placebo é uma intervenção clínica com a intenção do médico de beneficiar o paciente, não por algum mecanismo fisiológico da intervenção, mas graças a determinados efeitos psicológicos ou psicofísicos devidos a expectativas, crenças e esperanças positivas do paciente. A intervenção pode ser, como muitas vezes era no passado, uma substância inerte, uma pílula de açúcar ou, como frequentemente é feito na atualidade, analgésicos vendidos sem prescrição ou injeções de soro fisiológico. Intervenções como estas, resultando em um *efeito placebo*, como o alívio da dor, foram demonstradas há muito tempo. Estudos recentes revelam que quase metade dos médicos norte-americanos utiliza regularmente o tratamento com placebos.

> Tilburt, JC, Emanuel E, et al. Prescribing "placebo treatments": results of a national survey of US internists and rheumatologists. *BMJ*. 2008;337:1938.

O tratamento com placebo levanta um problema relacionado com contar a verdade, pois parece que inevitavelmente envolve a ilusão. O médico sabe que a intervenção não tem as propriedades objetivas necessárias para eficácia e o paciente é mantido ignorante a esse respeito. Em alguns casos, a ilusão é uma ofensa moral total, motivada somente pelo desejo de cobrar do paciente por um procedimento, ou "livrar-se do paciente"; em outros casos, a ilusão do placebo pode ser motivada pelo julgamento de que uma intervenção inofensiva pode alcançar um resultado positivo. Isto levanta uma questão ética genuína: o dever de não enganar parece conflitar com o dever de beneficiar sem causar dano.

Os agentes placebos são atualmente muito utilizados em ensaios clínicos controlados de terapia de problemas não letais. No entanto, nenhuma ilusão está envolvida, porque os sujeitos de pesquisa devem ser informados de que serão randomizados e podem receber um medicamento ativo, ou uma substância inerte. Esta prática certamente é ética. Hoje, existe um amplo consenso entre os eticistas de que o uso clínico de placebos é antiético.

> Beauchamp TL, Childress JF. Intentional nondisclosure. In: Beauchamp TL, Childress JF, eds. *Principles of Biomedical Ethics*. 6th ed. New York, NY: Oxford University Press; 2009:124–127.
>
> Brody H. The lie that heals: the ethics of giving placebos. *Ann Intern Med*. 1982;97:112–118.

CASO I

Uma viúva de 73 anos vive com seu filho. Ele a leva a um médico porque ela ficou extremamente letárgica e fica, com frequência, confusa. O médico descobre que, depois de ter enviuvado há 2 anos, ela tinha dificuldade para dormir, tendo sido prescritos hipnóticos, e agora está fisicamente dependente deles. O médico determina que o melhor a fazer é substituir sua medicação atual por uma tentativa com placebos.

CASO II

Um homem com 62 anos teve uma proctocolectomia e ileostomia total devido a câncer de cólon. Não existem evidências de qualquer tumor remanescente, a incisão está cicatrizando bem e a ileostomia está funcionando. No oitavo dia após a cirurgia, ele se queixa de dor abdominal em cólica e solicita medicação. A médica prescreve primeiro medicamentos antiespasmódicos, porém as queixas do paciente persistem. O paciente pede morfina, que tinha aliviado sua dor pós-operatória. A médica está relutante em prescrever opiácios porque repetidos exames sugerem que a dor é psicológica e ela sabe que os opiácios causam constipação. Ela pensa em uma tentativa com placebo.

COMENTÁRIO. Qualquer situação em que o uso de placebo envolve a ilusão deliberada deveria ser encarada como eticamente suspeita. As fortes obrigações morais da franqueza e da honestidade proíbem a ilusão; o perigo para a relação paciente-médico adverte contra ela. Qualquer exceção a esta obrigação estrita teria de preencher as seguintes condições:

1. O problema a ser tratado deve sabidamente ser um que tenha altas taxas de resposta ao placebo, por exemplo, depressão mental ou dor pós-operatória moderadas;
2. A alternativa ao placebo é a enfermidade continuada ou o uso de um medicamento com sabida toxicidade e criação de dependência, por exemplo, hipnóticos, como no Caso I, ou opioides, no Caso II;
3. O paciente deseja ser tratado e curado, se possível;
4. O paciente insiste em uma prescrição.

RECOMENDAÇÃO. O uso de um placebo no Caso I não está justificado. A paciente não está pedindo por medicação. O problema da dependência deve ser confrontado diretamente. Haverá amplas oportunidades para desenvolver uma boa relação com esta paciente. A descoberta posterior da ilusão pode comprometer essa relação. O uso de placebo no Caso II é tentador, mas não eticamente justificável. A favor do uso de placebo, o paciente está pedindo por alívio. A morfina tem efeitos colaterais adversos. Uma tentativa curta com placebo pode ser efetiva para aliviar a dor e evitar o dano associado aos opioides. Contudo, explicações podem ser tão efetivas quanto o uso de placebo. O placebo enganador pode destruir a confiança que cria o importante e terapêutico efeito placebo, prejudicando a confiança que o paciente tem no médico. Um estilo participativo de tomada de decisão está embasado na comunicação com base na confiança. Pode ser possível, por exemplo, realizar um "miniexperimento" com o consentimento do paciente: explicar que serão oferecidos dois tipos de pílulas, uma ativa e outra inerte, e o paciente escolherá de forma mascarada qual tomar. É recomendado que haja uma consultoria junto ao Serviço de Dor do hospital.

2.1.9 Revelação completa das informações

A revelação das opções de tratamento para o problema de um paciente deveria ser completa, ou seja, conter todas as informações que uma pessoa séria precisa para tomar uma boa decisão para si mesma. Deveria incluir as opções que o médico recomenda. Também deveria incluir outras opções que o médico crê que sejam menos desejáveis, mas que ainda sejam medicamente aceitáveis. Ao fazer isso, os médicos podem deixar claro porque consideram essas opções menos desejáveis.

> D'Agincourt-Canning L, Johnston C. Disclosure. In: Singer PA, Viens AM, eds. *The Cambridge Textbook of Bioethics*. New York, NY: Cambridge University Press. 2008:24–30.

CASO I

Uma mulher com 41 anos faz uma biópsia de mama, a qual revela câncer. A médica sabe que esta paciente tem um histórico de não adesão e cancelamento de consultas médicas. Tendo isto em vista, a médica acredita que a melhor abordagem terapêutica seria uma mastectomia radical modificada; esse tratamento exigiria um cuidado menos continuado do que uma lumpectomia e 5 semanas de radioterapia ambulatorial. A médica deve omitir a menção desta segunda opção, pois está preocupada que depois de uma lumpectomia, a paciente possa não comparecer às sessões de radioterapia?

RECOMENDAÇÃO. Toda a lista de opções deve ser explicada com um delineamento detalhado dos riscos e benefícios de cada uma delas. Defender fortemente a opção que a médica considera como a melhor é eticamente apropriado. Entretanto, a paciente deve ser livre para escolher, mesmo que a médica acredite que possa escolher a opção menos efetiva. Tanto coerção como manipulação da paciente deve ser cuidadosamente evitada. No fim, a paciente deve decidir sobre a cirurgia da mama e o comparecimento às sessões. A médica deve fornecer informações à paciente e encorajá-la a concluir qualquer forma de tratamento que escolher receber.

COMENTÁRIO. O diálogo entre médicos e pacientes não é somente inibido por limitações de comunicação do médico e de compreensão do paciente, mas também é limitado pela falha de muitos médicos em escutarem cuidadosamente as palavras de seus pacientes e as emoções subjacentes a elas. Finalmente, os limites de tempo para consultas do paciente impostas por alguns planos de saúde e clínicas e as políticas de reembolso que pagam por procedimento, mas não por educação, desestimulam a boa comunicação. A importância da melhor comunicação entre médicos e pacientes deveria ser óbvia nesta era da informação.

2.1.10 Recusa de informação

As pessoas têm direito à informação sobre si próprias. Da mesma maneira, elas têm o direito de recusarem informações ou de pedirem ao médico que não as informe.

CASO I

O Sr. A. J. está agendado para cirurgia de estenose do canal vertebral. O neurocirurgião começa a discutir os riscos e os benefícios desta cirurgia. O paciente responde, "Doutor, não quero ouvir mais nada. Quero a cirurgia. Sei que existem riscos e tenho confiança no senhor." O cirurgião está preocupado por não ter concluído uma revelação de informações adequada.

CASO II

A Sr.ª Cuidado, com esclerose múltipla (EM), tinha demonstrado pouco interesse durante os anos iniciais de sua enfermidade em aprender sobre o possível curso dela. Ela recusou ofertas frequentes do médico para discuti-la. No entanto, em uma de suas repetidas hospi-

(continua) >>

> **>> (continuação)**
>
> talizações para tratamento de infecção do trato urinário, ela afirma que, se soubesse como seria sua vida, teria negado permissão para o tratamento de outros problemas letais. O estado mental da paciente é difícil de avaliar. Seu médico acha que ela está severamente deprimida; o intensivista acredita que ela mostra sinais de demência inicial. Ela deveria ter sido informada de seu prognóstico em uma época anterior, mesmo que não quisesse discutir isto com seu médico?

RECOMENDAÇÃO. No Caso I, a recusa à informação do Sr. A. J. deveria ter sido respeitada. Seu cirurgião não tem obrigação de continuar com o assunto, embora possa repetir a oferta de informação em momentos apropriados. O cirurgião deve fazer uma anotação completa no prontuário de que o paciente recusou informação. É desejável buscar a permissão do paciente para discutir os detalhes do procedimento com um membro da família envolvido. Se e quando os pacientes desejarem informação adicional, os médicos devem estar preparados para oferecê-la.

    O Caso II é um caso difícil. Aqui optamos por mais revelação de informações do que menos, porque o problema de saúde, apesar de intratável, é de longa duração. A autonomia em longo prazo da paciente é mais respeitada se for oferecida tanta informação quanto possível para permitir que faça mais escolhas enquanto é física e mentalmente capaz de aprender mecanismos de enfrentamento com antecedência. Embora possa ser tentador omitir informações para proteger a paciente, uma alternativa melhor seria oferecer-lhe informações gerais suficientes, tanto para indicar a gravidade de seu problema como a incerteza em relação ao tempo, a severidade e a extensão dos problemas que a EM pode causar. Isto evita os extremos de omitir demais por muito tempo ou revelar demais muito cedo. É necessário um tato considerável para descobrir o equilíbrio apropriado entre revelação e reserva. Além disso, as revelações feitas, na medida em que o problema piora, devem estar ajustadas de acordo com as incapacidades da paciente. Em alguns casos de EM em estágio tardio, aparece uma demência associada. Seria aconselhável fazer revelações antes que a capacidade da paciente estivesse tão severamente prejudicada que não pudesse mais compreender.

Lo B. Refusal of treatment by competent, informed patients. In: Lo B, ed. *Resolving Ethical Dilemmas. A Guide for Clinicians*. 4th ed. Philadelphia, PA: Lippincott Williams & Wilkins; 2009:83–87.

2.1.11 Revelação de erro médico

Quando ocorrem erros médicos, definidos na Seção 1.4, que obrigações o médico e o hospital têm de revelar esses erros aos pacientes? Alguns erros são devidos à negligência, mas a maioria deve-se a acidentes, desinformação ou mau funcionamento organizacional. Alguns erros não causam dano; outros têm como efeito danos graves. Quando ocorrem erros médicos, que obrigações os médicos têm de revelá-los?

> **CASO**
>
> A paciente descrita na Seção 2.1.9 é tratada por mastectomia radical modificada e por cirurgia reconstrutiva da mama. No pós-operatório, ela desenvolve um edema persistente, drenagem de secreção na mama e uma febre consistente com um abscesso de mama. É levada de volta à sala de cirurgia para exploração do sítio operatório. A cirurgiã descobre que uma esponja tinha sido deixada na ferida cirúrgica. Ela é removida, e o abscesso é tratado. A paciente se recuperou e teve alta. A médica deveria informar à paciente que foi cometido um erro?

RECOMENDAÇÃO. A revelação é necessária porque houve dano a esta paciente decorrente de erro médico. Embora o desfecho tenha sido satisfatório, a paciente precisou de uma segunda cirurgia com os riscos dela decorrentes; sua estada hospitalar, com seus riscos resultantes, foi prolongada; a quimioterapia foi postergada e houve despesas. Um dever fundamental de respeito pelas pessoas determina que se deve pedir desculpas à paciente por danos deste tipo. A cirurgiã deveria informar e se desculpar à paciente e relatar o erro para o hospital, que também deveria se desculpar. Uma compensação apropriada deveria ser providenciada.

COMENTÁRIO. Qualquer inclinação para esconder erros médicos deve ser desestimulada. O segredo é antiético e pode ser antiprodutivo. Os erros devem ser relatados para fins de manejo de riscos e garantia de qualidade, e as organizações deveriam ter procedimentos para relatar, corrigir e prevenir erros. A cobrança pelos gastos deveria ser suspensa e ser providenciada uma compensação apropriada; o acordo em relação a queixas financeiras, mesmo sem processo, pode ser considerado. É necessário um clima de revelação e honestidade para manter a segurança e a confiança do paciente na relação com seus médicos e com as instituições de atenção à saúde. Ações por imperícia certamente são possíveis, principalmente se o erro for resultado de negligência, mas a ameaça de queixas legais é reduzida em um clima de confiança e honestidade. Os erros que forem verdadeiramente inofensivos, sem qualquer efeito adverso para o paciente (p. ex., é preparada uma dosagem incorreta de medicação, mas é corrigida antes da administração), devem ser relatados ao sistema para fins de controle. Embora não seja obrigatório revelar um erro inofensivo, é aconselhável fazê-lo para manter o clima de honestidade na relação entre o paciente e o médico (ver Seção 4.11).

> Lo B. Disclosing errors. In: Lo B, ed. *Resolving Ethical Dilemmas. A Guide for Clinicians.* 4th ed. Philadelphia, PA: Lippincott Williams & Wilkins; 2009:243–250.

2.2 CAPACIDADE DE DECISÃO

O consentimento informado e a revelação completa de informações pressupõem que o paciente possua competência legal e capacidade mental para escutar e compreender a comunicação. Existem muitas situações no atendimento clínico em que parece, ou é óbvio, que os pacientes não possuem essa capacidade.

2.2.1 Pergunta dois – O paciente é mentalmente capaz e legalmente competente e existem evidências de incapacidade?

O consentimento para tratamento é complicado porque alguns pacientes não possuem capacidade mental para compreender informações ou fazerem escolhas. Na legislação, os termos *competência* e *incompetência* indicam se as pessoas têm autoridade legal para optarem por determinadas escolhas pessoais, como administrar suas finanças ou tomar decisões de atendimento em saúde. Só os juízes têm o direito de decidir que uma pessoa é legalmente incompetente e emitir uma interdição ou indicar um guardião. Em atendimento médico, entretanto, as pessoas que são legalmente competentes podem ter sua capacidade mental comprometida por enfermidade, ansiedade e/ou dor. Referimos esta situação clínica como *capacidade* ou *incapacidade de decisão* para diferenciá-la da determinação legal de competência. É necessário avaliar a capacidade de decisão como uma parte essencial do processo de consentimento informado.

> Beauchamp TL, Childress JF. Capacity for autonomous choice. In: Beauchamp TL, Childress JF, eds. *Principles of Biomedical Ethics.* 6th ed. New York, NY: Oxford University Press; 2009:111–117.

Chalmers J. Capacity. In: Singer PA, Viens AM, eds. *The Cambridge Textbook of Bioethics*. New York, NY: Cambridge University Press; 2008:17–23.

Grisso T, Appelbaum P. *Assessing Competence to Consent to Treatment*. New York, NY: Oxford University Press; 1998.

Lo B. Decision-making capacity. In: Lo B, ed. *Resolving Ethical Dilemmas. A Guide for Clinicians*. 4th ed. Philadelphia, PA: Lippincott Williams & Wilkins; 2009:75–82.

2.2.2 Definição de capacidade de decisão

Em um cenário médico, a capacidade de um paciente de consentir ou recusar atendimento exige a habilidade de compreender informações relevantes, avaliar a situação médica e suas possíveis consequências, comunicar uma opção e se engajar em uma deliberação racional acerca dos seus próprios valores em relação às recomendações do médico sobre opções de tratamento. Os pacientes que claramente possuem estas habilidades podem tomar decisões sobre seu atendimento e seu direito de fazê-lo deve ser respeitado. Os pacientes que claramente não possuem tais habilidades, porque, por exemplo, estão comatosos, inconscientes ou estão desorientados e em delírio, são incapazes de fazer escolhas informadas aceitáveis. Para eles, é necessário haver um tomador de decisão substituto. No entanto, muitos pacientes estão entre estas duas situações: sua capacidade de decisão pode ser questionável. Muitos casos éticos envolvem pacientes muito doentes, cujo estado mental pode estar alterado por trauma, medo, dor, desequilíbrio fisiológico (p. ex., hipotensão, febre, alterações do estado mental) ou por medicamentos utilizados para tratar seu problema médico. Muitas vezes não está claro se estes pacientes conseguem tomar decisões informadas aceitáveis para seu próprio bem-estar.

2.2.3 Determinando a capacidade de decisão

Capacidade de decisão refere-se aos atos específicos de compreender, avaliar e escolher entre opções realistas. Determinar a capacidade de decisão é um julgamento clínico. O primeiro passo ao elaborar uma determinação de capacidade é engajar o paciente em uma conversa, observar seu comportamento e conversar com terceiros – família, amigos ou colegas. Os clínicos experientes muitas vezes irão avaliar a capacidade de decisão por meio de uma conversa simples com o paciente, observando inconsistências, incoerência e confusão. Este tipo de avaliação pode resultar em diagnósticos como demência, delírio ou encefalopatia. Entretanto, muitas vezes é difícil discernir os sinais de incapacidade mental. Por exemplo, os pacientes paranoides parecem normais até que determinadas situações desencadeiem um sistema de crenças por delírio. Frequentemente decisões não usuais podem levantar suspeita sobre incapacidade mental: por exemplo, um paciente recusa um tratamento de baixo risco e alto benefício sem o qual enfrenta lesões graves.*

Diagnósticos psiquiátricos, como esquizofrenia, depressão ou demência, não descartam, por si só, a possibilidade de que um paciente tenha capacidade mental para tomar determinadas decisões. Muitas pessoas com doença mental continuam tendo capacidade para tomar decisões sensatas a respeito de determinadas escolhas médicas que encaram. Em vez disso, a pergunta é como esses estados psicológicos e diagnósticos psiquiátricos gerais realmente inibem a capacidade do paciente de compreensão e de escolha em uma determinada situação. Quando um clínico duvida da capacidade de decisão de um paciente para fazer escolhas específicas, podem ser utilizados testes para funcionamento cognitivo, transtornos psiquiátricos ou problemas orgânicos que possam afetar a capacidade de decisão. O MacArthur Competence Assessment Tool (MacCAT-T) é um instrumento de avaliação clínica muito usado. Contudo, nenhum teste isolado é suficiente para captar o complexo conceito de capacidade de decisão em um cenário clínico. Alguns problemas, como estado afetivo de ansiedade ou depressão, podem ser transitórios ou reversíveis com intervenção psiquiátrica. Outros problemas, como confusão induzida por medicação, podem ser resolvidos por seleção apropriada da medicação. Mas alguns problemas, como a incapacidade de compreender explicações simples sobre fatos, ou delírios fixos, podem ser impossíveis de remediar. As técnicas clínicas para fazer uma avaliação de capacidade podem ser aprendidas por todos os clínicos e ser utilizadas por qualquer clínico treinado, inclusive eticistas clínicos. Em algumas circunstâncias, as evidências de incapacidade são mais complexas ou obscuras, em particular quando transtornos psiquiátricos podem estar presentes. Nestes casos, deveria ser buscada uma consultoria junto a clínicos mais especializados, como psiquiatras e psicólogos clínicos. Além disso, a legislação e a política local podem exigir avaliação por um profissional de saúde mental, principalmente se for pensado em procedimentos de guarda. Quando as evidências clínicas forem suficientes para mostrar que um paciente está incapacitado para tomar decisões, um tomador de decisão substituto apropriado assume a autoridade, conforme é explicado na Seção 2.4.

> Appelbaum P, Grisso T. Assessing patient's capacities to consent to treatment. *N Engl J Med.* 1988;319:1635–1638.

---

*N. de R.T. Estão previstas no Código Civil Brasileiro, Lei nº 10.406/2002, as questões e justificativas sobre processo de interdição legal em caso de incapacidade do paciente.

> Grisso T, Appelbaum P. *MacArthur Competence Assessment Tool for Treatment*. Sarasota, FL: Professional Resource Press; 2001.

2.2.4 Avaliando a capacidade de decisão em relação à necessidade de intervenção: o critério da escala móvel

Em geral, a capacidade de um paciente não é seriamente questionada, a menos que recuse ou interrompa o tratamento medicamente indicado. Quando os pacientes rejeitam o tratamento recomendado, os clínicos podem suspeitar de que as escolhas dos pacientes possam ser prejudiciais à sua saúde e bem-estar. Eles supõem que as pessoas, na maioria das vezes, não agem contra seus melhores interesses. *Foi sugerido que o rigor dos critérios para capacidade deveria variar com a gravidade da enfermidade e a urgência do tratamento.* Por exemplo, um paciente pode precisar atender apenas a um baixo padrão de capacidade para consentir em um procedimento com benefícios substanciais e altamente prováveis e risco mínimo, de baixa probabilidade, como antibiótico para meningite bacteriana. Se, contudo, um paciente recusa uma intervenção como esta, deve ficar bem claro que a pessoa compreende e aceita livremente os riscos e perigos de recusar e decide o que está prestes a fazer. De forma semelhante, é necessária uma maior capacidade de decisão para consentir em uma intervenção que coloque altos riscos e ofereça poucos benefícios. Embora este teste da escala móvel do rigor fosse criticado por proteger inadequadamente o direito de recusa de um paciente, pode ser útil para o clínico ao decidir se a recusa deveria simplesmente ser aceita ou se deve dar alguns passos a mais para investigar e, até mesmo, agir para se contrapor à recusa por meios legais.

CASO I

A Sr.ª Enfrentamento, mulher de 42 anos com diabetes insulino-dependente, é levada por seu marido ao serviço de emergência. Está letárgica, com grave cetoacidose diabética e pneumonia. Os médicos prescrevem insulina e líquidos para a cetoacidose e antibióticos para a pneumonia. Embora a Sr.ª Enfrentamento geralmente fosse sonolenta, ela acordou enquanto o acesso IV estava sendo inserido e disse alto: "Me deixem! Não quero saber de agulha e não quero saber de hospital. Estou bem." Seu marido instigou a equipe médica a desrespeitar a declaração da paciente dizendo "Ela não é a mesma."

COMENTÁRIO. Concordamos com a avaliação da situação feita pelo Sr. Enfrentamento. A Sr.ª Enfrentamento tem uma crise aguda (cetoacidose e pneumonia) superposta a uma enfermidade crônica (diabetes tipo I) e demonstra uma letargia progressiva durante um período de dois dias. Neste momento, claramente, falta capacidade de decisão a ela, embora pudesse tomar decisões dois dias antes do início de sua enfermidade e, possivelmente, poderá tomar suas próprias decisões de novo quando se recuperar da cetoacidose, provavelmente dentro das próximas 24 horas. No momento, seria antiético ser orientado pelas demandas de um indivíduo letárgico que não possui capacidade para tomada de decisão. A causa de sua incapacidade mental é conhecida e é reversível. Médicos e substituto concordam sobre a incapacidade da paciente e estão de acordo com respeito ao curso do tratamento, conforme os melhores interesses da paciente. Os médicos estariam corretos em serem orientados pela vontade do substituto da paciente, seu marido, e tratar a Sr.ª Enfrentamento, apesar de suas objeções. Os aspectos associados à tomada de decisão substituta são discutidos na Seção 2.4.

CASO II

No caso apresentado nas Seções 1.0.8 e 2.1.1, o Sr. Cura tem sintomas e achados clínicos compatíveis com o diagnóstico de meningite bacteriana. Ele é informado de que precisa de hospitalização imediata e administração de antibióticos. Apesar de entorpecido, parece compreender a explicação do médico. Recusa o tratamento e diz que quer ir para casa. O médico explica os perigos extremos de não ser tratado e dos riscos mínimos do tratamento. O jovem persiste em sua recusa.

COMENTÁRIO. O médico poderia presumir um estado mental alterado devido à febre ou distúrbio metabólico, ou infecção no cérebro devido à meningoencefalite. No entanto, o paciente parece compreender sua situação e as consequências da recusa do tratamento. Às vezes, os médicos supõem que qualquer um que recusar uma recomendação médica de tratamento necessário ou útil deve estar mentalmente incapacitado. A recusa de tratamento não deve, em si e por si só, ser considerada um sinal de incapacidade. Nesse caso, a suposição do clínico de um estado mental alterado é reforçada por uma inexplicável e inexplicada recusa de atendimento, com consequências drásticas. É eticamente permissível tratar contra sua vontade um paciente que esteja fazendo uma escolha irrevogável que resultará em sua morte ou incapacidade permanente, que não dá nenhuma razão para esta decisão, e para quem uma clara determinação de incapacidade mental não pode ser feita?

Nesse caso, o consentimento inicial para o diagnóstico foi implícito quando o jovem permitiu ser levado à emergência. Ainda mais, ele consentiu com procedimentos diagnósticos, inclusive um exame do líquido espinal. A recusa do paciente ao tratamento, no entanto, inesperadamente, introduziu uma incongruência entre as indicações médicas e as preferências do paciente. Poderia ser argumentado que o médico deve simplesmente permitir ao paciente recusar o tratamento e sofrer as consequências porque o paciente não demonstrou sinais claros de incapacitação ou de incapacidade psiquiátrica grave e também porque pacientes competentes possuem o direito de tomar suas próprias (às vezes arriscadas) decisões. Também poderia ser argumentado que o estado clínico do paciente, uma infecção cerebral com febre, justifica uma suposição de incapacitação. Em um caso confuso como este, é eticamente obrigatório que o médico se aprofunde mais para determinar por que o paciente inexplicavelmente recusou o tratamento. Apesar dos melhores esforços do médico para explicar, o paciente não conseguiu compreender e estimar a natureza do problema ou os benefícios e riscos do tratamento e do não tratamento? Se o paciente parece compreender a explicação, está negando que esteja realmente doente? O paciente está agindo com base em algum medo, crença equivocada ou desejo irracional não expresso? Por meio de mais discussões com o paciente, algumas destas questões podem ser respondidas.

Suponha, contudo, que depois de uma investigação mais rigorosa possível sob as circunstâncias urgentes, não exista evidência de que o paciente não consegue entender e nada aparece para suspeitar de negação, medo, equívoco ou crença irracional. A recusa do paciente deveria ser respeitada? Como o problema médico é muito grave, o tratamento deveria continuar mesmo contra a vontade do paciente? Este caso coloca um conflito ético genuíno entre a autonomia pessoal do paciente e o dever do médico de impor valores paternalistas a favor da intervenção médica para o próprio bem do paciente. Uma decisão clínica de tratar o paciente ou de liberá-lo deve ser tomada rapidamente. Devem ser apresentados bons motivos éticos para cada alternativa.

RECOMENDAÇÃO. Este paciente deveria ser tratado, apesar de sua recusa. Sua recusa é enigmática, especialmente quando não apresenta nenhuma razão para recusar. Com certeza o clínico deve suspeitar de um estado mental alterado devido à febre alta e à infecção cerebral, porém este paciente está orientado em relação ao tempo e ao lugar, comunica-se articuladamente e parece compreender as consequências de sua recusa. Não existe tempo para um exame psiquiátrico detalhado. Dada a natureza enigmática de sua recusa e a necessidade urgente e séria de tratamento, o paciente deveria ser tratado com antibióticos, mesmo contra sua vontade. Caso houvesse tempo, deveria ser buscada uma autorização legal.

Este é um dilema moral genuíno: o princípio da beneficência e o princípio da autonomia parecem ditar cursos contraditórios de ação. No âmbito do atendimento médico, os dilemas não podem simplesmente ser contemplados; devem ser resolvidos. É difícil acreditar que este jovem deseje morrer ou ficar com danos neurológicos permanentes. O médico consciencioso enfrenta dois males: respeitar uma recusa que poderia não representar as verdadeiras preferências do paciente, levando à grave incapacidade ou a morte do paciente, ou se sobrepor à recusa na esperança de que, posteriormente, o paciente reconheça o benefício ou mais tarde pense que sua capacidade de decisão estivesse prejudicada.

Em situações como esta, de tensão moral, os clínicos podem fazer a si mesmos cinco perguntas que podem esclarecer qual curso é mais aceitável eticamente:

1. Expliquei a situação crítica de maneira clara e compreensível?
2. É possível que barreiras de linguagem, de nível educacional, ou déficits auditivos dificultem a compreensão do paciente?
3. O medo, a dor ou a falta de confiança poderiam prejudicar o entendimento do paciente?
4. Há razões para crer que existam diferenças em valores ou crenças que possam dar origem a discordâncias?
5. A capacidade de decisão do paciente está sutilmente prejudicada por problemas psiquiátricos (como depressão ou psicose) ou por problemas médicos (como encefalopatia)?

RECOMENDAÇÃO. Nesse caso, aceitamos como eticamente permissível o tratamento não autorizado de um paciente que parece ter capacidade mental. Fazemos isso com base na escala móvel explicada anteriormente. A forte suspeita do clínico de que o problema médico do paciente deixou-o temporariamente incapacitado para tomar uma decisão aceitável em seu próprio melhor interesse e a urgente necessidade de uma intervenção que salve sua vida e preserve sua saúde apoiam a decisão de intervir.

Um questionamento posterior revelou que o irmão do Sr. Cura tinha quase morrido 10 anos antes devido a uma reação anafilática à penicilina. Porém, enquanto estava na sala de emergência (SE), o Sr. Cura não lembrou, nem podia lembrar, desse evento, e as perguntas de praxe não levaram à sua descoberta. A menção aos antibióticos desencadeou uma resposta psicológica de medo e negação, que se manifestou em uma recusa sem motivo. As circunstâncias de sua enfermidade em particular orientaram os médicos na direção do tratamento rápido. Embora tenham se esforçado para descobrir a fonte do problema, não conseguiram identificá-la, e a urgente necessidade de tratamento assumiu a prioridade.

Esse caso ilustra como os médicos são muitas vezes pressionados pelas circunstâncias a tomarem decisões antes que conheçam todas as informações relevantes. A correção ou erro da decisão clínica sempre deve ser avaliada em relação ao conhecimento do clínico na hora da decisão. Só se pode tentar tomar decisões que sejam totalmente informadas e analisadas conforme permitam as circunstâncias.

> **CASO III**
>
> A Sr.ª D., com 77 anos, é trazida à SE por uma vizinha. Seu pé esquerdo está gangrenado. Ela vive sozinha há 12 anos e é conhecida pelos amigos e por seu médico como inteligente e independente. Sua capacidade mental está relativamente intacta, mas ela está ficando muito esquecida e, às vezes, confusa. Nas suas duas últimas consultas médicas, chamou o médico muitas vezes pelo nome de seu antigo médico, que já morreu. Ao ser dito que a melhor opção médica para seu problema é a amputação de seu pé, ela se recusa de forma terminante, embora insista que está ciente das consequências e que as aceita. Ela diz calmamente ao seu médico (a quem novamente chama pelo nome errado) que quer ser enterrada inteira. Ele pensa se deve buscar uma autorização judicial para tratá-la.

COMENTÁRIO. A demência moderada da Sr.ª D. lança dúvidas sobre sua capacidade de fazer um julgamento autônomo. Entretanto, pessoas cujo desempenho mental esteja um pouco anormal não deveriam ser automaticamente desqualificadas como tomadoras de decisão. As pessoas podem não estar bem orientadas no tempo e no lugar e ainda assim entenderem o problema com o qual se defrontam. O teste central da capacidade de uma pessoa é uma evidência de que compreende a natureza de um problema e as consequências de qualquer escolha relacionada a ele. Também é possível colocar qualquer opção no contexto da própria história de vida e dos valores de uma pessoa e questionar se a opção específica parece consistente com eles. Isto é às vezes denominado como a *autenticidade* da escolha. Embora os eticistas discordem sobre isso como um critério de capacidade mental, muitas vezes pode ser um guia clínico útil ao avaliar a autonomia da escolha.

RECOMENDAÇÃO. As claras afirmações da Sr.ª D. e as evidências e valores mais amplos de sua vida sugerem que ela possui uma capacidade de decisão adequada para fazer uma escolha autônoma. Seu médico não procura uma determinação judicial de incompetência. O tratamento da Sr.ª D. deveria ser limitado a um manejo médico apropriado que, neste caso, seria controle da dor e dos sintomas e planejamento de cuidados avançados.

> **CASO III**
>
> (Continuação). A Sr.ª D. chega à SE, como já foi descrito. Nesta versão do caso, contudo, ele nega terminantemente que possua qualquer problema médico. Embora os dedos de seu pé esquerdo estejam necróticos e o tecido gangrenado se estenda acima do tornozelo, ela insiste que está em perfeita saúde e que tem feito sua caminhada diária todos os dias, mesmo hoje de manhã. Sua vizinha assegura que a Sr.ª D. tem ficado em casa pelo menos há uma semana.

RECOMENDAÇÃO. Nessa versão, a Sr.ª D. demonstra sinais definitivos de incapacidade de decisão. Ela nega sua enfermidade e sua necessidade de atendimento e parece estar delirando. Não fez nenhuma orientação prévia a respeito de atendimento. No melhor interesse da Sr.ª D., deve ser feita a indicação de um guardião que participaria, então, na consideração e na autorização de uma cirurgia. Se o problema da Sr.ª D. exigir uma intervenção cirúrgica imediata, deveria ser considerada como uma emergência (ver Seção 2.4.3).

2.2.5 Delírio, confusão e alternância do estado de consciência

Muitas vezes, a capacidade de decisão está comprometida pela condição patológica denominada *delírio* – um transtorno de consciência caracterizado por desorientação em relação a lugar e pessoas, distração, pensamento desorganizado, falta de concentração ou hipervigilância, agitação ou letargia e, às vezes, por distúrbios de percepção, como alucinações. Normalmente, o delírio começa abruptamente e é de manifestação variável. É frequente acompanhar o trauma, a enfermidade súbita e não é incomum nos idosos. Além disso, na chamada "síndrome do sol poente", a capacidade mental de um paciente se alterna: no começo do dia a pessoa parece clara e orientada, porém mais tarde pode ser avaliada como confusa.

> **CASO**
>
> O Sr. Cuidado, com EM, está agora hospitalizado. De manhã, ele conversa de forma inteligível com médicos, enfermeiros e família. De tarde, ele confabula e está desorientado em relação a lugar e tempo. Em ambas as condições, ele expressa diversas preferências a respeito de atendimento, que às vezes são contraditórias. Em especial, quando perguntado de manhã a respeito da colocação cirúrgica de um tubo para prevenir aspiração, ele recusa a colocação; de tarde, entretanto, ele fala confusa e repetidamente em colocar o tubo.

RECOMENDAÇÃO. Diferente do coma ou da demência, o delírio pode ter apresentação variável. A alternância do estado mental do Sr. Cuidado manifesta a variabilidade do delírio. Em geral, um paciente delirante deveria ser considerado como portador de capacidade prejudicada. Se, no entanto, o paciente expressar preferências consistentes durante os períodos de clareza, é razoável levá-las a sério. Ademais, deveriam ser buscadas evidências de apoio a estas preferências antes que fossem tomadas como definitivas.

2.2.6 Pergunta três – Se for mentalmente capaz, que preferências sobre o tratamento o paciente está declarando?

De forma mais comum, os pacientes aceitam as recomendações dos médicos. Contudo, é necessário relembrar que são os pacientes que correm os riscos da intervenção. Mesmo quando uma intervenção promete um benefício evidente, o paciente pode decidir afastar-se da intervenção. O benefício prospectivo pode não se encaixar aos valores e crenças pessoais do paciente, ou seus riscos parecem grandes demais. Em princípio, quando um paciente com capacidade de decidir recusa o tratamento recomendado, essa recusa deve ser respeitada. Na prática, o problema ético pode ser complexo. Assim, aparecem situações clínicas em que crenças e valores desafiam as recomendações do médico.

2.2.7 Recusa competente de tratamento por pessoas com capacidade para escolher

Pessoas que estejam bem informadas e que possuam capacidade de decisão, às vezes, recusam o tratamento recomendado. Se o tratamento recomendado for eletivo ou se as consequências da recusa não forem importantes, é improvável que haja problemas éticos. Contudo, se for julgado que o atendimento é necessário para salvar a vida ou prevenir consequências sérias, os médicos podem ser confrontados com um problema ético: a responsabilidade do médico de ajudar o paciente sempre supera a liberdade de escolha do paciente? O princípio ético de respeito à autonomia, apoiado em geral pela legislação norte-americana, exige que a recusa de atendimento por um adulto competente e informado deveria ser respeitada, mesmo se esta recusa levar a um grave dano para indivíduo.[*] A recusa de recomen-

---

[*] N. de R.T. Da mesma forma, no Brasil não existe nenhuma legislação normativa que obrigue a pessoa a realizar determinado tratamento, mesmo que incorra em riscos sérios à sua saúde.

dações bem fundamentadas pelo paciente muitas vezes é difícil de ser aceita pelo médico consciencioso. É mais dificultada quando a recusa do paciente, embora competente, parece deliberadamente contrária ao seu próprio bem-estar.

> Lo B. Refusal of treatment by persons competent, informed patients. In: Lo B, ed. *Resolving Ethical Dilemmas. A Guide for Clinicians*. 4th ed. Philadelphia, PA: Lippincott Williams & Wilkins; 2009:83–87.

CASO I

Elizabeth Bouvia, uma mulher com 28 anos, era quadriplégica devido à paralisia cerebral e tem artrite severa. Ela é inteligente e articulada e, apesar de suas incapacidades, graduou-se na faculdade. Enquanto estava hospitalizada para tratamento de dor artrítica, os médicos determinaram que ela não estava recebendo nutrição suficiente por alimentação oral. Contra sua vontade, foi colocada uma sonda nasogástrica. Ela buscou uma ordem judicial para ter a sonda nasogástrica removida. Embora o tribunal tenha decidido a favor dos médicos e do hospital, a Corte de Apelação da Califórnia defendeu seu direito de recusar a alimentação por sonda. O tribunal disse: "O direito de recusar tratamento médico é básico e fundamental. É reconhecido como parte do direito de privacidade, protegido tanto pela constituição estadual como federal. Seu exercício não requer a aprovação de ninguém. Não é simplesmente um voto sujeito a ser vencido pela opinião médica."

> *Bouvia v Superior Court* (California Court of Appeals, 1986).

COMENTÁRIO. Citamos *Bouvia versus Superior Court* porque é um caso paradigmático de recusa de tratamento por uma pessoa competente. Apesar de ser um pronunciamento legal, está de acordo com a interpretação comum do princípio ético de autonomia.

CASO II

A Sr.ª T. O. é uma enfermeira cirúrgica, com 64 anos, que teve uma ressecção na mama direita por câncer há cinco anos. Ela consultou novamente com seu médico depois de descobrir uma massa com 2 cm na mama esquerda. Ela concorda com um programa de tratamento que inclui lumpectomia, radioterapia e seis meses de quimioterapia. Após sua primeira sessão de quimioterapia, durante a qual passou por considerável toxicidade, ela informa ao seu médico que não quer mais nenhum tratamento. Depois de extensas conversas com seu médico e com suas duas filhas, ela reafirma sua recusa à terapia adjuvante.

ÉTICA CLÍNICA

CASO III

O Sr. S. P., paciente com estenose de aorta descrito na Seção 2.1.7, Caso II, tem sintomas cardíacos que indicam a necessidade de angiografia coronariana. Depois de escutar seu médico explicar a urgência deste procedimento e seus benefícios e riscos, ele decide que não o quer.

COMENTÁRIO E RECOMENDAÇÃO. No Caso II, a Sr.ª T. O. faz uma recusa competente do tratamento. Está bem informada e não exibe nenhuma evidência de qualquer incapacitação mental. Embora o médico pudesse considerar as chances de melhor prolongar a sobrevivência livre de enfermidade com a quimioterapia, a Sr.ª T. O. valoriza seus riscos e chances de maneira diferente. Sua recusa deve ser respeitada. O médico deveria continuar a observar a Sr.ª T. O., particularmente nos meses seguintes, durante os quais uma mudança de ideia a favor da terapia adjuvante ainda seria benéfica. No Caso III, o Sr. S. P. também é competente. Sua recusa, embora pareça contrária aos seus interesses, é uma expressão de sua autonomia. Ela deve ser respeitada. Este respeito, no entanto, também deveria estimular o médico a explorar mais profundamente as razões para a recusa e tentar educar e persuadir o paciente. Deveria ser agendada uma consulta de acompanhamento mais cedo para ambos os pacientes, para lhes assegurar que seu médico continua apoiando-os e preocupando-se em ajudá-los a lidar com as consequências de suas decisões.

CASO IV

Vimos a Sr.ª Enfrentamento (ver Seção 2.2.4) hospitalizada para tratamento de cetoacidose diabética com insulina, líquidos, eletrólitos e antibióticos. Este tratamento foi iniciado, apesar de suas objeções, mas foi autorizado por seu substituto, o Sr. Enfrentamento, que avisou que suas objeções eram resultado de encefalopatia metabólica. Depois de 24 horas, ela acorda, conversa adequadamente com sua família e reconhece e cumprimenta seu médico. Não se recorda de ter sido levada à SE. Agora se queixa de dor no seu pé direito para o enfermeiro e o médico. O exame do pé revela que está frio e de cor malhada, não podendo ser sentida nenhuma pulsação na perna direita distalmente à artéria femoral direita. Exames com *doppler* confirmam insuficiência arterial. Uma consultoria junto à cirurgia vascular recomenda um arteriograma de emergência para examinar as artérias da perna. Os benefícios e riscos do procedimento são explicados, inclusive o prejuízo à função renal. A Sr.ª Enfrentamento rejeita a arteriografia. Os cirurgiões explicam a ela que não podem fazer a angioplastia e o implante de *stent* sem saber quais vasos estão envolvidos.

(continua) >>

> **>> (continuação)**
>
> Os cirurgiões advertem a paciente de que enfrenta um risco maior de perder sua perna do que um risco de perder a função renal. A Sr.ª Enfrentamento participa dessas discussões, faz perguntas apropriadas e agradece pelos comentários dos médicos. Novamente não aceita fazer a arteriografia.

COMENTÁRIO. Embora 24 horas atrás a Sr.ª Enfrentamento estivesse claramente incapacitada para tomar decisões e tivesse sido tratada corretamente para pneumonia e cetoacidose, apesar de sua insistência em ser deixada em paz, a situação corrente é inteiramente diferente. Agora ela recuperou sua capacidade de decisão, consegue entender a situação, pode considerar os riscos e benefícios e se posicionar. Seu médico, enfermeiros e o cirurgião vascular consultor concordam que sua decisão é insensata – o baixo risco de piorar a função renal é mais do que compensado pelo benefício substancial de salvar sua perna. A Sr.ª Enfrentamento não concorda. Sua família está dividida, alguns se colocando do lado dos médicos, e outros se posicionando a favor da Sr.ª Enfrentamento.

RECOMENDAÇÃO. A decisão da Sr.ª Enfrentamento deve ser respeitada. Podem ser feitos esforços para persuadi-la a pensar diferente; pode ser dado algum tempo para reconsideração. Ainda assim, a Sr.ª Enfrentamento não demonstra nenhum sinal de incapacidade e tem o direito legal e moral de tomar a decisão que lhe parecer adequada. Esta decisão pode não ser a melhor do ponto de vista das indicações médicas, mas a legislação e a ética exigem respeito pelas preferências da paciente nestas circunstâncias.

2.2.8 Recusas devidas a crenças religiosas e diversidade cultural

Determinados grupos religiosos possuem crenças sobre saúde, adoecimento e atenção médica. Às vezes, essas crenças influenciam as preferências do paciente a respeito do atendimento, de forma que os profissionais consideram imprudentes ou perigosas. De maneira semelhante, pessoas de tradições culturais diferentes da cultura prevalente podem encarar as práticas médicas como estranhas e até mesmo repugnantes. Em ambos os casos, os profissionais enfrentarão o problema de harmonizar um julgamento clínico que parece sensato para eles e até mesmo um julgamento ético que parece obrigatório com a preferência de um paciente por um curso de ação diferente. Oferecemos aqui alguns comentários gerais sobre esse assunto.

a) Alguns clínicos que se defrontam com crenças não familiares podem considerá-las como "malucas" e até mesmo suporem que qualquer um que as tenha sofra de capacidade prejudicada. Esta resposta é completamente injustificada: revela preconceito e ignorância. O mero fato de aderência a uma crença não convencional não é, em si e por si, evidência de incapacidade. Na ausência de sinais clínicos de incapacidade, estas pessoas devem ser consideradas capazes de escolher.

b) Instituições com um alto volume de pacientes de determinada religião ou tradição cultural deveriam promover a "capacidade cultural". Deveriam oferecer oportunidades aos profissionais para se educarem com relação a crenças culturais. Mediadores culturais, como membros do clero ou pessoas educadas que possam explicar as crenças e se comunicar com aqueles que as possuem, deveriam estar à disposição. Tradutores competentes também deveriam estar disponíveis para problemas de língua. Deve ser observado, no entanto, que o fato de uma pessoa falar a mesma língua, vir do mesmo país ou da mesma religião que o paciente não garante competência como tradutor ou intermediário. Além disso, estereótipos culturais devem ser evitados; existem indivíduos de determinadas culturas que divergem, em seus valores, preferências e estilo de vida, do modo predominante em suas culturas.

c) Na medida do possível, deve ser negociado um tratamento que é aceitável para o paciente e para o profissional. Primeiro é necessário descobrir as metas em comum que são buscadas pelo paciente e pelo médico e, então, definir estratégias mutuamente aceitáveis para alcançá-las. A resposta ética apropriada a um conflito genuíno depende das circunstâncias do caso.

CASO I

Um homem navajo tradicional, com 58 anos, é levado por sua filha a um hospital comunitário. Está tendo uma angina severa. Exames mostram que é candidato a uma cirurgia de ponte de safena. O cirurgião discute os riscos da cirurgia e diz que existe um leve risco de que o paciente possa não acordar da cirurgia. O paciente escuta silenciosamente, volta

(continua) >>

> **>> (continuação)**
>
> para casa e recusa retornar ao hospital. Sua filha, que é técnica de enfermagem, explica: "As palavras do cirurgião eram de rotina para ele, mas, para meu pai, foram como uma sentença de morte."

Carrese JA, Rhodes LA. Western bioethics on the Navajo Reservation. *JAMA*. 1995; 274:826–829.

Singer PA, Viens AM. Section IX: Religious and cultural perspectives in bioethics. In: Singer PA, Viens AM, eds. *Cambridge Textbook of Bioethics*. New York, NY: Cambridge University Press; 2008:379–444.

COMENTÁRIO. Este caso representa um conflito entre o dever da revelação completa e o respeito pelas crenças culturais diversas do paciente. Na cultura navajo, a linguagem tem o poder de formatar a realidade. Portanto, a explicação de possíveis riscos é uma previsão de que eventos indesejáveis são prováveis de ocorrer. Nessa cultura, as pessoas estão acostumadas a falar sempre de maneira positiva e a evitar falar sobre o mal e assuntos prejudiciais. A prática habitual do consentimento informado, que requer a revelação dos riscos e efeitos adversos, pode causar angústia e afastar os pacientes do atendimento necessário. Reservas semelhantes em relação à franqueza do consentimento informado são encontradas em outras culturas. Este assunto será discutido novamente no Tópico 4, onde abordamos o papel da família (ver Seção 4.2.2).

RECOMENDAÇÃO. Os médicos que compreendem este aspecto da vida dos navajos formulariam suas discussões de acordo com as expectativas do paciente. A omissão de informação negativa, embora pudesse ser antiética ao lidar com um paciente que não fosse navajo, é apropriada. Essa orientação ética embasa-se no valor fundamental que alicerça a regra do consentimento informado, isto é, respeito pelas pessoas, que exige que elas sejam respeitadas não como indivíduos abstratos, mas como formados nos valores de suas culturas.

> **CASO II**
>
> O Sr. G. vai a uma médica para tratamento de úlcera péptica. Ele diz que é Testemunha de Jeová. É um firme crente e sabe que sua enfermidade pode, no fim, precisar de
>
> **(continua) >>**

> **>> (continuação)**
>
> administração de sangue. Ele mostra à médica um cartão assinado afirmando sua condição de membro da Igreja e negando permissão para transfusão sanguínea. Ele cita a passagem bíblica sobre a qual baseia sua crença:
>
> > Eu (Jeová) disse aos filhos de Israel, "Nenhum de vós comerá sangue, nem o estrangeiro que peregrina entre vós comerá sangue".
> > (Levítico 17: 12)
>
> A médica pergunta ao seu clérigo episcopal sobre a interpretação desta passagem. Ele relata que nenhuma denominação cristã, exceto as Testemunhas de Jeová, assume este texto como proibição da transfusão. A médica considera que as preferências de seu paciente impõem um padrão de atendimento inferior. Ela pensa se deveria aceitar este paciente sob seus cuidados.

COMENTÁRIO. Como um princípio geral, as crenças e opções não usuais de outras pessoas deveriam ser toleradas se não representarem nenhuma ameaça a outras partes. As preferências do paciente deveriam ser respeitadas, mesmo que pareçam equivocadas para os outros. As considerações gerais a seguir se aplicam a este caso:

a) As Testemunhas de Jeová não podem ser consideradas incapacitadas para fazer escolhas, a menos que existam evidências clínicas dessa incapacidade. Ao contrário, essas pessoas normalmente têm muita clareza acerca de sua crença e suas consequências. É uma parte proeminente de sua fé, insistentemente ensinada e discutida. Embora outros possam considerá-la irracional, a aderência a ela não é, em si, um sinal de incompetência.

b) Os tribunais têm, quase que unanimemente, garantido o direito legal de adultos que sejam Testemunhas de Jeová de recusarem transfusões que salvariam suas vidas. Se, no entanto, crenças não usuais ameaçarem a outros, é eticamente permissível e pode ser obrigatório prevenir o dano por meios proporcionais à iminência da ameaça e à gravidade do dano. Os tribunais têm feito de forma consistente intervenções para ordenar transfusões sanguíneas para os filhos menores de idade de Testemunhas de Jeová. Os tribunais antes eram inclinados a ordenar a transfusão a um pai ou mãe cuja morte deixaria filhos órfãos, mas raramente o fazem na atualidade, porque geralmente existem cuidados alternativos disponíveis para crianças.

c) A recusa de transfusão inclui sangue total, concentrado de hemácias, leucócitos, plasma e plaquetas. Essa crença proíbe a autotransfusão.

Pode permitir a administração de frações sanguíneas, como imunoglobulina, fatores de coagulação, albumina e eritropoetina. A diálise e as técnicas de circulação extracorpórea são permitidas se não utilizarem produtos sanguíneos de outrem. É aconselhável o médico definir exatamente o conteúdo da crença de determinado paciente, particularmente antes que apareça uma situação em que sangue ou produtos sanguíneos possam ser um tratamento recomendado. O conhecimento preciso do ensino deveria ser obtido junto a pessoas mais antigas da igreja.

Muramoto D. Jehovah's witness bioethics. In: Singer PA, Viens AM, eds. *The Cambridge Textbook of Bioethics*. New York, NY: Cambridge University Press; 2008:416–423.

d) A recusa de transfusão sanguínea por Testemunhas de Jeová difere de maneira significativa da recusa de todos os tratamentos médicos. As Testemunhas de Jeová reconhecem a realidade de sua enfermidade e seu desejo de serem curados ou cuidados; simplesmente rejeitam uma modalidade de atendimento.
e) A recusa de transfusão pode levar o médico a considerar se a transfusão é necessária nesta situação clínica. Uma consideração mais cuidadosa das indicações para transfusão levou ao uso mais conservador da transfusão sem danos graves. Alguns cirurgiões competentes têm realizado procedimentos cirúrgicos, ponte de safena, para Testemunhas de Jeová, sem o uso de transfusão sanguínea; em alguns lugares foram instituídos centros de cirurgia sem sangue.[*]
f) A pergunta da médica sobre a interpretação da passagem bíblica é interessante. Presume-se que ela se sente mais confortável com uma crença e soubesse que foi endossada por sua própria tradição religiosa. A validade ou a verdade de uma crença religiosa não é relevante para a decisão clínica. Ao contrário, a sinceridade daqueles que a possuem e sua capacidade de compreender suas consequências para suas vidas são os aspectos relevantes nesse tipo de caso.

RECOMENDAÇÃO. A recusa do Sr. G. deve ser respeitada pelos seguintes motivos:

---

[*] N. de R.T. Tradicionalmente, os fiéis desta Igreja contam com assessoria médica e jurídica, que ordena alternativas à transfusão. As autoridades médicas ligadas à Igreja têm conseguido estabelecer acordos de respeito à decisão do paciente. Em caso de emergências com risco iminente de morte, os conselhos de medicina têm apoiado a decisão de transfundir excepcionalmente.

a) Se uma Testemunha de Jeová chega, como paciente, como fez o Sr. G., à possibilidade final do uso de sangue, isso deveria ser discutido e um acordo claro deve ser negociado entre médico e paciente sobre um modo de tratamento aceitável. Em circunstância alguma o médico deve apelar para a ilusão. Um médico que, conscientemente, não consegue aguentar um padrão de atendimento inferior ou perigoso não deveria entrar em uma relação paciente-médico; ou, se já existe uma, deveria finalizá-la de maneira apropriada (ver Seção 2.5.6).

b) Se uma Testemunha de Jeová, que se sabe ser um crente confirmado, precisar de atendimento de emergência e recusar a transfusão sanguínea, em geral, essa recusa deveria ser considerada decisiva. Se um paciente com menor capacidade de decisão for conhecido dos clínicos como uma Testemunha de Jeová que anteriormente expressou sua intenção de recusar uma transfusão sanguínea, os clínicos podem omitir a transfusão com base em uma recusa implícita. Muitas vezes, as Testemunhas carregam cartões declarando sua preferência. Se pouco se sabe sobre o paciente e seu estado como crente não puder ser autenticado, o tratamento deve ser fornecido. Frente à incerteza sobre preferências pessoais, é nossa posição que a resposta à necessidade médica do paciente deve ter prioridade ética.

2.3 TOMADA DE DECISÃO PELO PACIENTE MENTALMENTE INCAPACITADO

Ocasionalmente as pessoas que precisam de atendimento médico não conseguem tomar decisões em seu próprio nome. Não podem dar consentimento nem recusá-lo. Sua incapacidade pode ter muitas causas: podem estar inconscientes ou não se comunicarem, ou ambos; podem estar sofrendo de incapacidades mentais, sejam transitórias, como confusão ou embotamento, ou um problema crônico, como demência, ou uma doença mental, por exemplo, uma depressão psicótica que as deixa mudas. Em casos como esses, devem ser encontradas maneiras alternativas de tomada de decisão que não se embasem na participação direta do paciente. O primeiro passo neste processo alternativo é investigar se o paciente comunicou qualquer desejo específico sobre tratamento antes de se tornar mentalmente incapacitado. Essa questão se refere ao Planejamento com Antecedência e às Diretivas Antecipadas. O segundo passo é perguntar quem atuaria como tomador de decisão substituto para o paciente incapacitado.

Buchanan AE, Brock DW. *Deciding for Others: The Ethics of Surrogate Decision Making.* New York, NY: Cambridge University Press; 1989.

> Lo B. Surrogate decision-making. In: Lo B, ed. *Resolving Ethical Dilemmas. A Guide for Physicians*. 4th ed. Philadelphia, PA: Lippincott Williams & Wilkins; 2009:101–106.
>
> Pearlman R. Substitute decision making. In: Singer PA, Viens AM, eds. *The Cambridge Textbook of Bioethics*. New York, NY: Cambridge University Press; 2008:58–64.

2.3.1 Pergunta quatro – Se estiver incapacitado, o paciente expressou preferências anteriores?

O princípio de autonomia exige que as pessoas tenham a responsabilidade e o direito de tomar decisões sobre como deveriam ser atendidas durante uma enfermidade grave. As pessoas que estão em boa saúde raramente pensam como uma enfermidade ou incapacidade grave poderia afetá-las. Contudo, a enfermidade grave muitas vezes priva o paciente das habilidades para tomar decisões em seu próprio nome. Nos anos recentes, o conceito de planejamento com antecedência tem sido muito promovido como uma solução para este problema.

2.3.2 Planejamento com antecedência

O planejamento com antecedência estimula os indivíduos a informarem seus médicos sobre as pessoas em quem mais confiam para decidir em seu nome e como desejam ser tratadas no futuro, quando podem estar incapazes de participar em decisões sobre seu atendimento. Os aspectos mais importantes do planejamento com antecedência são a discussão com alguém da família e uma conversa com o médico do paciente. O médico deve documentar essas conversas no prontuário do paciente para estar disponível em caso de crise. Além dessas conversas, os desejos do paciente devem ser declarados em documentos aceitos de forma legal, geralmente denominados "diretivas antecipadas de vontade". Existem diversos formulários de diretivas antecipadas de vontade:

1. A "Procuração duradoura (ou médica) para cuidados em saúde";
2. O instrumento legal intitulado "Diretiva para médicos" na legislação vigente em diferentes Estados;
3. A "Manifestação explícita da própria vontade", menos formal.

Cada um desses formulários está explicado nos parágrafos seguintes. Outro formulário, denominado POLST (*Physician Orders for Life-Sustaining Treatment* [Ordens médicas para tratamento de suporte à vida]), foi descrito na Seção 1.3.6.

A ideia de diretivas antecipadas de vontade tornou-se familiar e aceita na ética e na legislação. A regulação do *Medicare** exige que os hospitais forneçam aos pacientes informações a respeito de seus direitos sob a lei estadual para aceitarem ou recusarem o atendimento recomendado e formularem diretivas antecipadas de vontade. Em 1990, o Congresso aprovou o Ato de Autodeterminação do Paciente, exigindo que todos os hospitais e outros estabelecimentos de atenção à saúde que recebam financiamento federal, como pagamentos do *Medicare* e do *Medicaid*, devem perguntar aos pacientes na hora da admissão se possuem diretivas antecipadas de vontade. Se as possuírem, é solicitado aos pacientes que apresentem cópias para seus prontuários; se não as possuírem, devem ser informados de que têm o direito de preparar um documento como este. Se o paciente deseja fazê-lo, a maioria dos hospitais oferecerá uma cópia de um documento padrão e um pacote de informações. Os médicos devem estimular seus pacientes a prepararem diretivas antecipadas de vontade e devem se familiarizar com os preparativos de diretivas antecipadas de vontade que são legalmente válidas em seus locais de atuação.

Embora a legalidade do planejamento com antecedência tenha sido formalizada por legislação e defendida por tribunais, os médicos ainda podem negligenciar em incorporar estes métodos de planejamento a seus afazeres junto aos pacientes. A prática médica tem sido lenta em responder às preferências de pacientes terminais por atendimento menos agressivo no fim da vida. Diversos estudos empíricos comprovam que os médicos são relutantes em discutir assuntos relacionados ao fim da vida com os pacientes. Em um estudo amplo (SUPPORT), tentativas sistemáticas de melhorar a comunicação, a informação e a conversa entre pacientes e médicos encontraram pouco sucesso. Tampouco o uso de dados de desfecho ou preferências do paciente influenciou as práticas médicas. O atendimento ao fim da vida, pelo menos em ambiente de terapia intensiva, está atualmente orientado mais pelas práticas hospitalares e médicas tradicionais para prolongar a vida do que pelas preferências do paciente, as quais são muitas vezes difíceis de discernir quando o paciente está criticamente enfermo.

Davis J. Precedent autonomy: advanced directives and end of life care. In: Steinbock B, ed. *The Oxford Handbook of Bioethics*. New York, NY: Oxford University Press; 2009:349–374.

Lo B. Standards for decisions when patients lack decision-making capacity. In: Lo B, ed. *Resolving Ethical Dilemmas: A Guide for Clinicians*. 4th ed. Philadelphia, PA: Lippincott Williams & Wilkins; 2009:88–100.

---

* N. de T. Ver nota de rodapé na Seção 1.1.3.

> SUPPORT Principal Investigators. A controlled trial to improve care for seriously ill hospitalized patients. *JAMA*. 1995;274:1591–1598.
>
> The SUPPORT Project. Lessons for action. *Hastings Center Report*. 1995;25(6):S21–S22.
>
> Tulsky JA, Emanuel LL, Martin DK, Singer PA. Advance care planning. In: Singer PA, Viens AM, eds. *The Cambridge Textbook of Bioethics*. New York, NY: Cambridge University Press; 2008:65–72.

2.3.3 A procuração duradoura para cuidados em saúde

O elemento mais importante do planejamento com antecedência é a autorização pelo paciente de uma pessoa que tomará decisões em seu nome em caso de incapacidade mental. Esta pessoa é comumente denominada como "tomadora de decisão designada". Existem diversas maneiras pelas quais a designação de um tomador de decisão pode receber força legal.

As assembleias legislativas estaduais podem aprovar uma legislação autorizando o que é denominado "procuração duradoura para cuidados em saúde". Essa legislação autoriza os indivíduos a indicarem outra pessoa para atuar como seu agente para tomar todas as decisões de atenção em saúde depois que ficarem incapacitadas. Essa pessoa pode ser um familiar ou um amigo. A maioria das legislações exige que esta indicação seja feita por escrito, embora pelo menos alguns Estados permitam a designação oral de um tomador de decisão substituto para ser documentada no prontuário médico. Estas legislações oferecem prioridade legal ao agente designado acima de todas as outras partes, inclusive os familiares em primeiro grau. Isto esclarece a confusão que muitas vezes existe sobre quem na família é o tomador de decisão apropriado para um parente incapacitado. Também evita o ônus burocrático e os custos de um processo legal para indicar um guardião ou curador. Uma discussão mais completa dos deveres destes tomadores de decisão designados consta na Seção 2.4.

2.3.4 Documentação do planejamento com antecedência: diretivas antecipadas

A indicação de um tomador de decisão designado pode ser acompanhada de um documento que declara, em termos mais ou menos explícitos, as formas de tratamento que o paciente deseja receber na eventualidade de uma enfermidade grave. Um documento como este é denominado "Diretiva antecipada de vontade" ou "Diretiva para médicos". Diversos tipos de diretivas antecipadas de vontade estão em uso atualmente. Apesar de diferentes na forma e nas implicações legais, todas podem ser entendidas como evidências das preferências do paciente. Estes diversos tipos são:

a) *Diretiva para médicos em legislação estadual.* São legislações aprovadas pelas assembleias legislativas e afirmam o direito de uma pessoa de tomar decisões relacionadas aos cuidados terminais, dando orientações sobre como esse direito pode ser afetado após a perda da capacidade para tomar decisões. Normalmente, contém um documento modelo (ou, às vezes, mandatório) denominado "Diretiva para médicos". Essas diretivas, que um paciente pode assinar e entregar ao médico, são em geral formuladas desta maneira:

"Se em qualquer tempo eu sofrer uma lesão, doença ou enfermidade incurável, certificada como uma condição terminal por dois médicos, quando a aplicação de procedimentos de suporte à vida servirem apenas para prolongar artificialmente o momento de minha morte, e quando o médico determinar que minha morte é iminente se forem usados ou não procedimentos de suporte à vida, eu oriento que tais procedimentos sejam suspensos ou interrompidos, e que seja permitido que eu morra naturalmente."

A maioria dos documentos como este também contém uma cláusula para indicação de um tomador de decisão designado. Os clínicos devem conhecer os aspectos específicos dos atos sobre morte natural de seus Estados.

b) *Manifestação explícita da própria vontade.* As diretivas antecipadas de vontade podem ser comunicadas por uma pessoa a médicos, família e amigos de uma maneira menos formal e menos legalista do que o documento descrito. Estes documentos menos formais são em geral denominados "Manifestação explícita da própria vontade" (embora esta expressão muitas vezes seja aplicada a todos os documentos relacionados a cuidados avançados, inclusive os legislativos). Um documento amplamente utilizado em anos recentes contém as seguintes palavras:

"Se me tornar incapaz, por incapacidade física ou mental, de tomar decisões sobre meus cuidados médicos, este documento fornece a orientação e a autoridade necessária para tomar toda e qualquer decisão em relação a isto. Se estiver permanentemente inconsciente ou não houver nenhuma expectativa aceitável para minha recuperação de uma enfermidade ou condição gravemente incapacitante ou letal, não desejo ser mantido(a) vivo(a) por meios artificiais."

Alguns grupos religiosos sugerem formulários específicos de Manifestação explícita da própria vontade para seus membros. Os católicos romanos e os judeus conservadores, por exemplo, possuem formulários que refletem suas próprias doutrinas sobre interrupção do suporte à vida. A Ciência Cristã oferece aos seus membros um documento que sustenta sua relutância em aceitar intervenções médicas. Outros formulários de diretivas antecipadas de vontade contêm listas bem específicas de determinados procedimentos ou condições que o paciente quer evitar ou deseja receber. Um formulário denominado *Cinco Desejos* fornece um documento que permite às pessoas declararem seus desejos sobre quem tomará decisões por elas, o tipo de tratamento médico que desejam, qual o grau de conforto que querem sentir, como querem que as pessoas as tratem e o que desejam que seus entes queridos saibam.

> Aging with Dignity. Five Wishes. http://www.agingwithdignity.org/five-wishes.php.
> Catholic Declaration on Life and Death. *http://www.flacathconf.org/* access date Jan 22, 2010.
> Christian Science Advance Directive Addendum A. www.canterburycrest.org/downloads.html.
> Emanuel LL, Emanuel EJ. The medical directive: a new comprehensive advance care document. *JAMA.* 1989;261:3288–3292.
> Hill TP, Shirley D. Choice in Dying. *A Good Death: Taking More Control at the End of Your Life*. Reading, MA: Addison-Wesley; 1992.
> Jewish Medical Directives for Health Care, United Synagogue of Conservative Judaism. http://www.uscj.org/Jewish Advance Medic6700html.

c) Finalmente, as diretivas antecipadas de vontade podem ser expressas em um bilhete ou carta pessoal que não segue os formulários descritos. Esta documentação informal permite que uma pessoa expresse seus desejos de maneira mais pessoal e, às vezes, mais precisa. No entanto, também podem ser redigidas de forma muito vaga, devido à sua natureza singular, e confundir àqueles que devem interpretá-las. Estes documentos, entretanto, possuem valor legal como evidência dos desejos de uma pessoa em algumas jurisdições. Mesmo que não haja nenhum reconhecimento legal explícito de determinados documentos pessoais, os médicos devem levá-los em conta como expressão das preferências de seus pacientes.

d) Os documentos de diretivas antecipadas de vontade devem ser colocados na ficha hospitalar do paciente. Os médicos que cuidam do paciente devem, se possível, discuti-las com o paciente ou substituto.

CASO I

O Sr. Cuidado, com esclerose múltipla (EM), está agora hospitalizado devido à pneumonia por aspiração. Está alternativamente embotado e confuso de forma grave. Entregou ao seu médico uma cópia da Diretiva para médicos quatro anos atrás. Agora, ao revisar a diretiva, o médico observa as palavras (comuns nestes documentos) "a morte do paciente deve ser iminente, isto é, espera-se a morte com ou sem a realização de tratamento." O médico deve levar em consideração que, se a intubação for medicamente indicada, deve ser suspensa, de acordo com as preferências anteriores do paciente?

CASO II

A Sr.ª A.T., uma mulher com 70 anos, muito ativa e em boa saúde, sofre um acidente vascular cerebral depois de terminar uma partida de golfe. É hospitalizada inconsciente e em angústia respiratória. Exames mostram um infarto do tronco cerebral e cerebelar com edema significativo envolvendo o tronco cerebral. Recebe suporte ventilatório. Sua irmã leva ao hospital uma Manifestação explícita da própria vontade recentemente assinada e testemunhada. Contém as palavras: "Tenho menos medo da morte do que da indignidade da dependência e da deterioração." Agora a paciente é incapaz de se comunicar. Está intubada e tem arritmias cardíacas. O neurologista acredita que esta paciente tem uma chance de recuperação razoavelmente boa, com déficit funcional incerto, que poderia incluir perturbação da marcha. Quando menciona para a sua irmã que A. T. poderia vir a ter alguma perturbação da marcha, a irmã responde: "Eu sei que A.T. não gostaria de viver assim." Seu médico deveria, ao saber da Manifestação explícita da própria vontade, extubá-la? Não deveriam ser elaboradas Ordens Sem Código?

CASO III

O Sr. W. W., um professor universitário brilhante, indicou sua esposa como agente designada para decisões médicas e a instruiu a declinar de nutrição ou hidratação artificial se ficasse gravemente demenciado. O Sr. W.W. está demente agora, mas mantém um afeto agradável, embora não consiga conversar e não reconheça mais a família. Agora é incapaz de se alimentar sozinho ou de ingerir alimentos pela boca. A casa geriátrica propõe colocar uma sonda de gastrotomia percutânea endoscópica (GPE) para fornecer nutrição e hidratação. Sua esposa recusa-se a permitir isto; o administrador da casa geriátrica argumenta que o Sr. W. W. não é mais a pessoa que executou a diretiva antecipada de vontade, mas um "indivíduo agradavelmente demenciado" que pode estar gostando de sua vida.

RECOMENDAÇÃO. No Caso I, o médico pode suspender a intubação com base na diretiva antecipada de vontade da paciente. As palavras "com ou sem a realização de tratamento" são uma tentativa de definir a iminência de morte. Neste caso, estas palavras não deveriam obstruir a satisfação das preferências do Sr. Cuidado, que parecem bem claras. No Caso II, retirar o suporte ventilatório é prematuro devido aos fatos do caso. Ainda não está claro se a Sr.ª A. T. sofrerá da "indignidade da dependência e da deterioração". Entretanto, se a condição da paciente se deteriorar, pode ser apropriado reconsiderar esta opção. Se recuperar sua capacidade de se comunicar e estiver competente, o sentido exato de sua Manifestação explícita da própria vontade deve ser explorado com ela. No Caso III, acreditamos que as instruções do Sr. W. W. e a determinação de sua esposa em seguir seus desejos prévios deveriam ser respeitadas mesmo em seu estado presente, porque quando tinha capacidade, ele considerou claramente os cenários como os de sua situação atual. Acreditamos que escolhas feitas com base em valores estáveis devem ser honradas.

COMENTÁRIO. Diretivas antecipadas por escrito são uma importante inovação na expressão de preferências do paciente. Elas permitem que as pessoas projetem suas preferências no futuro, para consideração daqueles responsáveis por seus cuidados quando não forem mais capazes de expressar preferências. Contudo, as diretivas antecipadas de vontade podem apresentar alguns problemas para aqueles que devem interpretá-las. Necessariamente empregam expressões gerais, como "se não houver nenhuma expectativa sensata de recuperação" ou a orientação de suspender "meios artificiais e atitudes heroicas". Uma linguagem como esta requer interpretação do cenário do caso. Ademais, as pessoas podem ter preparado estes documentos sem muita discussão ou reflexão, quando fazem o testamento para distribuições de seus bens. Além disso, em geral, não indicam com especificidade qual dos diversos meios de tratamento de suporte à vida o paciente deseja suspender. Finalmente, alguns estudiosos levantam a questão se preferências expressas enquanto uma pessoa desfruta de capacidade de decisão deveriam ser honradas depois que o paciente perdeu permanentemente esta capacidade. Embora estes documentos sejam úteis como evidência a respeito das preferências prévias do paciente e deveriam ser levados a sério, não substituem a discussão oportuna com pacientes e substitutos, bem como a interpretação cuidadosa e responsável do caso em particular. A consultoria em ética também pode ser útil ao interpretar diretivas antecipadas de vontade.*

2.4 TOMADORES DE DECISÃO SUBSTITUTOS

Muitas vezes, devem ser tomadas decisões clínicas cruciais quando um paciente estiver muito enfermo e for incapaz de comunicar seus desejos em relação a cui-

---

* N. de R.T. O artigo de Tomazoni e Pinto, disponível em http://jus.com.br/revista/texto/20819, revisa, conforme a legislação brasileira, as possibilidades de expressão antecipada da vontade. Também dispõe de um modelo para estabelecimento de escritura pública de diretivas antecipadas.

dados. Outras pessoas falam por elas. Essas pessoas são denominadas *substitutos*. Tradicionalmente, familiares em primeiro grau têm sido considerados como substitutos naturais, e os clínicos voltam-se para membros da família para obter sua permissão para tratar o paciente. Esta prática foi aceita tacitamente na legislação anglo-saxônica, mas foi expressa com raridade na legislação.

2.4.1 Pergunta cinco – Quem é o substituto apropriado para tomar decisões pelo paciente incapacitado?

Em anos recentes, foram feitos esforços para esclarecer a determinação de substitutos para a tomada de decisão médica. A legislação autoriza as pessoas a indicarem seus próprios substitutos ou titulares de procuração duradoura (ver Seção 2.3.3). Esses substitutos indicados se sobrepõem a qualquer outra parte, inclusive familiares próximos. Além disso, muitos Estados aprovaram a legislação que concede autoridade específica para determinados membros da família, classificando-os em prioridade (p. ex., primeiro o cônjuge, depois os pais, os filhos, os irmãos, etc.). Estas legislações evitam a necessidade de buscar recurso judicial, exceto em casos de conflito ou dúvida em relação a tomadores de decisão legítimos. Legislações desse tipo são úteis para evitar demandas de autoridade conflitantes. Por outro lado, podem automaticamente indicar alguma parte que seja inapropriada. Finalmente, todos os Estados possuem medidas para a indicação judicial de guardiões ou curadores para aqueles que forem declarados incompetentes por um juiz.[*]

2.4.2 Padrões para decisões de substitutos

As decisões de substitutos são orientadas por padrões definidos. Existem dois tipos de padrão. O primeiro é denominado "julgamento substituto": quando as preferências do paciente são conhecidas, o substituto deve usar o conhecimento dessas preferências para tomar decisões médicas. O segundo é denominado "padrão do melhor interesse": quando as preferências do paciente não são conhecidas, o julgamento do substituto deve promover os melhores interesses do paciente.

   a) *Julgamento substituto. "Julgamento substituto" é quando um substituto se embasa em preferências conhecidas do paciente para chegar a uma conclusão sobre tratamento médico.* É utilizado em duas situações: quando

---

[*] N. de R.T. No Brasil, os substitutos legais estão previstos no Código Civil Brasileiro, Lei nº 10.406/2002.

o paciente expressou explicitamente suas preferências previamente, e quando o substituto pode inferir de forma razoável as preferências do paciente a partir de declarações ou ações passadas.

A primeira situação é a mais direta e ocorre quando o paciente expressou previamente preferências relativas ao curso de ação que desejaria nas circunstâncias presentes. Se o paciente registrou essas preferências por escrito ou apenas informou oralmente outra pessoa a respeito delas, o substituto deve seguir as preferências do paciente tanto quanto possível. De fato, o substituto não está tomando decisões médicas pelo paciente, mas está simplesmente dando efeito a decisões que o paciente teria tomado por si mesmo. Em geral os tribunais aplicam esse padrão em situações em que as preferências do paciente são conhecidas. Em um caso legal marcante, *In the Matter of Karen Quinlan* (1976), a Suprema Corte de New Jersey se defrontou com a difícil decisão de permitir ou não a retirada do respirador de uma mulher jovem em estado vegetativo persistente sem chance alguma de recuperação. Antes do incidente que levou à sua condição incapacitada, a paciente tinha feito declarações indicando que não queria ser mantida viva por meios extraordinários se houvesse pouca chance de recuperação. O tribunal teve por base estas declarações ao aplicar o padrão do julgamento substituto para permitir que seu guardião ordenasse a remoção do respirador.

Quando o paciente não declarou especificamente o que queria, o substituto deve embasar sua decisão na familiaridade com os valores e crenças do paciente. É óbvio que somente indivíduos com uma íntima associação com o paciente são adequados como substitutos quando esse tipo de julgamento é necessário. Os substitutos devem ter cuidado para evitar a armadilha comum de colocar seus próprios valores e crenças no processo de tomada de decisão. Somente os valores e crenças do paciente são relevantes para a decisão de julgamento substituto.

Dois importantes casos legais ilustram a importância do tomador de decisões substituto e do julgamento substituto. No caso de Nancy Cruzan (1990), a Suprema Corte dos Estados Unidos foi confrontada com um pedido de seu pai, que era seu guardião legal, para remover as sondas de nutrição e hidratação artificial de uma jovem em estado vegetativo crônico. A paciente tinha feito declarações prévias à sua colega de quarto de que não queria continuar sua vida se não pudesse viver "normal". A Corte, embora endossasse o padrão de julgamento substituto, afastou-se da ordem de remoção das sondas porque a evidência sobre as preferências da paciente não correspondiam aos padrões de evidências do Missouri. A Corte decidiu que cada Estado pode adotar seus próprios padrões de evidências em casos como este. Quando o caso foi devolvido ao tribunal, o juiz decidiu que o testemunho de sua colega de quarto, juntamente com o testemunho adicional de seus amigos, constituíam evidências claras e convincentes das preferências de Nancy. A nutrição e a hidratação artificial foram interrompidas a pedido de seu pai e ela faleceu em 2 semanas.

No caso amplamente divulgado de Terri Schiavo (2005), a Sr.ª Schiavo estava em um estado vegetativo crônico há 15 anos, alimentada por uma sonda. Seu marido, que tinha sido indicado judicialmente como seu guardião legal, estava autorizado a fazer um julgamento substituto em seu nome. O Sr. Schiavo assegurou que sua esposa tinha expressado sua preferência de "não ser mantida viva por uma máquina". Seu cunhado e sua cunhada corroboraram este testemunho, que foi aceito como evidência clara e convincente por todos do tribunal que adjudicou o caso. O suporte à vida foi interrompido, apesar de numerosas objeções levantadas por seus pais, seus irmãos e muitas figuras políticas. Estes dois casos são descritos mais detalhadamente na Seção 3.3.7.

Deve ser reconhecido que muitos estudos demonstraram que os substitutos muitas vezes de forma equivocada acreditam saber o que o membro de sua família teria querido. Um estudo, por exemplo, mostrou que os substitutos previram as preferências do paciente com 68% de precisão. Ainda assim, os substitutos foram mais precisos do que os médicos. Um padrão de julgamento substituto nem sempre pode ser tomado pelo que aparenta ser. A informação do substituto deve ser discutida, testada e conferida com outras fontes de informação. Quando muito, a informação dos substitutos pode ajudar a formular um quadro dos valores e crenças do paciente. Ademais, deve ser permitido aos substitutos legítimos que tomem estas decisões, desde que os clínicos acreditem que estão agindo de boa fé.

b) *Melhores interesses. Se as preferências do paciente são desconhecidas ou não estão claras, o substituto deve considerar os melhores interesses do paciente. Isso exige que a decisão do substituto deva promover o bem-estar do indivíduo, que é definido como fazer estas escolhas, a saber, sobre alívio de sofrimento, preservação ou restauração de função e o grau e a sustentação da qualidade, que pessoas sensatas, em circunstâncias similares, provavelmente escolheriam.* O conceito de melhores interesses é discutido em relação com a qualidade de vida na Seção 3.0.7.

Beauchamp TL, Childress JF. A framework of standards for surrogate decision making. In: Beauchamp TL, Childress JF, eds. *Principles of Biomedical Ethics*. 6th ed. New York, NY: Oxford University Press; 2009:135–140.

Shalowitz DI, Garrett-Hayes E, Wendler D. The accuracy of surrogate decision makers. *Arch Intern Med*. 2006;166:493–497.

2.4.3 Consentimento implícito

Em emergências que ameacem a vida, os pacientes podem ser incapazes de expressar suas preferências ou fornecer seu consentimento porque estão inconscientes ou em choque; pode não haver substituto disponível. Em situações como estas, tornou-se costumeiro que os médicos presumam que o paciente daria consentimento, se fosse capaz de fazê-lo, pois a alternativa seria a morte ou a incapacidade grave. Às vezes, isto é denominado *consentimento implícito*. O paciente não está, é claro, dando consentimento; o médico está presumindo que o paciente consentiria, se pudesse. A partir do ponto de vista ético, o princípio da beneficência, que demanda que uma pessoa tem o dever de auxiliar alguém em séria necessidade de ajuda, é a justificativa ética para o tratamento de emergência da pessoa incapacitada. É uma suposição sensata que uma pessoa aceitaria, se pudesse, ajuda em uma situação crítica. O consentimento implícito também fornece ao médico uma defesa legal contra uma acusação posterior de ataque, embora possa não defendê-lo contra acusações de negligência se o tratamento de emergência ficar abaixo dos padrões aceitáveis de atendimento; por exemplo, um médico realiza incorretamente uma manobra de Heimlich, fraturando costelas e perfurando um pulmão.

2.4.4 Decisões para pacientes que não possuem substitutos

Um paciente que perdeu a capacidade de decisão pode não ter ninguém que possa ser identificado como substituto. A expressão "paciente sem amigos ou sem representante" é utilizada às vezes.

> **CASO**
>
> Uma mulher idosa desmaia em uma estação de ônibus. Ela não carrega nenhum documento de identidade. É levada para a SE. Está muito desnutrida e com enfermidade hepática em estágio final, além de ter pneumonia. É intubada, com base em um consentimento implícito de emergência. Ela continua letárgica. Depois de três dias na UTI, ela desenvolve síndrome hepatorrenal e falência renal. É iniciada uma diálise de emergência com base em consentimento implícito. No entanto, após uma semana, surge a questão sobre interromper o suporte respiratório e a diálise, já que sua enfermidade subjacente é falência hepática e, devido à idade e comorbidades, não é candidata a transplante.

COMENTÁRIO. Pode ser desencadeado um processo legal para indicar um guardião para esta paciente. O setor de serviço social do hospital é adepto a esta tarefa. Entretanto, muitas vezes isto toma um tempo considerável e, como nesse caso, a necessidade crítica de um substituto apareceu lentamente. Não existe acordo sobre a abordagem para um problema como este. Se o recurso legal não for possível, os comitês de ética podem revisar o caso e, com base nos princípios de beneficência e não maleficência, orientar os clínicos em relação ao tratamento. Contudo, os comitês de ética são entidades hospitalares e, como tal, abertas a alegações de conflito de interesse. É importante que os hospitais formulem uma política que proporcione um processo de tomada de decisão no qual o conflito seja reduzido, por exemplo, ao ter um consultor externo ou ao submeter o caso a outro comitê de ética.

2.4.5 Autorização legislativa para tratar

Em todas as jurisdições, existem legislações que autorizam os psiquiatras a confinarem pessoas mentalmente enfermas que sejam perigosas para si mesmas ou para os outros em tratamento psiquiátrico contra sua vontade. Essas legislações referem-se às pessoas que estão sofrendo de doença mental e o tratamento autorizado é tratamento *somente* para enfermidade mental. Em algumas situações, podem estar presentes tanto enfermidade mental como problemas médicos. Estas situações de diagnósticos duplos merecem consideração especial.

CASO

Um veterano da Guerra do Vietnã, com 75 anos, é trazido ao hospital por um amigo. Ele possui uma longa história de enfermidade mental e adicção ao álcool. Tem bebido e está alucinando que os vietcongues o estão atacando. Não tem fôlego, desmaiou duas vezes na última hora, está com incontinência urinária e diz que seu coração está atravessando seu peito. Além disso, diz que deve sair do hospital porque este está sendo bombardeado. O residente que faz a internação escreve na ficha: "Observei alucinações e ideação psicótica; estou colocando o paciente em confinamento e o mantendo no hospital para observação. Diagnóstico: taquicardia paroxismal supraventricular. Medicações: haloperidol, digitálicos. Avaliação adicional: avaliar eletrólitos".

COMENTÁRIO. A pergunta é se a autorização legislativa para hospitalização involuntária permite o tratamento médico e o tratamento para doença mental. A resposta é não. As legislações se referem ao tratamento da enfermidade mental apenas como justificativa para a internação involuntária. Se o tratamento médico for necessário, o paciente deve consentir ou, se for incapaz de fazê-lo, um tomador de decisão legalmente autorizado deve ser indicado. Se houver necessidade de tratamento médico para uma emergência que salve a vida, basta o consentimento implícito.

RECOMENDAÇÃO. O residente da SE deveria imediatamente requerer uma consultoria psiquiátrica. O psiquiatra consultor examinaria o paciente e, tendo feito um diagnóstico de esquizofrenia paranoide, poderia autorizar a internação involuntária para tratamento desta enfermidade mental. O residente da SE não possui esta autoridade. A expressão *internação médica* é às vezes usada para descrever esse procedimento, mas é enganadora por dois motivos: os médicos não psiquiatras não podem "internar" pacientes e somente tratamentos psiquiátricos podem ser administrados.

2.5 FALTA DE COOPERAÇÃO NA RELAÇÃO TERAPÊUTICA

Uma relação terapêutica é constituída por duas partes cooperando no esforço de alcançar as metas da medicina, ou seja, curar e cuidar. Ambas as partes podem se retirar, parcial ou totalmente, por vontade própria ou a contragosto, desse esforço cooperativo. Os pacientes podem fornecer consentimento a uma recomendação de tratamento, mas não seguirem o tratamento recomendado. Ao mesmo tempo, expressam um desejo de continuar a relação terapêutica. Esta situação era antes comumentemente denominada "falta de compromisso", embora este termo seja usado de forma rara na atualidade devido ao seu tom paternalista. O problema, como quer que seja chamado, pode criar dilemas éticos persistentes para todos os envolvidos. Além disso, existem ocasiões em que os médicos e outros profissionais de saúde não desejam fornecer alguns tipos de atendimento. Isso levanta o problema ético da objeção de consciência.

2.5.1 Pergunta seis – O paciente não quer ou é incapaz de cooperar com o tratamento médico? Se for, por quê?

Os médicos têm a responsabilidade de recomendar aos pacientes um curso de tratamento ou comportamento que, no melhor julgamento do médico, ajudaria o paciente. Os pacientes têm o direito de serem informados dos benefícios e riscos associados a estas recomendações e de aceitá-las ou recusá-las. Esses direitos e responsabilidades, em princípio, são muito claros. Entretanto, os pacientes podem não agir conforme as recomendações de seu médico, embora continuem a buscar o atendimento do médico. Em lugar das expressões "falta de compromisso" ou "não adesão", utilizamos a expressão "falta de cooperação com as recomendações médicas". O problema colocado aos médicos é como deveriam desempenhar suas responsabilidades éticas para pacientes que pedem ajuda, mas que, por alguma razão, não seguem ou não conseguem seguir o curso de tratamento que é oferecido.

2.5.2 Falta de cooperação com as recomendações médicas

Um paciente pode não cooperar com o tratamento recomendado por muitas razões. Os casos a seguir representam dois exemplos deste problema muito complexo.

CASO I

A Sr.ª Enfrentamento, mulher de 42 anos, com diabetes insulino-dependente que, apesar de um bom comprometimento com um regime de insulina e dieta, sofreu episódios frequentes de cetoacidose e hipoglicemia que necessitaram de repetidas hospitalizações e consultas na SE. Nos últimos anos, seu diabetes tem sido melhor controlado. Ela se envolveu ativamente com seu programa para diabéticos, era rigorosa em relação aos seus hábitos alimentares e mantinha um peso corporal ideal. Depois de vinte e um anos do início do diabetes, ela parecia não ter nenhuma incapacidade funcional por sua enfermidade.

Há três anos, a Sr.ª Enfrentamento passou por um divórcio turbulento e perdeu um cargo executivo. Engordou 27 kg e foi ficando negligente com sua medicação de insulina. Também começou a ingerir álcool em excesso. Durante estes anos, ela precisou de frequentes internações hospitalares devido a complicações diabéticas, incluindo cetoacidose, úlceras no pé por trauma e má cicatrização e problemas relacionados ao álcool. Enquanto está no hospital, seu diabetes é mais fácil de manejar, mas, mesmo no hospital, frequentemente é encontrada na lancheria comendo em excesso. Em duas internações foram detectados níveis excessivos de álcool no sangue, 200 mg/dL. Logo após a alta do hospital, seu controle diabético decai.

Seu médico está frustrado. Ele atribui os problemas médicos recorrentes à falta de vontade da paciente de participar ativamente de seu próprio cuidado ao perder peso, tomar insulina regularmente e parar com o álcool. A paciente promete mudar seu estilo de vida, porém na alta hospitalar ela recai quase imediatamente. O médico insiste para que procure um atendimento psiquiátrico. Ela concorda. O psiquiatra sugere um programa de modificação de comportamento, que se prova infrutífero.

(continua) >>

> **>> (continuação)**
>
> Depois de 10 anos de trabalho junto a esta paciente, o médico pensa em se retirar da relação terapêutica porque sente que não é mais capaz de ajudá-la. "Por que continuar com isto?" ele diz à paciente. "É inútil. Tudo que eu faço você desfaz." A paciente resiste a esta sugestão. Ela se queixa de que o médico a está abandonando. A falha persistente em se comprometer com as orientações médicas justifica a decisão ética de se retirar de um caso?

COMENTÁRIO. Os seguintes comentários são relevantes a esta questão:

a) Pacientes como a Sr.ª Enfrentamento são muito frustrantes para os que tentam cuidar deles. Ocasionalmente, o médico acusará o paciente (em palavras ou em atitude) de ser irresponsável. O paciente se engaja de forma constante e, aparentemente, por vontade própria, em comportamentos que impõem um sério risco à saúde e até mesmo à vida. Estes pacientes colocam uma grande tensão sobre a relação médico-paciente; é frequente, o ajuste entre médico e paciente ir à pique devido à tensão.

b) A acusação de irresponsabilidade pode ser um exemplo da falácia ética de "culpabilizar a vítima"; a verdadeira falta pode estar embasada em uma parte mais poderosa que encontra uma maneira de colocar a culpa por sua própria falha sobre os que sofrem seus efeitos. A aparente irresponsabilidade dos pacientes pode resultar do fracasso de um médico para educar, apoiar e transmitir uma preocupação e um interesse pessoal pelo paciente. Além do mais, as pessoas podem ser consideradas incapazes de cuidar com responsabilidade de si mesmas pela maneira como seu médico lida com elas. Um paternalismo excessivo pode refrear a responsabilidade. Embora o médico da Sr.ª Enfrentamento não tivesse estas falhas e tivesse feito esforços preocupados para apoiá-la, esse problema pode estar por trás de muitos casos de falta de cooperação do paciente.

RECOMENDAÇÕES.

a) É importante determinar se, e em que medida, o paciente está agindo de forma voluntária ou involuntária. Muitos comportamentos não cooperativos são voluntários. Os pacientes optam por ignorar o regime em favor de outros comportamentos que valorizem mais do que a saúde (uma meta que, em uma enfermidade assintomática, pode não parecer muito urgente ou imediata), ou não cooperam devido a fatores como rotina irregular, regime complicado, esquecimento habitual ou má explicação do médico. Um pouco da falta de comprometimento é não voluntária, originando-se de profundo transtorno emocional ou incapacidades psicológicas e ambivalência.

b) Se o médico julgar que a não cooperação é voluntária, resultado da persistência do paciente em riscos voluntários em saúde, então deveriam ser feitos esforços aceitáveis para uma persuasão racional. Se falharem, é eticamente permissível que o médico ajuste as metas terapêuticas e faça o melhor nas circunstâncias. Também é eticamente permissível retirar-se do caso, depois de advertir o paciente sobre como obter atendimento de outras fontes. Isso deveria ser feito de acordo com padrões éticos e legais observados na Seção 2.5.6.*

c) Se a não cooperação for resultado de um transtorno psicológico, o médico tem obrigação ética de continuar com o paciente, ajustando os planos de tratamento para a situação indesejável. Deve-se procurar auxílio profissional para tratar o transtorno do paciente. O médico pode sofrer uma grande frustração, mas a frustração não é, em si, suficiente para justificar o abandono do paciente.

CASO II

A Sr.ª Enfrentamento é internada para tratamento hospitalar de obesidade com um regime de jejum frugal modificado em proteínas. Foi encontrada várias vezes na lancheria fugindo da dieta. Os clínicos fizeram esforços razoáveis para persuadi-la a modificar seu comportamento. Foi tomada uma decisão de lhe dar alta. Ela protestou vigorosamente.

RECOMENDAÇÃO. É eticamente permissível que o médico interrompa esforços terapêuticos e dê alta do hospital para a paciente. As metas da terapia são inatingíveis devido ao fracasso da paciente em participar do programa. Essa decisão pode ser o término de uma longa história de falta de cooperação, levando à decisão do médico de se retirar do atendimento da Sr.ª Enfrentamento. Além disso,

---

* N. de R.T. A renúncia do médico ao tratamento de um determinado paciente está prevista no Código de Ética Médica (CEM), Capítulo V, Art. 36, em que explica: "Ocorrendo fatos que, a seu critério, prejudiquem o bom relacionamento com o paciente ou o pleno desempenho profissional, o médico tem o direito de renunciar ao atendimento, desde que comunique previamente ao paciente ou a seu representante legal, assegurando-se da continuidade dos cuidados e fornecendo todas as informações ao médico que lhe suceder."

um retorno ao estilo de vida anterior, embora desaconselhável e potencialmente prejudicial, não é a causa direta do dano à paciente.

A falha em cooperar em um regime médico é um problema muito complexo que pode estar enraizado em aspectos psicológicos, sociais ou econômicos da vida da paciente, bem como nas dificuldades de compreender e de navegar no sistema médico. Cabe aos médicos compreender as raízes profundas deste problema.

2.5.3 O paciente que perturba

Às vezes, pessoas que estão sob cuidados em um estabelecimento de atenção à saúde podem causar séria perturbação e até mesmo colocar outros pacientes em perigo. Ao mesmo tempo, podem desejar continuar em tratamento. Os médicos que acham esses pacientes desafiantes podem estar preocupados em lhes dar alta devido ao perigo para os outros ou porque a perturbação causada pode induzir danos graves, até mesmo a morte, para o paciente.

> **CASO**
>
> O Sr. R. A., um dependente de drogas intravenosas, é internado pela terceira vez em 3 anos com um diagnóstico de endocardite bacteriana. Três anos atrás, ele precisou de substituição da válvula mitral devido à endocardite por *pseudomonas*, e há um ano necessitou de substituição da prótese valvular depois que desenvolveu endocardite por *staphylococcus aureus*. Agora foi novamente internado com *s. aureus* da prótese valvular.
>
> Após uma semana de antibioticoterapia, ele continua a ter resultados positivos na cultura sanguínea. Um cirurgião cardíaco recusa-se a operar dizendo que o paciente é recidivante e que corrigir sua drogadição é inútil. Outro cirurgião concorda em operá-lo. O Sr. R. A. consente na cirurgia cardíaca a céu aberto para substituir novamente a prótese valvular mitral infectada. Pós-operatoriamente, durante 10 dias, ele coopera com seu manejo e tratamento com antibiótico. Durante esse tratamento, ele fica afebril e os dados da cultura sanguínea são negativos. São feitos planos de lhe dar alta com acesso venoso para antibióticos.
>
> Ele começa a se comportar de modo errático. Sai do seu quarto e fica fora durante horas, muitas vezes não fazendo sua medicação. Em diversas ocasiões, um exame de urina de rastreamento demonstra a presença de opiáceos e de quinino, revelando que está usando narcóticos ilícitos mesmo enquanto está sendo tratado para endocardite bacteriana. Dois exames de cultura sanguínea repetidos agora demonstram *s. aureus*. Em duas ocasiões diferentes ele abusa verbalmente de dois enfermeiros que o repreendem por ficar fora do quarto. Diversos pacientes da unidade se queixam de que ele os ameaçou. As enfermeiras suspeitam de que ele também está traficando drogas dentro do hospital. O médico do paciente fica sabendo dessa informação; apesar do fato de que a endocardite bacteriana do paciente não foi tratada em níveis ótimos, o médico pede que ele saia do hospital imediatamente.

COMENTÁRIO. As considerações que levam a uma justificativa ética desta decisão são as seguintes:

a) O uso de drogas intravenosas de rua pelo paciente ao mesmo tempo em que seus médicos estão tentando combater sua endocardite bacteriana indicava que a probabilidade de sucesso médico neste caso, tanto em curto como em longo prazo, não era grande. Os médicos não são obrigados a tratar pessoas que persistem em atos que contrariem as metas do tratamento.
b) O paciente queria ser tratado e, ao mesmo tempo, continuava com seu comportamento abusivo. Os médicos são obrigados a determinar que o paciente possui capacidade mental para fazer estas escolhas e que não estava sofrendo de uma encefalopatia metabólica (ver Seção 2.2.3).
c) Os profissionais devem tentar compreender as causas complexas de seu comportamento e motivações. Devem evitar "culpabilizar a vítima". Devem ser feitos sérios esforços para aconselhar, negociar e desenvolver "contratos" que tornassem claro para ele as consequências de seu comportamento. Devem ser feitas advertências iniciais e repetidas. Um profissional identificado deve ser responsável por lidar com este paciente.
d) Além de seu comportamento não cooperativo, que é prejudicial para ele mesmo, ele perturba o funcionamento do hospital e impede o cuidado de outros pacientes. Este aspecto contextual adicional fornece um argumento a mais a favor de sua alta. A base ética deste argumento é a equidade: seu comportamento priva outros pacientes da atenção correta (ver Seção 4.5).

RECOMENDAÇÃO. Os clínicos devem reconhecer que o problema médico fundamental desse paciente não é a endocardite, por mais grave que seja. Conforme observou o primeiro cirurgião, é a drogadição. O foco de seu tratamento deveria mudar para tratar este problema. O manejo da adição requer um atendimento ambulatorial e de apoio em longo prazo. No entanto, ele corre o risco de morrer em curto prazo devido a outro episódio de endocardite bacteriana. Em nossa opinião, ele deveria receber alta com um cateter para acesso venoso e com um serviço de cuidados de enfermagem domiciliar para administrar antibióticos. Este não é um atendimento ótimo, mas forneceria um cuidado aceitável a este paciente enquanto protegeria os interesses dos outros. Se for comprovado que é intratável, então pode ser argumentado que os esforços para manejar sua endocardite por meios cirúrgicos não serão efetivos, e o paciente pode receber alta.

2.5.4 Saindo contra a orientação médica

O Sr. R. A. poderia simplesmente sair caminhando do hospital, antes mesmo que os médicos julgassem seu tratamento adequado. Quando os pacientes optam por se darem alta dessa maneira, a maioria dos hospitais exige que assinem uma declaração confirmando que estão saindo contra as recomendações médicas (em inglês, AMA, *against medical advice*).* Os pacientes, entretanto, não podem ser forçados a assinar a declaração; têm o direito de sair à vontade. O documento simplesmente fornece evidência legal de que a saída do paciente foi voluntária e que ele foi advertido pelo médico a respeito dos riscos de sair.

2.5.5 Objeção de consciência

As preferências dos pacientes têm significativa autoridade moral e devem ser levadas em consideração a cada decisão de tratamento. Mesmo as preferências de pacientes incapacitados para tomar decisão são relevantes para a decisão daqueles que devem agir em seu nome. No entanto, a autoridade das preferências dos pacientes não é ilimitada. As obrigações éticas dos médicos são definidas não apenas pelos desejos de seus pacientes, mas também pelas metas da medicina. Os médicos não têm obrigação de realizar ações além ou em contradição com as metas da medicina, mesmo quando solicitados a fazê-lo por pacientes. Os pacientes não têm o direito de exigir que os médicos forneçam atendimento médico que esteja contraindicado, como cirurgia desnecessária, ou regimes medicamentosos inapropriados. Os pacientes não podem exigir que os médicos façam algo ilegal. Por exemplo, os médicos não devem fornecer atestado de uma incapacidade que o paciente não possui ou deixar, a pedido de um paciente, de registrar enfermidade transmissível de notificação obrigatória. Finalmente, os médicos podem se recusar a concordar com os desejos de um paciente quando acreditarem que, ao atendê-los, isso os tornará cúmplices de algo que acharem ser imoral.

Tradicionalmente, a ética clínica tem exigido que os médicos se abstenham de julgamentos morais acerca de seus pacientes em relação a cuidados médicos. Por exemplo:

1. Espera-se que um médico de SE preste um atendimento válido tanto a um assaltante de uma idosa que esteja ferida como à que foi assaltada;
2. Um médico deve tratar, sem reservas, uma doença venérea contraída no que o médico considera uma relação imoral.

---

* N. de R.T. No Brasil, usa-se o termo "alta a pedido".

Contudo, apesar desta neutralidade profissional, médicos e enfermeiros possuem seus próprios valores morais pessoais. Ocasionalmente, podem ser solicitados a não apenas tolerar o que considerem imoralidade, mas a participar, ao efetuarem o que considerem uma ação imoral desejada pelo paciente. Por exemplo:

1. Um paciente homem solicita a um médico que considera o transexualismo moralmente errado que lhe prescreva estrogênio para promover o desenvolvimento de características femininas secundárias;
2. Um enfermeiro católico recebe um pedido para participar de um aborto. Isto é descrito como *objeção de consciência, que significa um julgamento formado com base em valores morais sinceramente mantidos de que a participação em alguma determinada ação estaria violando seus próprios padrões morais.*

Uma pessoa deve ser capaz de articular uma razão para este julgamento que se refira aos valores morais subjacentes. Tradicionalmente, as leis permitindo o aborto e as leis permitindo a morte medicamente assistida contêm exceções explícitas para objeção de consciência. Entretanto, os profissionais podem invocar a objeção de consciência em outras situações que possam ser não apenas controversas, mas também não justificadas legalmente. Por exemplo, um farmacêutico recusa-se a atender a uma prescrição válida da "pílula do dia seguinte". Um médico pode julgar de forma consciente que determinada lei seja antiética. Por exemplo, um médico que está tratando pacientes com Aids está convencido de que fumar maconha alivia a dor e a náusea da enfermidade avançada, mas a legislação estadual proíbe a prescrição de maconha como medicamento.

Médicos e enfermeiros podem se recusar a cooperar em ações que julguem imoral com base na consciência. É importante, ao formar a consciência de alguém, separar os valores morais com os quais alguém está comprometido da aversão ou preconceito pessoal. Por exemplo, um médico se recusa a realizar o atendimento de uma Testemunha de Jeová com diátese hemorrágica por embasamento moral, embora, de fato, o médico não quisesse assumir o risco de que a paciente possa morrer devido à perda de sangue. Instituições e programas devem definir políticas a respeito da objeção de consciência e tornar claras as políticas e a legislação estadual para aqueles que trabalham naquela instituição ou no programa. A ética tradicional da objeção de consciência requer que o objetor ou objetora deixe clara sua posição de maneira pública e que aceite as consequências da objeção, como o processo legal por violação de uma lei.

2.5.6 Retirar-se do caso e abandono do paciente

Às vezes, como no caso da Sr.ª Enfrentamento (ver Seção 2.5.2), o médico pode melhor atender ao paciente se decidir desfazer a relação médico-paciente. A principal meta do médico é ajudar os pacientes no cuidado à sua saúde. Se se provar impossível, o médico pode melhor demonstrar a responsabilidade ética retirando-se do caso.

Os médicos que encerram uma relação com um paciente às vezes pensam se podem ser processados por abandono. *Abandono, no sentido legal, significa que um médico, sem avisar com antecedência, cessa a prestação de cuidados a um paciente que ainda necessita de atendimento médico, ou quando o médico é vagaroso e descuidado (p. ex., não examina o paciente em uma situação de necessidade urgente ou não julga a condição do paciente como grave suficiente para prestar o atendimento).* Um processo por abandono normalmente pode ser contraposto ao mostrar que o paciente foi avisado com tempo suficiente para conseguir atendimento médico. O médico não é legalmente obrigado a conseguir atendimento adicional de outro médico, embora haja uma obrigação legal de fornecer os prontuários médicos completos ao novo médico atendente. Se o médico pretende manter a relação com o paciente, mas ficará indisponível por algum tempo, existe obrigação legal de conseguir a cobertura por outro médico. Não fazê-lo pode ser interpretado como abandono.

Um médico pode se retirar do atendimento de um paciente sem risco legal. A decisão de fazê-lo deve respeitar tanto padrões éticos como legais. Os médicos herdam uma tradição ética que requer que realizem tarefas difíceis e também assumam riscos para cuidarem de pessoas que precisam de atenção médica. Inconveniência, provocação ou antipatia não são razões suficientes para eximir um médico desse dever. Essa obrigação, é claro, é limitada por diversas condições – se o paciente absorve tempo e energia em excesso, tirando o médico de outros pacientes; se o paciente está agindo de maneiras que frustrem as metas médicas que se deseja alcançar; ou se o paciente está colocando outros em risco por ação premeditada; então, a obrigação ética de continuar a atender seria menor. Essas condições parecem ser comprovadas no caso do Sr. R. A. Finalmente, um médico pode negar fornecer tratamentos não benéficos ou tratamentos contrários à consciência, como foi observado na Seção 2.5.3.

2.5.7 Medicina complementar/alternativa

Algumas pessoas procuram atendimento à saúde junto a profissionais alternativos fora ou além da medicina científica convencional. Estima-se que 1 em cada 3 adultos norte-americanos realize um total de 425 milhões de consultas com profissionais alternativos; mais do que fazem com profissionais de atenção primá-

ria. Esses profissionais incluem naturopatas, homeopatas, quiropráticos, acupunturistas e profissionais de medicina tradicional chinesa, indiana e americana nativa. Em diversos Estados, médicos homeopatas e naturopatas são licenciados como profissionais médicos. Os métodos incluem cura espiritual, manipulação física, dietas especiais, imaginação, técnicas de relaxamento, massagem e terapia com vitaminas, sendo prestada atenção à nutrição, aos exercícios e à redução do estresse.*
Tais métodos são descritos como medicina *alternativa* ou *complementar* (MAC). A *medicina integrativa* designa programas que tentam encontrar e utilizar os benefícios tanto da medicina alternativa como da ortodoxa. Algumas instituições médicas proeminentes instalaram programas em medicina integrativa.

> Adams KE, Cohen MH, Eisenberg D, Jonsen AR. Ethical considerations of complementary and alternative medical therapies in conventional medical settings. *Ann Intern Med.* 2002;137:660–664.
>
> Cohen MH. Alternative and complementary medicine. In: Singer PA, Viens AM, eds. *The Cambridge Textbook of Bioethics.* New York, NY: Cambridge University Press; 2008:513–520.

CASO

> Um homem de 64 anos vem sendo atendido por um médico de família com uma osteoartrite cada vez mais severa. Em uma consulta, ele se queixa de ataques de tontura. Um exame minucioso não revela nenhuma causa específica para sua tontura. Ao discutir sua artrite, ele diz ao médico que consegue algum alívio com chá de cogumelos. O médico viu relatos de enfermidades causadas por "kombuchá", que, embora chamado de "chá de cogumelos", é, na realidade, uma colônia de bactérias e leveduras fermentada em chá adoçado. O médico questiona o paciente, e ele admite com relutância que tem consultado com um "curandeiro natural" que lhe vendeu a mistura.

> McNaughton C, Eidsness LM. Ethics of alternative therapies. *S D J Med.* 1995;48:209–211.

COMENTÁRIO. Muitas pessoas que consultam com profissionais alternativos também estão sendo atendidas por profissionais regulares, usando terapias não convencionais como adjunto, mais do que substituto, da terapia convencional.

---

*N. de R.T. A homeopatia e a acupuntura médica são especialidades reconhecidas pelo Conselho Federal de Medicina (CFM), porém, procedimentos médicos sem comprovada eficácia só podem ser aplicados com a devida classificação de experimental e sob aprovação do CFM.

Muitos desses pacientes não informam a seu médico regular sobre o uso de tratamento alternativo. As pessoas são muitas vezes motivadas a buscar tratamentos alternativos porque dão menos trabalho e têm menor custo que os tratamentos convencionais, ou porque os pacientes estão frustrados com o fracasso do tratamento convencional para atenuar problemas crônicos, como dor lombar, cefaleia, insônia, ansiedade e depressão. A maioria dos profissionais convencionais conhece pouco sobre a medicina alternativa e muitos comumente desdenham e menosprezam suas queixas.

RECOMENDAÇÃO.

a) Os médicos convencionais devem estimular seus pacientes a revelarem o uso de medicamentos alternativos. Devem abster-se de observações de desdenho, que podem inibir os pacientes para falarem, pois temem que isto leve à raiva ou ridicularização pelo médico.

b) Os médicos convencionais devem tentar alcançar um melhor entendimento dos sistemas de cura aos quais os pacientes recorrem e avaliar seus aspectos benéficos. Muitas vezes, as pessoas tomam substâncias que são anunciadas ou promovidas em *websites*, sem supervisão de médicos alternativos ou regulares. Esse regime medicamentoso não supervisionado pode ter efeitos adversos. Por exemplo, alcaçuz, uma erva usada em muitos suplementos anunciados para alívio da fadiga, pode diminuir significativamente o potássio sérico; muitos suplementos, como óleo de peixe, podem afetar a coagulação. Quando profissionais regulares veem tais efeitos, podem não saber que seus pacientes estão usando estas substâncias nem compreender sua natureza e riscos. Deve ser perguntado aos pacientes se estão utilizando medicamentos alternativos. Pode ser aconselhável fazer uma consultoria com um profissional ou programa MAC estabelecido. Informações confiáveis sobre medicamentos elaborados com ervas podem ser encontradas no *Botanical safety handbook* (CRC Press) ou em HerbMed, www.herbmed.org.

c) Quando os pacientes estiverem utilizando terapias alternativas para problemas graves e negligenciando terapias de eficácia comprovada, ou quando estiverem utilizando terapias que possuam efeitos tóxicos, os médicos devem explicar detalhadamente as suas consequências. Uma abordagem confusa ou desinformada pode manter os pacientes no uso de terapia desaconselhável, em vez de convertê-los às mais apropriadas.

d) Em problemas graves, em que o uso de medicina alternativa pode impedir a cura ou ser letal, o médico deve pedir a permissão do paciente para entrar em contato com o profissional alternativo, explicar a situação e

negociar um programa que seja aceitável para o paciente, além de estar de acordo com a ética dos profissionais.
e) Os hospitais devem desenvolver políticas que reconheçam a prevalência de terapias alternativas e definir diretrizes para uma colaboração aceitável entre médicos regulares e profissionais de tratamentos alternativos.

2P OBSERVAÇÕES EM PEDIATRIA

2.1P Autoridade parental e consentimento de menores

As crianças são consideradas incompetentes perante a lei. O atendimento médico de bebês e crianças é autorizado pelos substitutos usuais, isto é, os pais da criança, ou, em circunstâncias incomuns, por outras partes autorizadas por lei. Além disso, a lei designa a idade a partir da qual as pessoas jovens são consideradas competentes para consentir. Pode haver dois aspectos éticos a respeito da substituição para crianças. Primeiro, às vezes, é necessário determinar a relevância e o peso das preferências dos pais quando tais preferências conflitam com as recomendações dos profissionais. Segundo, as crianças se tornam capazes de expressar suas preferências em idades variadas. Quando expressarem preferências, é necessário determinar quão aceitáveis e relevantes são essas preferências em termos de cuidado médico. Finalmente, existem certas exceções gerais à autoridade parental: legislações especiais dão determinada autoridade a menores para decidirem por si próprios sobre o cuidado médico.

A responsabilidade parental é um assunto moral, social e legal. Existe uma concordância geral de que os pais possuem a responsabilidade pelo bem-estar de seus filhos e que têm um amplo grau de discernimento para determinar as circunstâncias específicas que esse bem-estar irá abranger. Ao mesmo tempo, o discernimento parental não é absoluto. Os bebês e as crianças são, na legislação norte-americana, considerados como pessoas com determinados interesses e direitos que devem ser reconhecidos, independente das preferências de seus pais. Normalmente é dito que os melhores interesses da criança definem os limites do discernimento dos pais a respeito do tratamento médico de sua prole. Além disso, a sociedade norte-americana aceita, como uma obrigação, a proteção de crianças contra o dano, mesmo nas mãos de seus pais. Além disso, o bem-estar das crianças é assumido como uma séria obrigação social.

Na medida em que as crianças amadurecem o suficiente para articularem suas preferências e razões para si, recebem mais respeito por essas preferências. Elas são levadas rumo à maturidade responsável por esse respeito e pela educação. Contudo, às vezes, é difícil decidir quanto respeito permitir pelas preferências de uma criança. É difícil discernir quão racionais estas preferências são, porque consequências alternativas e valores relativos muitas vezes não são percebidos claramente por crianças. Certos tipos de decisão tomada por não adultos foram codificadas na legislação.* Pessoas que são mais jovens do que a idade legal de consentimento (18 anos em todos os Estados) podem ir a um médico por iniciativa própria. Quando seu problema médico não for uma emergência, elas podem ser tratadas somente com o consentimento de seus pais ou guardião legal. Contudo, existem várias exceções a esta regra:

a) Quase todas as jurisdições atualmente possuem medidas especiais para o tratamento de determinados problemas sem o consentimento dos pais de um menor. Tais problemas normalmente incluem abuso de drogas e doença venérea (contracepção, aborto e doença mental são às vezes incluídas, e em outras situações, especificamente excluídas). A maioria dos Estados permite que os menores tomem decisões sobre contracepção e tratamento para dependência sem permissão parental.

b) O menor emancipado é uma pessoa jovem que vive independentemente dos pais física, financeiramente ou de alguma outra forma. Menores casados, aqueles nas Forças Armadas ou aqueles que vivem fora na faculdade são considerados emancipados. Podem solicitar tratamento e serem tratados sem consentimento parental.

c) "Menor maduro" designa uma pessoa que está abaixo da maior idade legal e que ainda é dependente dos pais, mas que parece fazer julgamentos racionais. Estes jovens surpreendem um pouco o médico a quem procuram atendimento. Por outro lado, parecem ser capazes de decidir por si mesmos; porém, seus pais continuam a ser legalmente responsáveis por eles. As autoridades legais concluem que o médico pode responder a seus pedidos sob as seguintes condições:
1. O paciente está na idade de discernimento (15 anos ou mais) e parece capaz de compreender o procedimento e seus riscos o suficiente para conseguir fornecer um consentimento genuinamente informado;
2. São tomadas medidas médicas para benefício do próprio paciente (i.e., não como doador para transplante ou sujeito de pesquisa);

---

* N. de R.T. No Brasil, o Estatuto da Criança e do Adolescente (ECA), Lei nº 8.069/1990, alterado pela Lei 12.010/2009, é o instrumento legal que disciplina a atenção e os direitos deste grupo etário.

3. As medidas podem ser justificadas como necessárias por opinião médica;
4. Existem algumas boas razões, inclusive a simples recusa pelo menor para solicitá-la, para que o consentimento parental não possa ser obtido. Também é aconselhável que o médico esclareça com o menor qualquer aspecto relacionado ao pagamento, já que a conta médica enviada aos pais pode romper a confidencialidade do paciente.

Benatar D. Non-therapeutic pediatric interventions. In: Singer PA, Viens AM, eds. *Cambridge Textbook of Biomedical Ethics*. New York, NY: Cambridge University Press: 2008:127–132.

Kenny N, Downie J, Harrison C. Respectful involvement of children in medical decision makings. In: Singer PA, Viens AM, eds. *Cambridge Textbook of Biomedical Ethics*. New York, NY: Cambridge University Press: 2008:121–126.

Miller R. Role responsibility in pediatrics: appeasing or transforming. In: Frankel LR, Goldworth A, Rorty MV, Silverman WA, eds. *Ethical Dilemmas in Pediatrics*. New York, NY: Cambridge University Press; 2005:21–29.

2.2P Incapacidade dos pais

Os pediatras e outros profissionais ocasionalmente podem suspeitar dos pais em caso de incompetência grave no cuidado de seu filho. Esta suspeita deve ser cuidadosamente avaliada. Em alguns casos, um dos pais ou os dois podem manifestar sinais de um transtorno psiquiátrico que pode deixá-los incapacitados para uma consideração racional de assuntos relativos a seu filho. Por exemplo, a síndrome de Munchausen por procuração é às vezes descoberta quando os pais deliberadamente fazem seus filhos adoecerem. Um pai ou mãe psiquiatricamente incapacitado pode constituir um perigo para a criança. A existência e a extensão da enfermidade psiquiátrica deveriam ser avaliadas e, se estiver indicado, os serviços de proteção à criança devem ser notificados. Outro tipo de incompetência é manifestado por pais que parecem incapazes de compreender as necessidades e os interesses de um filho. A falta de atendimento das necessidades básicas de uma criança pode representar incompetência causada por ignorância, torpeza moral ou dependência de drogas. Em outros casos, a falta pode ser devida à inexperiência dos pais ou a condições sociais. A suspeita de incompetência deve ser avaliada em relação a seu grau, causas, possibilidade de melhoria e assim por diante. Mais importante de tudo, a suposta incompetência deve ser relevante para o problema. Assistentes sociais e outros especialistas em avaliação de condições sociais e ambientais têm uma contribuição inestimável. Se as suspeitas forem confirmadas, podem ser buscadas medidas legais, dependendo da seriedade e da urgência da situação.

> Garcia-Cariega M, Kerner JA. Munchausen syndrome by proxy; Kamm FM. Some conceptual and ethical issues in Munchausen syndrome by proxy. In: Frankel LR, Goldworth A, Rorty MV, Silverman WA, eds. *Ethical Dilemmas in Pediatrics*. New York, NY: Cambridge University Press; 2005:55–66;67–79.
>
> Levi BH. Child abuse and neglect. In: Singer PA, Viens AM, eds. *The Cambridge Textbook in Bioethics*. New York, NY: Cambridge University Press; 2008:132–142.

2.3P Padrão para preferências dos pais

Quando os pais são adequadamente identificados e parecem competentes como tomadores de decisão, é moral e legalmente exigido que observem determinados padrões em sua decisão por seu filho. Em geral, eles devem promover os melhores interesses da criança. Em cuidados pediátricos, o curso de tratamento apropriado geralmente irá representar a defesa dos interesses da criança: restauração da saúde, alívio da dor, suporte ao crescimento, etc. Contudo, em algumas situações, o melhor interesse da criança pode não estar claro. Isso ocorre quando deve ser tomada uma decisão de suspender intervenções de suporte ou para salvar a vida. Que padrões, então, devem orientar a opção parental nesse difícil assunto? Oferecemos as seguintes considerações:

a) Um julgamento bem fundamentado de ineficácia ou inutilidade médica justifica uma decisão parental de interromper o tratamento que está suportando a vida de um filho. No entanto, médicos e pais podem discordar em relação a esse julgamento. Os pais podem chegar a um julgamento de ineficácia rápido demais quando o tratamento não produz um resultado imediato ou, tomados pela frustração de uma enfermidade longa, concluem que o tratamento é inútil. É comum os pais serem emocionalmente incapazes de reconhecer a falha do tratamento para salvar seu filho. Podem exigir que "tudo seja feito" para manter a viabilidade biológica da criança, mesmo em circunstâncias que o médico considere um tratamento adicional como ineficaz ou inútil. O médico tem o dever de educar os pais, explicar a situação médica e lutar para alcançar um entendimento em comum. Naturalmente, deve ser feito todo o esforço para alcançar uma compreensão amigável. Entretanto, deve ficar claro

que os médicos e a instituição não possuem nenhuma obrigação ética de continuar a prestar um tratamento que, no seu melhor julgamento profissional, seja ineficaz ou inútil (ver Seção 1.2.2).
b) Se a intervenção não for claramente sem efetividade ou inútil, devem ser tomadas decisões tendo em vista os melhores interesses do bebê ou da criança. A expressão "melhores interesses" é explicada nas Seções 2.4 e 3.0.7. Aqui, os interesses dos tomadores de decisão, ou seja, os pais e os médicos, ou os interesses da sociedade em geral, não são o foco central: os interesses do paciente constituem o padrão para decisões tomadas por outrem em nome daquele paciente.
c) Em casos em que existirem diferenças de opinião entre pais e médicos ou entre os próprios pais, pode ser útil haver uma revisão por um comitê de ética ou um consultor em ética. Se as diferenças forem irreconciliáveis, pode ser necessário, em raros casos, recorrer ao sistema legal que foi implantado para proteger o bem-estar daqueles incapazes de se protegerem. Este recurso é muitas vezes extremamente traumático para todos os envolvidos, mas reconhece que o bebê ou criança, apesar de sua incapacidade de falar por si, tem um lugar valorizado em nossa sociedade.

2.4P Recusa de tratamento por crianças menores com base em crença religiosa

Por vezes, as crianças podem recusar tratamento médico por pertencerem a grupos religiosos que repudiam o atendimento médico. Isso significa um problema difícil para os médicos.

A liberdade de religião é altamente valorizada e é protegida pela Constituição dos Estados Unidos. Entretanto, é a liberdade de um crente, capaz de aderir livremente e de maneira informada a uma fé que é valorizada. Nas palavras de uma decisão da Suprema Corte sobre a autoridade de um pai Testemunha de Jeová: "os pais podem ser livres para se tornarem mártires, porém não significa que sejam livres para fazer dos seus filhos mártires" (*Prince v Massachusetts*, 1944).

Mesmo assim, os pais recebem alguma liberdade para determinar tratamentos apropriados para seus filhos. Em um caso, em 1991, a Suprema Corte de Delaware permitiu que os pais, membros da Ciência Cristã, de uma criança de 3 anos sofrendo de linfoma de Burkitt recusassem a quimioterapia, que tinha 40% de chance de sucesso. O tribunal argumentou que a probabilidade de sucesso, quando pesada em relação aos interesses dos pais em orientar o atendimento da criança e os possíveis efeitos prejudiciais da quimioterapia, era baixa demais para justificar forçar a criança a passar pelo tratamento médico (*Newmark v Williams,* Delaware, 1991).

Mesmo em Estados com exceções religiosas, médicos e hospitais devem estar preparados para levar ao órgão de proteção da criança e aos tribunais qualquer caso envolvendo "intervenções médicas de clara eficácia que possam prevenir, aliviar ou curar enfermidade ou incapacidade grave ou perda da vida e intervenções que claramente irão resultar em prevenção de deficiências ou incapacidade futura para a criança" (Child Abuse Prevention and Treatment Act, 1985, "Baby Doe Regulations").

American Academy of Pediatrics Committee on Bioethics. Religious objections to medical care. *Pediatrics.* 1997;99:279.

Tópico 3

Qualidade de vida

Qualidade de vida é o terceiro tópico a ser revisado, visando analisar um grande problema em ética clínica. É difícil definir a ideia de qualidade de vida; no entanto, muitas vezes, ela aparece em casos complexos, devendo ser abordada. Este capítulo dedica-se a explicar o conceito de qualidade de vida, analisar suas implicações para as decisões clínicas e sugerir determinadas distinções e cuidados que devem ser observados ao discutir esse conceito no atendimento clínico. O capítulo também revisa em detalhes uma área da atenção clínica na qual, frequentemente, as considerações sobre qualidade de vida estão concentradas, isto é, a atenção no fim da vida, incluindo a interrupção do suporte à vida e a morte medicamente assistida.

3.0.1 Princípio ético da beneficência como satisfação

Nenhum princípio ético isolado predomina nesta discussão sobre qualidade de vida. Ambos os princípios que discutimos nos tópicos anteriores – Beneficência e Respeito à autonomia – são relevantes para este tópico. Entretanto, podemos selecionar um aspecto em particular do Princípio da beneficência como o mais relevante para esta discussão sobre Qualidade de vida. No Tópico 1, limitamos a ideia muito ampla de Beneficência a uma de suas implicações, isto é, como um princípio moral que orienta as pessoas a ajudarem umas às outras em situação de necessidade. Na medicina, essa necessidade emerge de déficits em saúde, e as ações são aquelas que corrigem tais déficits e apoiam o paciente. Neste tópico, nos concentramos sobre outro aspecto do Princípio da beneficência, agir de forma a trazer satisfação a outras pessoas. Muitos filósofos da moral assumiram a satisfação ou a felicidade como um elemento significativo da beneficência. Propomos que isso é particularmente relevante para as decisões clínicas. Um aspecto significativo de todas as intervenções médicas é a meta de produzir um estado de satisfação para o paciente que procurou tratamento. Ele ou ela não apenas fica bem, mas também se *sente* bem. *Qualidade de vida, então, refere-se ao grau de satisfação que as pessoas experimentam e valorizam em relação às suas vidas como um todo e em seus aspectos particulares, como a saúde física.* As dimensões éticas de qualquer caso em medicina clínica devem incluir não apenas a adequação das intervenções (Beneficência como ajuda) e respeito pelas preferências do paciente (Autonomia), mas também a melhoria da qualidade de vida (Beneficência como satisfação). Quando o atendimento médico não consegue fazê-lo, surgirão os problemas éticos, como este tópico irá demonstrar.

> Beauchamp TL, Childress JM. Utilitarianism. In: Beauchamp TL, Childress JF, eds. *Principles of Biomedical Ethics*. 6th ed. New York, NY: Oxford University Press; 2009:336–343.

3.0.2 Significado de qualidade de vida

Quando definida como um estado de satisfação, a qualidade de vida expressa um julgamento de valor: a experiência de viver, como um todo ou em algum aspecto, é julgada como boa ou má, melhor ou pior. Nos anos recentes, foram feitos esforços para desenvolver medidas de qualidade de vida que pudessem ser utilizadas para oferecer algum embasamento empírico a esse julgamento de valor e para avaliar desfechos de intervenções clínicas. Essas medidas listam uma diversidade de funções físicas, como mobilidade e desempenho de atividades da vida diária, ausência ou presença de dor, interação social e acuidade mental. As escalas são projetadas para estimar a variação de desempenho e satisfação nesses aspectos do viver. Essas diversas medidas tentam fazer uma descrição objetiva do que inevitavelmente é uma avaliação muito subjetiva e pessoal. Estudos empíricos sobre este assunto são difíceis de delinear e têm aplicação limitada. Além disso, os indivíduos podem se desviar, frequentemente de maneiras surpreendentes, das visões gerais descritas em pesquisas empíricas. Nesse sentido mais empírico, a Qualidade de vida pode ser definida como um constructo multidimensional que inclui "desempenho e desfrute de papéis sociais, saúde física, funcionamento intelectual, estado emocional e satisfação com a vida ou bem-estar". (Pearlman RA, Uhlmann RF. Quality of life in the elderly. *J Appl Gerontol*. 1988;7(3):316–330).

Alguns autores diferenciam a qualidade de vida da inviolabilidade da vida. Ao usarem o termo *inviolabilidade* querem dizer que a vida humana representa o valor mais alto e que deve ser arduamente protegido e preservado. Alguns autores usam esse termo para assegurar que a vida física deve ser mantida sob qualquer condição e por tanto tempo quanto possível. Nessa visão, as avaliações de qualidade de vida são irrelevantes se levarem a qualquer diminuição dos esforços para manter a vida. Essa visão possui raízes profundas em algumas tradições religiosas. Ela também possui um correlativo secular denominado "vitalismo", que, às vezes, é encontrado na medicina: a vida orgânica deve ser preservada mesmo quando todas as outras funções humanas estiverem perdidas. Nossa crença é que o profundo respeito pela vida humana, expresso nas palavras "inviolabilidade da vida", não é incompatível com decisões de se abster de tratamentos médicos que prolonguem a vida em circunstâncias particulares, as quais serão indicadas neste tópico.

3.0.3 Exemplos de considerações sobre qualidade de vida em cuidados clínicos

Uma meta fundamental dos cuidados médicos é a melhoria da qualidade de vida para aqueles que necessitam e buscam atendimento. Todas as metas da medicina, indicadas na Seção 1.0.9, como alívio da dor e melhoria de função, estão relacionadas a esse objetivo fundamental. Os pacientes procuram atenção médica porque estão angustiados por sintomas, preocupados com dúvidas sobre sua saúde ou incapacitados por acidentes e/ou enfermidade. O médico responde examinando, avaliando, diagnosticando, tratando, curando, confortando e educando. Estas atividades objetivam a melhoria da qualidade de vida do paciente.

Os casos dos quatro pacientes descritos na Seção 1.0.8 ilustram como o tratamento médico pode afetar de diversas maneiras a qualidade de vida. A cefaleia, o enrijecimento da nuca e o mal-estar do Sr. Cura são sintomas de meningite. Esses sintomas podem ser aliviados pela administração de um antibiótico que eliminará a infecção que os está causando. A qualidade de sua vida, prejudicada pela infecção, é rapidamente restaurada. Em outras situações, a qualidade de vida do paciente é seriamente perturbada por uma enfermidade para a qual não existe cura disponível; o paciente está de modo permanente, ou ficará, progressivamente, incapacitado. A intervenção médica objetiva, na medida do possível, a redução do desconforto e a manutenção das funções normais. Por exemplo, a qualidade de vida do Sr. Cuidado, que sofre de esclerose múltipla (EM), está reduzida no geral, mas ficou "tolerável" por diversas intervenções médicas, de enfermagem e de reabilitação. Em outras situações, a enfermidade de um paciente pode ser tratada por uma intervenção que pode curar essa enfermidade ou retardar sua progressão, mas também diminuir a qualidade da vida do paciente. Por exemplo, a Sr.ª Enfrentamento, uma paciente frágil com diabetes, terá de suportar uma dieta e um regime de insulina estritos, e a Sr.ª Conforto terá de passar por uma mastectomia e diversas sessões de quimioterapia e radioterapia na tentativa de vencer seu câncer.

Esses casos corroboram nossa visão de que um componente fundamental da boa atenção é a melhoria da qualidade de vida do paciente. A avaliação dessa qualidade de vida é sempre relevante para prestar um atendimento médico apropriado. Os pacientes e seus médicos devem determinar qual qualidade de vida é desejável, bem como alcançável, como isto deve ser atingido e que riscos e desvantagens estão associados à qualidade desejada. Os riscos e benefícios das intervenções médicas são relativamente imediatos quando direcionados para a reversão de um processo de enfermidade curável. Os riscos e os benefícios associados à qualidade de vida também enfocam as consequências, a longo prazo, de aceitar ou recusar uma recomendação para intervenção médica. Se o paciente consentir com o tratamento, que tipo de vida terá durante e após o tratamento? Essas considerações deveriam fazer parte de todas as discussões sérias em relação às opções médicas. No entanto, elas levantam questões éticas de diversas ordens:

1. Quando houver uma evidente divergência entre a qualidade de vida que é avaliada pelos médicos e a avaliada pelo paciente;
2. Quando o paciente não consegue expressar sua avaliação sobre a qualidade que provavelmente experimentará;
3. Quando a melhoria de qualidades normais for buscada como uma meta da medicina;
4. Quando a qualidade de vida parecer estar inteiramente perdida;
5. Quando a qualidade de vida for utilizada como um padrão objetivo para a distribuição de atenção em saúde escassa.

Os quatro primeiros aspectos são discutidos neste tópico; o quinto é discutido no Tópico 4.

São feitas sete perguntas sobre qual o grau de relevância da qualidade de vida para a identificação e avaliação de qualquer problema ético clínico:

1. Quais são as perspectivas, com ou sem tratamento, de um retorno à vida normal, e que déficits físicos, mentais e sociais o paciente poderia sofrer, mesmo que o tratamento seja bem-sucedido?
2. Com que embasamento se pode julgar que determinada qualidade de vida seria indesejável para um paciente que não consegue fazer ou expressar julgamento?
3. Existem vieses que poderiam induzir a avaliação do profissional sobre a qualidade de vida do paciente?
4. Que aspectos éticos aparecem em relação a aumentar ou melhorar a qualidade de vida de um paciente?

5. As avaliações de qualidade de vida suscitam algum questionamento relacionado a mudanças nos planos de tratamento, como a suspensão do tratamento de suporte à vida?
6. Quais são os planos e a justificativa para suspender o tratamento de suporte à vida?
7. Qual é o *status* legal e ético do suicídio?

3.0.4 Pergunta um – Quais são as perspectivas, com ou sem tratamento, de um retorno à vida normal, e que déficits físicos, mentais e sociais o paciente poderia sofrer, mesmo que o tratamento seja bem-sucedido?

A expressão "vida normal" desafia qualquer definição isolada. Os julgamentos de qualidade de vida não estão embasados em uma única dimensão nem são inteiramente subjetivos ou objetivos. Eles devem considerar a função e o desempenho pessoal e social, os sintomas, o prognóstico e os valores frequentemente singulares que os pacientes atribuem à qualidade de suas vidas. Diversas perguntas importantes devem ser respondidas:

1. Quem está fazendo a avaliação – a pessoa vivendo a vida ou um observador?
2. Que critérios estão sendo usados para avaliação?
3. Que tipos de decisões clínicas estão justificados por referência a julgamentos de qualidade de vida?

3.0.5 Distinções a respeito de qualidade de vida

É importante distinguir entre dois usos da expressão *qualidade de vida*. Não fazê-lo causa confusão em discussões clínicas.

a) *Em seu sentido mais apropriado, "qualidade de vida" se refere à satisfação pessoal expressa ou experimentada por indivíduos acerca de sua própria situação física, mental e social.* Esta avaliação pessoal da qualidade de vida pelo próprio indivíduo é um componente essencial das preferências do paciente, como explicamos no Tópico 2. Nesse sentido, as decisões éticas sobre qualidade de vida estão embasadas na ética da autonomia pessoal: as pessoas fazem e expressam sua própria avaliação da qualidade de suas próprias vidas.

> **EXEMPLO I**
>
> Um professor de ginástica, com 27 anos, que está paralisado devido a uma lesão na coluna cervical, pode dizer "minha vida não é tão ruim como parece para você. Cheguei a um acordo com minha perda e descobri as alegrias da vida intelectual."

> **EXEMPLO II**
>
> Uma artista de 68 anos, que é diabética, com um histórico de 30 anos de diabetes tipo II, agora enfrenta cegueira e amputações múltiplas. Ela diz: "Fico pensando se consigo suportar uma vida de tão baixa qualidade."

b) *A expressão "qualidade de vida" também pode se referir à avaliação de um observador a respeito das experiências de vida pessoal de outra pessoa. A qualidade de vida, compreendida nesse sentido, produz muitos dos problemas éticos explorados neste capítulo.*

> **EXEMPLO III**
>
> Um pai diz, a respeito de seu filho de 29 anos, cognitivamente incapacitado, com um QI de 40: "Ele costumava parecer tão feliz, mas agora ficou agitado e difícil. Que tipo de qualidade de vida ele tem?".

> **EXEMPLO IV**
>
> Uma mulher de 83 anos, com demência avançada, que está acamada e é alimentada por sonda, é descrita pelos enfermeiros como "tendo uma baixa qualidade de vida".

COMENTÁRIO. A referência à qualidade de vida em uma discussão clínica é natural e necessária; porém, como a expressão pode ser utilizada de tantas maneiras diferentes, seu uso pode causar confusão. Diversos aspectos podem dissipar essa confusão.

a) *O julgamento de baixa qualidade de vida pode ser feito por quem vive a vida (avaliação pessoal) ou por um observador (avaliação do observa-*

dor). Muitas vezes, ocorre que vidas consideradas pelos observadores como de baixa qualidade são consideradas satisfatórias ou pelo menos tolerável por quem a está vivendo. Os seres humanos são incrivelmente adaptativos; eles podem fazer o melhor a partir do que possuem. Por exemplo, o professor de ginástica quadriplégico pode ser uma pessoa de extraordinária motivação; a artista cega pode desfrutar de uma imaginação vívida; a pessoa com baixo grau de desenvolvimento pode gostar de jogos e da interação com os outros. Assim, se os pacientes conseguirem avaliar e expressar sua própria qualidade de vida, os observadores não devem conjeturar que conhecem, nem julgar, mas deveriam buscar a avaliação pessoal dos pacientes. De forma semelhante, quando a avaliação da própria pessoa não for ou não puder ser conhecida, os clínicos, ou outros, devem ser extremamente cautelosos ao aplicarem seus próprios valores.

b) *Baixa qualidade de vida pode significar, em geral, que a experiência de quem a experimenta está abaixo de algum padrão que o observador considere como o desejado.* O observador, por exemplo, pode valorizar muito a vida intelectual ou as façanhas atléticas. Porém, em cada caso, a experiência em questão é diferente; pode ser dor, perda de mobilidade, presença de múltiplos problemas de saúde debilitantes, perda de capacidade mental e do desfrute da interação humana, perda de alegria na vida, etc. Cada uma dessas possui uma importância diferente para cada um que os experimenta, comparando com a avaliação de um observador.

c) *A avaliação da qualidade de vida, como a vida em si, muda com o tempo.* A preocupação da artista pode ser resultado de uma depressão que irá se resolver se ela descobrir suas futuras possibilidades; o professor de ginástica poderá ficar profundamente deprimido. Muitas vezes, os clínicos atendem pacientes cuja qualidade de vida está mais comprometida por trauma ou doença. Nem os pacientes nem os clínicos deveriam tomar decisões importantes com base em condições possivelmente transitórias.

d) *A avaliação dos observadores pode refletir viés e preconceito.* Por exemplo, a opinião de que as pessoas com incapacidades de desenvolvimento possuem uma "baixa qualidade de vida" pode refletir um viés cultural a favor da inteligência e da produtividade. O preconceito pode levar algumas pessoas a julgarem que os que possuem determinada origem étnica, *status* social ou preferência sexual possivelmente não consigam ter uma boa qualidade de vida. Esses preconceitos devem ser reconhecidos e, particularmente no atendimento clínico, superados.

e) A *avaliação da qualidade de vida*, tanto por quem a experimenta como pelos observadores, pode refletir condições socioeconômicas, como viver nas ruas, como os sem-teto, a falta de disponibilidade de cuidados domiciliares, de reabilitação ou de educação especial. Estes obstáculos, muito reais, com frequência, podem ser superados com planejamento e esforço daqueles que cuidam destes pacientes.

> **EXEMPLO**
>
> Dax Cowart, cujo caso é muitas vezes descrito em cursos de bioética, sofreu queimaduras muito graves e passou por um doloroso e longo tratamento e reabilitação. Ele acreditava que suas incapacidades causadas pela explosão – cegueira, desfiguração e mutilação – tornariam sua vida intolerável e sem valer a pena ser vivida. Recusou tratamento e queria morrer. Avaliou pessoalmente sua futura qualidade de vida como se não valesse a pena. Depois, Dax revisou sua avaliação anterior quando, pouco a pouco, superou a depressão. Aprendeu a apreciar as atividades mentais, a desfrutar da interação social e a enfrentar suas frustrações. Tornou-se um palestrante sobre sua própria história e um defensor dos direitos e da autonomia pessoal dos pacientes. Concluiu o curso de Direito, foi aprovado no exame da Ordem e exerceu a advocacia. Ele lida diariamente com suas incapacidades, mas alcançou uma qualidade de vida que não poderia ter imaginado antes (embora ainda acredite que não deveria ter sido privado do direito de recusar o tratamento). Além da avaliação pessoal de Dax, os médicos, cirurgiões e enfermeiros que cuidaram dele ofereceram avaliações, sendo observadores, que eram mais otimistas do que a de Dax. Eles tinham visto pacientes gravemente queimados recuperarem uma qualidade de vida aceitável, apesar de suas incapacidades. A história de Dax Cowart retrata vivamente a importância da qualidade de vida, bem como a dificuldade de aplicar diferentes e variados julgamentos a essa qualidade na tomada de decisão clínica.

Confronting death: Who chooses? Who decides? A dialogue between Dax Cowart and Robert Burt. *Hastings Cent Rep.* 1998;28(1):14–28.

3.0.6 Pergunta dois – Com que embasamento se pode julgar que determinada qualidade de vida seria indesejável para um paciente que não consegue fazer ou expressar julgamento?

Todas as considerações feitas em "Tomadores de decisão substitutos", na Seção 2.4, são relevantes para esta pergunta. Essa seção explica que, quando não for conhecida nenhuma das preferências do paciente, são instituídos tomadores de decisão substitutos para fazerem julgamentos que sirvam aos "melhores interesses do paciente". Esta ideia de "melhores interesses" é particularmente relevante para nosso tópico sobre qualidade de vida.

3.0.7 Padrão de melhores interesses e qualidade de vida

O conceito de melhores interesses origina-se da legislação, em que é comumente aplicado em casos de custódia infantil: que arranjo irá melhor oportunizar o amadurecimento saudável da criança? A aplicação da expressão é muito difícil em medicina clínica, na qual é encontrada com mais frequência em decisões de substitutos em relação a pessoas gravemente enfermas cujas perspectivas de recuperação da saúde são remotas. O primeiro passo, ao compreender como aplicar este conceito complexo, é refletir sobre os melhores interesses, os quais todos os seres humanos parecem compartilhar. *Pode-se supor que todos os seres humanos tenham interesse em estar vivos, serem capazes de compreender e comunicar seus pensamentos e sentimentos, conseguirem controlar ou orientar suas vidas, serem livres de dor e sofrimento e conseguirem atingir a satisfação desejada.* Pode-se supor que todas as pessoas escolheriam evitar a perda dessas habilidades. Os melhores interesses podem ser entendidos como o conjunto de elementos que compõem a qualidade de vida, conforme já descrevemos (ver Seção 3.0.2).

Essas suposições gerais devem ser adaptadas a casos individuais. O que conta como um interesse deve ser designado, na medida do possível, a partir do ponto de vista daquele por quem o julgamento está sendo feito. Os interesses comuns a pessoas competentes e maduras podem não ser os mesmos para aquelas que são imaturas, ou que possuem compreensão e julgamento reduzidos. Além disso, elas têm interesses em valores pessoais adequados às suas condições. Os tomadores de decisão substitutos deveriam tentar, tanto quanto possível, enxergar o mundo por intermédio dos olhos dessas pessoas, em vez dos seus próprios. Cada situação em que tais suposições forem contestadas demanda uma avaliação ética rigorosa. A avaliação crítica também consiste em analisar valores socialmente compartilhados de preconceito, discriminação e estereótipos.

> Beauchamp TL, Childress JF. The best interest standard. In: Beauchamp TL, Childress JF, eds. *Principles of Biomedical Ethics*. 6th ed. New York, NY: Oxford University Press; 2009:138–140.

3.1 AVALIAÇÕES DIVERGENTES DA QUALIDADE DE VIDA

Como a avaliação da qualidade de vida é tão subjetiva, os observadores classificarão determinadas formas de viver de modos muito diferentes. Essa diversidade origina vários problemas importantes comuns em ética clínica:

1. Falta de compreensão sobre os valores do paciente;
2. Divergência entre a avaliação dos médicos sobre a qualidade de vida dos pacientes e a avaliação feita pelos pacientes em si;
3. Viés e discriminação, que afetam negativamente a dedicação do médico ao bem-estar do paciente;
4. Introdução de critérios de valor social nos julgamentos de qualidade de vida.

Estudos demonstraram que os médicos classificam de forma consistente a qualidade de vida dos pacientes como pior do que para os próprios pacientes. Em um estudo, foi solicitado separadamente a médicos e pacientes que avaliassem a vida sob determinadas condições crônicas, como artrite, doença cardíaca isquêmica, doença pulmonar crônica e câncer. Os médicos julgaram que conviver com tais problemas era menos tolerável do que os pacientes que deles sofriam. Os médicos embasaram suas avaliações nas condições mórbidas, ao passo que os pacientes levaram em conta fatores não médicos, como relações interpessoais, finanças e condições sociais. Além disso, estudos demonstraram que as avaliações de qualidade de vida feitas pelos clínicos influenciam muito nas decisões clínicas, como aquelas referentes à ressuscitação ou à interrupção de suporte à vida.

EXEMPLO

Um homem de 62 anos, que teve um acidente vascular encefálico, está desorientado e incapacitado. Também foi diagnosticado com uremia, secundária à nefropatia obstrutiva. Seu médico acredita que a uremia seja uma maneira de morrer em paz, porque as incapacidades provenientes do acidente vascular poderiam ser muito angustiantes para o paciente. O médico sugere ao substituto do paciente que, para o seu benefício, a cirurgia para alívio da obstrução seja suspensa. O substituto opta pelo tratamento cirúrgico. O paciente se recupera e vive mais 10 meses com uma qualidade de vida satisfatória até pouco antes de sua morte.

COMENTÁRIO. Esse tipo de divergência na avaliação pode levar a graves julgamentos errôneos sobre a adequação da terapia. É essencial que os médicos discutam o assunto da qualidade de vida com o substituto e tentem identificar o mais explicitamente possível os valores mantidos pelo paciente. Também devem reconhecer que, embora suas avaliações possam se originar de uma longa experiência clínica, elas também refletem valores pessoais que podem não ser compartilhados pelo paciente. A expressão "se fosse eu" (assim denominada como raciocínio da "Regra de Ouro") não leva em conta os valores do paciente, sendo equivocada. Os médicos deveriam determinar os melhores interesses de pacientes competentes discutindo as opções de qualidade de vida com eles. Se os pacientes forem incompetentes ou não possuírem capacidade para tomada de decisão, as discussões com os substitutos autorizados são essenciais.

3.1.1 Pergunta três – Existem vieses que poderiam induzir a avaliação do profissional sobre a qualidade de vida do paciente?

Um dos importantes dogmas éticos da medicina é que os doentes devem ser cuidados independentemente de raça, de religião, de gênero ou de nacionalidade. Os médicos, como indivíduos, no entanto, podem ter crenças e valores que levem a julgamentos tendenciosos e discriminatórios contra determinadas pessoas ou classes de pessoas. Esses julgamentos podem afetar as decisões clínicas.

a) *Viés racial.* A história da medicina norte-americana é manchada pela discriminação contra os afro-americanos, os indígenas norte-americanos e outros grupos étnicos. Atualmente, esses vieses podem ser menos explícitos, mas ainda estão presentes. Muitos estudos revelam que as minorias raciais e culturais recebem atenção de qualidade mais baixa. É eticamente importante que esses vieses sejam identificados e eliminados das decisões clínicas. (Institute of Medicine. *Unequal Treatment: Confronting Racial and Ethnic Disparities in Health Care*. Washington, D.C., 2002. www.iom.edu/reports.)

b) *Viés contra os idosos e os incapacitados.* Estudos revelaram que muitos médicos, em particular os mais jovens, são tendenciosos contra os pacientes idosos e incapacitados. Relutam em lidar com eles e, às vezes, fazem julgamentos preconceituosos a seu respeito.

CASO

Uma mulher, com 92 anos, é trazida inconsciente ao serviço de emergência. Ao ser examinada, está indiferente, desidratada e hipotensa. Também foi descoberto que tinha uma infecção do trato urinário e infiltrados pulmonares, possivelmente causados por aspiração. O residente do serviço de emergência acredita que ela tenha sepse proveniente de uma fonte do trato urinário, mas pensa se deve iniciar com antibióticos e ressuscitação com líquidos devido à sua idade avançada. O médico atendente solicita o tratamento. Na recuperação, a paciente retorna à sua qualidade de vida anterior, vigorosa e alerta, que não era conhecida pelos médicos que a atenderam no serviço de emergência.

COMENTÁRIO. As decisões de tratamento devem ser embasadas na necessidade médica e nas preferências do paciente. A discriminação contra pessoas com base em sua idade cronológica é eticamente errada. A idade cronológica só é relevante para uma decisão clínica quando se encaixar em um julgamento com base em evidências a respeito da provável resposta de um paciente a uma intervenção. Por exemplo, em geral, as pessoas acima dos 75 anos de idade não são bons candidatos a transplante de órgãos devido a comorbidades, como doença cardiovascular.

c) *Viés do estilo de vida.* Estudos revelaram que os médicos não estão mais livres de preconceito do que o restante da população. Estilos de vida, como ser sem-teto, ser homossexual, ou ter enfermidades, como alcoolismo e abuso de drogas, evocam atitudes negativas ou desconforto. Esses vieses podem, às vezes, afetar o julgamento clínico, até mesmo inconscientemente.

d) *Viés de gênero.* O viés de gênero existe, explícita ou implicitamente, em toda nossa sociedade. Na atenção à saúde, estudos demonstram que os médicos homens desconsideram as queixas de saúde das mulheres, sendo que foram delineadas pesquisas de maneiras que não avaliaram de forma apropriada os tratamentos para mulheres. Com frequência, os preconceitos desconsideram a inteligência e a autonomia das mulheres. Também é possível que as médicas mulheres possuam atitudes estereotipadas em relação a seus pacientes – homens ou mulheres.

e) *Valor social.* A qualidade de vida pode ser confundida com valor social, isto é, julgamentos acerca do valor da contribuição de uma pessoa para a sociedade. *Uma avaliação de valor social atribui às pessoas que são produtivas, proeminentes, engajadas e criativas mais valor do que àquelas que não possuem estas características.* Embora julgamentos deste tipo possam ser necessários para muitas funções sociais, não têm lugar em decisões clínicas. Os clínicos não deveriam prestar atendimento diferenciado às pessoas de valor social pela sua suposta contribuição para a sociedade, exceto em circunstâncias mais incomuns (p. ex., priorizar um presidente ferido antes de seus auxiliares). A visão de valor social é particularmente problemática quando as decisões em relação a um tratamento escasso, como o transplante de órgãos, estão em jogo (ver Seção 4.5.5).

RECOMENDAÇÃO. Em geral, os critérios de valor social não são relevantes para diagnóstico e tratamento de pacientes. Qualidade de vida refere-se à vida de determinado paciente conforme ele a vive, não ao seu *status* social, importância ou produtividade. Os pacientes não devem receber ou deixar de receber tratamento com base no valor social. Não é prerrogativa do médico fazer julgamentos no contexto da prestação de tratamento. Criminosos, drogaditos e terroristas devem ser tratados em relação à sua necessidade médica, não seu valor social. Os aspectos especiais das decisões de triagem serão abordados na Seção 4.5.3.

3.1.2 Paciente contestador

Na Seção 2.5, foram descritos diversos pacientes cuja qualidade de vida tornou o seu atendimento difícil. A Sr.ª Enfrentamento não cooperava, era alcoolista e desagradável. Outro paciente era um drogadito abusivo. Os profissionais de atenção à saúde podem achar estes pacientes exasperantes, incômodos e, até mesmo, repugnantes. Essa reação pode distorcer as decisões clínicas a respeito deles e afetar a qualidade do atendimento que lhes é prestado. Os profissionais devem fazer esforços vigorosos para superar suas atitudes negativas frente a esses pacientes.

> **EXEMPLO**
>
> O Sr. C. D. é um sem-teto que mora em escavações de prédios. Está imundo, tem a boca fétida e, às vezes, é violento e destruidor. Aparece regularmente no hospital precisando de diversos tipos de atendimento para pneumonia, ulcerações causadas pela baixa temperatura, *delirium tremens* e assim por diante. É trazido ao serviço de emergência pela segunda vez em um mês com sangramento de varizes esofágicas. No relatório matinal, um dos funcionários questiona se a qualidade de vida do Sr. C. D. não deveria desqualificá-lo para o tratamento.

COMENTÁRIO. O estilo de vida do Sr. C. D. não deve impedir os médicos de atender suas necessidades médicas. Aspectos particulares desse estilo de vida, como capacidade de seguir um regime de tratamento, devem ser levados em consideração ao desenvolver um plano de tratamento. No entanto, ele impõe certos ônus sobre seus cuidadores e sobre a sociedade que podem ser relevantes aos julgamentos sobre seu cuidado. Este fator contextual é considerado no Tópico 4.

3.1.3 Incapacidade de desenvolvimento

As pessoas cujas aptidões são limitadas devido à incapacidade cognitiva ou de desenvolvimento são, muitas vezes, objeto de discriminação. Dada a diversidade de possibilidades para interação social, produção intelectual, realização pessoal e produtividade aberta à maioria dos seres humanos, a vida dessas pessoas pode parecer severamente restringida, sendo que suas vidas podem ser descritas como diferentes em qualidade daqueles sem essas incapacidades. Quando são tomadas decisões por essas pessoas a respeito da atenção médica, uma qualidade de vida tão diferente é uma consideração relevante?

> **EXEMPLO**
>
> Joseph Saikewicz era um homem de 67 anos que estava institucionalizado por incapacidade severa desde que tinha 1 ano de vida. Sua idade mental era estimada como em um nível de menos de 3 anos de idade e seu QI estava registrado como 10. Ele desenvolve uma leucemia mielogênica aguda. Seu cuidador diz: "Sua vida é de tão baixa qualidade! Por que deveríamos tentar prolongá-la?".

COMENTÁRIO. A Suprema Corte de Massachusetts aprovou (após sua morte) uma decisão de não tratar Joseph Saikewicz com quimioterapia. O tribunal tentou diferenciar entre a qualidade de vida geral de pessoas com incapacidade de desenvolvimento, a qual não considerou relevante, e a qualidade de vida específica, a qual "era esperada que Joseph Saikewicz experimentasse" se tivesse sido tratado com quimioterapia. Falando sobre o estado contínuo de dor e desorientação que provavelmente resultaria da quimioterapia, o tribunal disse que "ele teria sentido medo sem o entendimento exato da situação, diferente de outros pacientes, que tiram força dela". Essa distinção sugere um aspecto de importância ética. Dirige a atenção para a qualidade de vida como é sentida pelo paciente e se distancia da qualidade de vida típica de pessoas com incapacidade mental profunda. É perigoso para a ética decidir suspender um tratamento médico de alguém porque esse indivíduo pertence a uma classe de pessoas deficientes. Decisões como essas olham mais para a carga que estas pessoas colocam sobre a sociedade do que a carga que elas mesmas sofrem. Enxergar as pessoas somente como membros de uma classe para fins de tratamento médico inicia um processo em que classes de "indesejáveis" se ampliam cada vez mais e incluem mais pessoas que são "cargas para si e para os outros". Isto pode levar à discriminação injusta. As avaliações de qualidade de vida deveriam se concentrar na qualidade da vida que está sendo vivida por determinado paciente.

3.1.4 Demência e qualidade de vida

A ocorrência de doença de Alzheimer (DA) (ou mal de Alzheimer), ou qualquer outra enfermidade demenciante, é uma tragédia para pacientes e famílias. Esses problemas médicos trazem uma séria deterioração na qualidade de vida percebida pelo paciente e por outros. Eles desafiam os profissionais da atenção à saúde. Alguns destes desafios são éticos por natureza: informar o diagnóstico ao paciente com toda a honestidade, além de impor limites sobre o estilo de vida, como dirigir, decidir a respeito da organização da vida, uso de limitações e tratamento no fim da vida. Nos anos recentes, as melhorias na compreensão destas condições e no tratamento de pessoas que as sofrem aliviaram alguns fardos. Em geral, a abordagem ética a estas condições demanda medidas menos restritivas compatíveis com a segurança e o conforto do paciente. Além disso, outros problemas éticos podem aparecer.

> **CASO**
>
> O Sr. R. P., um marceneiro de móveis de cozinha realizado e uma pessoa simpática e agradável, começou a demonstrar os sinais característicos de DA aos 66 anos. Rapidamente cai em um esquecimento e confusão extremos, acompanhados de ataques de raiva, em particular contra sua esposa, que está junto há 40 anos. Seu médico realiza exames para excluir outras possíveis causas. Seus filhos, que são sócios no seu negócio, acham necessário evitar que ele vá à fábrica e que entre na oficina em casa, o que o enfurece. Seu médico o trata com donepezil e mais tarde acrescenta memantina para controlar os ataques violentos.

COMENTÁRIO. Embora dilemas éticos determinados sejam colocados por pacientes com DA, o problema mais geral é a manutenção de sua dignidade, independência, senso de autorrespeito e conexão com seu ambiente social e físico. Essas qualidades muitas vezes são seriamente negligenciadas por profissionais de saúde bem intencionados e por arranjos restritivos que muitas vezes exacerbam os problemas (p. ex., restrições que foram demonstradas que aceleram a deterioração física e psicológica e aumentam o uso de medicamentos sedativos). Muitas técnicas foram projetadas para apoiar a dignidade, mesmo para pacientes muito afetados e foi demonstrado que melhoram sua qualidade de vida; a orientação de clínicos experientes no atendimento a eles é útil. A medicação pode ter efeitos positivos sobre alguns problemas comumente associados à DA, como depressão, delírios e comportamento agressivo. No entanto, nenhum tratamento medicamentoso demonstrou que restaura a função cognitiva perdida.

RECOMENDAÇÃO. No caso do Sr. R. P., o uso de donepezil e memantina pode ter algum efeito positivo, pois sua eficácia parece ser maior ao estabilizar o problema em estágios iniciais de DA. Entretanto, em geral, esse efeito não é duradouro, e o paciente retornará à demência progressiva. Assim, os profissionais e a família deveriam pensar seriamente se uma melhoria transitória e leve no *status* mental realmente irá melhorar a qualidade de vida do paciente. O paciente cairá de novo na demência, repetindo a angustiante experiência da perda de capacidade. Além disso, os medicamentos antidemência podem ter efeitos colaterais desagradáveis, como náusea, diarreia e insônia, que podem ser particularmente angustiantes para uma pessoa com a função mental reduzida. Essa intervenção médica que, em princípio, pode ser medicamente indicada, além de desejada pelos substitutos, pode possuir um efeito prejudicial sobre a qualidade de vida geral do paciente. Por isso, a qualidade de vida, no sentido da produção de satisfação, torna-se uma consideração ética relevante.

3.1.5 Pergunta quatro – Que aspectos éticos aparecem em relação a aumentar ou melhorar a qualidade de vida de um paciente?

A medicina melhora a qualidade de vida ao curar os efeitos da enfermidade. Chamamos a atenção para quatro áreas da medicina em que os esforços para melhorar a qualidade de vida suscitam preocupações éticas:

1. Reabilitação;
2. Cuidados paliativos;
3. Tratamento de dor crônica;
4. Aperfeiçoamento.

3.1.6 Reabilitação

A medicina reabilitadora objetiva melhorar a qualidade de vida, como é demonstrado pela restauração da mobilidade, a capacidade de trabalhar e de viver de forma independente. A autonomia do paciente é a meta fundamental; as preferências e valores do paciente definem essa meta. A cooperação do paciente é crucial. Neste cenário, diversos problemas éticos especiais predominam. Às vezes, esses problemas aparecem porque as preferências e o julgamento da qualidade de vida pessoal pelo paciente podem entrar em conflito com o conhecimento e os valores médicos do fisioterapeuta.

> **EXEMPLO**
>
> Um programa de reabilitação é recomendado para o professor de ginástica descrito na Seção 3.0.5. Ele inicialmente se recusa a participar, afirmando: "Estou mutilado e a minha qualidade de vida é tão ruim que não pode melhorar." A equipe de reabilitação tem uma visão diferente de suas possibilidades. Convidam-no a continuar a discutir o assunto e propõem algumas metas em curto prazo.

COMENTÁRIO. Esse caso poderia ser discutido no Tópico 2, pois é um exemplo de problema relacionado às preferências do paciente. Contudo, a qualidade de vida é central para a avaliação do fisioterapeuta, se os desejos do pacientes devem ser respeitados. A medicina reabilitadora enfatiza uma estrutura educativa para o tratamento: as pessoas aprendem habilidades e são ensinadas a viver dentro dos limites de incapacidades inevitáveis. Nesse caso, o principal problema não é o problema físico de melhorar a mobilidade. É o problema educativo de levar este paciente a uma percepção diferente da qualidade de sua vida, com a qual ele pode encontrar total satisfação.

3.1.7 Cuidados paliativos e tratamento da dor

A medicina dos cuidados paliativos é definida como "uma abordagem que melhora a qualidade de vida de pacientes e suas famílias, que enfrentam os problemas associados a enfermidades fatais, por intermédio da prevenção e alívio do sofrimento pela identificação, avaliação e tratamento precoce da dor e outros problemas físicos, psicossociais e espirituais" (Organização Mundial da Saúde). O alívio da dor é uma meta médica tradicional buscada pela medicação, cirurgia e fisioterapia. Contudo, a concentração sobre os componentes fisiológicos da dor por meio de intervenções farmacológicas ou cirúrgicas, sem igual atenção ao psicológico, social e espiritual, pode trazer pouco alívio. Mesmo que o alívio fosse alcançado no sentido fisiológico, outras responsabilidades éticas importantes podem ser deixadas sem resposta; por exemplo, ajudar os pacientes a lidarem com sua morte iminente e seu efeito sobre outros. A medicina dos cuidados paliativos utiliza métodos para alcançar essas metas gerais. Os próprios médicos devem conhecer esses componentes e procurar o auxílio de especialistas em cuidados paliativos. Muitos hospitais instalaram serviços de cuidados paliativos, não sendo incomum que sejam chamados em casos em que existam problemas éticos. De forma semelhante, a consultoria ética pode ser chamada em casos em que os cuidados paliativos sejam uma preocupação. É muito comum que um encaminhamento para cuidados paliativos ocorra imediatamente depois que foi tomada uma decisão ética de mudar de cuidados intensivos para conforto. Possivelmente, as experiências do paciente e as agonias da família poderiam ter sido aliviadas se a medicina dos cuidados paliativos tivesse sido envolvida antes que a decisão crítica de suspender o tratamento de suporte à vida fosse tomada. De forma similar, um envolvimento precoce da ética clínica pode facilitar a tomada de decisão e sugerir um envolvimento precoce dos cuidados paliativos. Portanto, estas duas especialidades clínicas – cuidados paliativos e ética clínica – devem reconhecer suas competências distintas e colaborarem ao otimizarem o cuidado do paciente.

3.1.8 Tratamento de dor crônica

O alívio da dor, assim como todas as outras intervenções médicas, deveria embasar-se nas indicações médicas e nas preferências do paciente. Contudo, o alívio da dor impõe problemas particulares. As causas físicas objetivas da dor são muitas vezes difíceis de discernir. Além disso, os pacientes queixam-se de dor sem uma causa física aparente. O cuidado destes pacientes pode ser difícil.

CASO

O Sr. T. W., um corretor de seguros de 42 anos, visita seu médico queixando-se de uma dor difusa severa que, disse ele, foi "crescendo" por vários meses. Agora, é incessante e se movimenta pelo corpo, da parte superior das costas e ombros para a região lombar e membros inferiores. Ficar em pé por qualquer período de tempo é excruciante. Seu médico faz um exame físico detalhado, solicita diversos exames de imagem e, depois de resultados negativos, recomenda uma consulta com um neurologista, que também é improdutiva. Foram prescritos diversos medicamentos contra dor, com pouco alívio. A dor do Sr. T. W. é contínua, até chegar ao ponto da incapacidade. O médico, por fim, lhe diz francamente: "Não conseguimos achar nada de errado com você. Sua dor é psicogênica, isto é, vem da mente, não do corpo. Na verdade, você deveria consultar com um psiquiatra."

COMENTÁRIO. Muitas vezes, a dor crônica expõe um problema médico difícil, porque a causa orgânica específica é indefinível. Também impõe um problema ético, porque muitos médicos, quando suspeitam de uma origem psicogênica, tendem a dispensar o paciente por ser um "somatizador". Os pacientes irão interpretar comentários, como o do médico no caso apresentado, como uma acusação de que sua dor é irreal ou imaginária. Mesmo quando estiver presente na dor um significativo componente psicogênico, a dor é real. Em vez de dispensar o paciente com uma observação como essa, os médicos devem oferecer alívio sintomático e consultar com especialistas em manejo da dor e em medicina física. Deve ser recomendada uma ajuda psicológica como um auxílio para lidar com a dor, em vez de um substituto para o manejo médico. Se o paciente solicitar um atestado para recebimento de indenização por problema ocupacional, o médico deve responder honestamente. Se, depois de exames adequados e esforços terapêuticos apropriados, as queixas de dor persistirem, e se o médico não possui nenhuma suspeita bem embasada de fingimento, pode ser dito que o paciente sofre verdadeiramente de uma dor crônica incapacitante. Os formulários que devem ser preenchidos para o atestado às vezes dificultam expressar a verdade, pois com frequência exigem evidências de uma causa física para a dor. Ao preencher esses formulários, os médicos devem fornecer informações clínicas honestas e detalhadas.

3.2 MEDICINA DO APERFEIÇOAMENTO

As habilidades médicas, tradicionalmente dedicadas à cura da enfermidade, são cada vez mais empregadas para melhorar as condições normais: a cirurgia estética responde aos desejos dos indivíduos de adquirirem uma aparência mais atraente; a administração de hormônio do crescimento aumenta a altura de pessoas de baixa estatura; os medicamentos melhoram a potência sexual e a acuidade mental; e os esteroides aumentam o desempenho atlético. Como essas características aperfeiçoadas se encaixam nas metas da medicina? Levantam algum problema ético especial para o clínico? As discussões sobre este assunto muitas vezes diferenciam entre tratamento e aperfeiçoamento. Os tratamentos tentam responder a defeitos físicos, fisiológicos ou psicológicos que privam as pessoas de características normais. O aperfeiçoamento aumenta as características já normais além da variação normal. Como o sentido de "normal" nestas descrições é ambíguo, é difícil elaborar uma distinção precisa entre essas duas capacidades da medicina, bem como é difícil discernir as implicações para as responsabilidades éticas dos médicos.

Os tratamentos, no entanto, continuam próximos dos procedimentos usuais da medicina, no sentido de que são iniciados devido a um déficit óbvio. Por exemplo, o hormônio do crescimento é prescrito para melhorar uma deficiência clinicamente comprovada de hormônio do crescimento. Os aperfeiçoamentos, por outro lado, não curam um déficit físico ou psicológico documentado, mas respondem ao desejo do paciente (ou, às vezes, de seus substitutos, como quando os pais solicitam hormônio do crescimento para seus filhos de baixa estatura).

O desejo de aperfeiçoar pode resultar de diversos motivos, como alcançar uma vantagem competitiva, melhorar a autoimagem e a autoestima, ou sentir-se igual no grupo de amigos. Essas formas de aperfeiçoamento questionam se as indicações médicas estão presentes ou não. Múltiplas questões éticas podem ser levantadas: aperfeiçoamento cria iniquidade na distribuição de recursos (a vantagem competitiva vai para aqueles que conseguem pagar pelo aperfeiçoamento), cumplicidade com normas culturais suspeitas (tipos corporais idealizados), interferência com práticas sociais (justiça na competição atlética), falta de autenticidade e falsa autoimagem. Alguns avaliam que a medicina do aperfeiçoamento é pouco mais do que uma atividade comercial lucrativa para enriquecimento de profissionais. Outros defendem que os benefícios psicológicos para os pacientes podem melhorar significativamente sua qualidade de vida. As questões éticas levantadas por essas práticas são muito debatidas na atualidade. Assim, embora muitas práticas de aperfeiçoamento tenham sido incluídas na prática diária da medicina, como a cirurgia estética ou a prescrição de medicamentos para potência sexual, os profissionais devem estar cientes de que muitas práticas de aperfeiçoamento estão no limite das metas tradicionais da medicina e podem ter consequências pessoais e sociais negativas.

Murray T. Enhancement. In: Steinbock B, ed. *The Oxford Handbook of Bioethics*. New York, NY: Oxford University Press; 2007:chap 21.

Parens E, ed. *Enhancing Human Traits: Conceptual Complexity and Ethical Implications*. Washington, DC: Georgetown University Press; 1998.

3.3 COMPROMETIMENTO DA QUALIDADE DE VIDA E INTERVENÇÕES DE SUPORTE À VIDA

As perguntas sobre qualidade de vida muitas vezes são feitas quando os pacientes estão seriamente enfermos e recebendo tratamentos intensivos de suporte à vida.

É importante estimar a relação entre a avaliação da qualidade de vida e as considerações a respeito do uso de tratamento de suporte à vida.

3.3.1 Pergunta cinco – As avaliações de qualidade de vida suscitam algum questionamento relacionado a mudanças nos planos de tratamento, como a suspensão do tratamento de suporte à vida?

A qualidade de vida pode estar comprometida de diferentes maneiras. Para fins de descrição, propomos termos para descrever três maneiras diferentes pelas quais a qualidade de vida comprometida aparece em considerações em ética clínica: restrita, severamente reduzida e profundamente reduzida. Cada uma delas tem implicações para as decisões clínicas.

a) *Qualidade de vida restrita descreve uma situação em que uma pessoa sofre de déficits severos na saúde física ou mental.* Sua capacidade de realizar uma ou mais das atividades humanas comuns está restrita por esses déficits. Na presença de uma restrição como esta, a pessoa que tem os déficits ou os observadores formam uma opinião sobre o valor de uma vida restrita desta maneira. Claramente, como observado, as opiniões da pessoa vivendo essa vida podem diferir de forma significativa das opiniões dos observadores. Pessoas como os amputados, os paraplégicos, aqueles com deficiências de aprendizagem, etc., comumentemente consideram que possuem uma boa qualidade de vida, apesar dos déficits. Uma das metas da medicina é apoiar e melhorar a qualidade de vida restrita.

> **EXEMPLO**
>
> A Sr.ª Enfrentamento, paciente diabética que tem múltiplos problemas médicos, considera sua vida, apesar de restrita, como valiosa e que vale a pena ser vivida, embora alguns observadores possam julgar de outra forma.

b) *Qualidade de vida severamente reduzida descreve uma forma de vida em que a condição física geral de uma pessoa se deteriorou grave e irreversivelmente, cuja amplitude de função está limitada, cuja habilidade de comunicar-se com os outros é limitada e pode estar sofrendo com desconforto e dor.*

> **EXEMPLO**
>
> Um homem, com 85 anos e demência grave, está confinado ao leito com artrite severa, úlceras de decúbito persistentes e capacidade respiratória reduzida. Ele deve ser alimentado por sonda e necessita de uma forte medicação para dor.

COMENTÁRIO. Essa descrição difere da primeira porque o paciente, embora ainda consciente e reativo, perdeu fundamentalmente a capacidade de comunicar qualquer avaliação pessoal de suas experiências. As experiências são, para um observador, aquelas que a maior parte das pessoas consideraria como indesejáveis e gostariam de evitar. Além disso, usamos a palavra "reduzida", em vez de "restrita" porque, para a maioria, em situações restritas o paciente pode ser um participante ativo, ao passo que em situações "reduzidas" os pacientes são quase incapazes de uma participação ativa.

    c) *Qualidade de vida profundamente reduzida é uma descrição objetiva apropriada da situação em que o paciente sofre de extrema debilidade física, em conjunto com uma perda de atividade sensorial e intelectual aparentemente completa e irreversível.*

> **EXEMPLO**
>
> O Sr. Cuidado sofre um episódio anóxico de 15 minutos depois de uma parada cardiopulmonar. Após 3 semanas, ele ainda não recuperou a consciência. Os médicos acreditam que esteja em estado vegetativo.

COMENTÁRIO. Esta classificação de qualidade de vida descreve uma situação em que não só as capacidades comunicativas estão perdidas, mas também as capacidades neurológicas para processar impulsos sensoriais e atividades mentais. Utilizamos o termo "profundamente" para indicar uma perda profunda e prolongada. Nessa situação, somente as opiniões dos observadores contribuem para a deliberação sobre o valor deste estado (desde que não tenha havido qualquer expressão anterior pelo paciente). Alguns observadores acreditam que não existe nenhuma qualidade de vida, pois o paciente é incapaz das atividades neurais que gerem satisfação; outros observadores sustentam que uma vida assim, independente da qualidade, deve ser valorizada. Estas considerações são relevantes para o diagnóstico clínico do estado vegetativo, que discutiremos na Seção 3.3.3.

Observamos que a maioria das pessoas, se puderem escolher, parecem considerar indesejável uma qualidade de vida severa (b) ou profundamente reduzida (c). Estudos sugerem que a maior parte das pessoas, quando solicitadas a opinar sobre estas condições, as encara como "uma vida que não vale a pena" ou "uma vida pior que a morte". Assim, na ausência de evidências reais de opinião pessoal contrária, não é insensato julgar (b) e (c) como objetivamente indesejáveis. Esta é uma suposição cautelosa porque estudos sugerem que as pessoas muitas vezes decidem de forma diferente quando imaginam uma situação do que quando estão realmente naquela situação. Além disso, não usamos esta suposição de maneira isolada como base para qualquer decisão que leve à interrupção de um tratamento e à morte do paciente. As condições explicadas nos Tópicos 1, 2 e 4 devem também ser ponderadas ao tomar uma decisão sobre o que constitui o tratamento proporcional (ver Seção 3.3.5).

Patrick DL, Pearlman RA, Starks HE, et al. Validation of preferences for life sustaining treatment: implications for advance care planning. *Ann Intern Med*. 1997;127:509–517.

3.3.2 Qualidade de vida severamente reduzida

Os pacientes cujos problemas se encaixam nos critérios de qualidade de vida severamente reduzida podem precisar de intervenções de suporte à vida. A questão ética é se o fato de que o paciente possui uma qualidade de vida severamente reduzida torna eticamente permitido interromper as intervenções de suporte à vida.

CASO I

A Sr.ª A. W., uma mulher de 34 anos, casada e com três filhos, tem uma história de esclerodermia e ulcerações isquêmicas dos dedos dos pés e das mãos. É internada no hospital para tratamento de falência renal. O hálux do seu pé direito e diversos dedos de sua mão esquerda gangrenaram. Vários dias depois, ela consente com a amputação do pé direito e do polegar e do indicador de sua mão esquerda. Após a cirurgia, ela fica alternadamente embotada e confusa. Ela desenvolve pneumonia e é colocada em um respirador. Os dedos remanescentes da sua mão esquerda gangrenaram e é necessário fazer uma amputação mais extensa. Sua condição piora e agora é preciso pensar em iniciar a diálise. O médico atendente diz: "Como alguém quereria viver uma vida com uma qualidade tão horrível?". Ele se pergunta se a diálise deveria ser suspensa e se o respirador deveria ser desligado.

> **CASO II**
>
> O Sr. B. R. é um homem com 84 anos que vive em uma casa geriátrica. Foi diagnosticado com DA há 5 anos. Depende de uma cadeira de rodas e não responde de forma significativa à atenção humana. Frequentemente está muito agitado. Hoje, não consegue expressar, nem expressou anteriormente, suas preferências em relação ao atendimento. Sob outros aspectos, está fisicamente saudável. É difícil de alimentar, com frequência se afoga e cospe a comida. No último mês, foi tratado diversas vezes com antibióticos e líquidos devido à pneumonia por aspiração. Durante a noite, tem uma tosse violenta e chiado. Agora está com 37,8 °C de febre. O médico diagnostica pneumonia por aspiração. Ele deve ser transferido para o hospital e ser tratado?

> **CASO III**
>
> Robert Wendland sofreu uma grave lesão cerebral depois de capotar seu caminhão em alta velocidade. Permaneceu em coma por 16 meses antes de recuperar a consciência. Após 6 meses de reabilitação, Robert ficou gravemente incapacitado em termos cognitivos, emocionalmente volúvel e fisicamente deficiente. Conseguia responder a comandos simples, comunicar-se de forma intermitente por meio de um quadro para responder sim/não e se concentrar em movimentos físicos simples, como desenhar círculos e um "R" maiúsculo. Embora pudesse responder a perguntas simples, não respondia à pergunta se desejava morrer. Um neurologista consultor descreveu sua condição como "um estado consciente mínimo... [com] alguma função cognitiva" e a capacidade de "responder ao seu ambiente", mas não de "interagir" com ele "de uma maneira mais proativa". Robert se alimentava com uma sonda de jejunostomia. Depois que a sonda se deslocou e foi substituída três vezes, sua esposa se recusou a consentir com intervenções cirúrgicas adicionais. Os médicos concordaram, assim como o comitê de ética. A mãe e a irmã de Robert insistiram para que o tratamento fosse mantido.

COMENTÁRIO. No Caso I, da Sr.ª A. W., os graves déficits físicos e os problemas de reabilitação enfrentados por ela evocam no observador uma avaliação de que "ninguém desejaria viver desta maneira". Isto, é claro, no momento, não pode ser confirmado pela Sr.ª A. W. Ela tem uma enfermidade progressiva com seus problemas associados. Muitos desses problemas são suscetíveis a tratamento médico e reabilitação efetivos. Além disso, ela consentiu com as amputações iniciais, sugerindo sua vontade de viver com estes déficits. Finalmente, sua personalidade vital antes de sua cirurgia sugeria à equipe que ela tinha a capacidade de enfrentar a reabilitação e as dificuldades da vida subsequente. Embora, na época de sua hospitalização, ela parecesse, para alguns observadores, ter uma qualidade de vida severamente reduzida, a Sr.ª A. W. poderia ser encarada como uma pessoa com qualidade de vida restrita.

No Caso II, do Sr. B. R., nada se sabe sobre como ou se ele avalia a qualidade de sua vida. Qualquer julgamento de que sua qualidade de vida é severamente restrita reflete uma avaliação do observador acerca dos fatos físicos, bem como uma avaliação sobre viver com limitações extremas de atividade física e mental e as intervenções dolorosas e invasivas necessárias para manter as funções fisiológicas. Se a vida do Sr. B. R. continuar, é provável que se deteriore ainda mais. Provavelmente ele irá sofrer episódios recorrentes de aspiração. A qualidade de vida, então, torna-se uma consideração ética relevante. É eticamente apropriado assegurar que um tratamento de suporte adicional não seria em prol dos melhores interesses do Sr. B. R.?

O Caso III é um caso verdadeiro decidido pela Suprema Corte da Califórnia (Wendland, 2001). A condição do Sr. Robert Wendland foi diagnosticada como "consciência mínima". Essa recente expressão de diagnóstico descreve pessoas com alterações severas de consciência que não atendem aos critérios diagnósticos de coma ou de estado vegetativo. Essa condição varia da consciência com uma capacidade intermitente de se comunicar de maneira limitada até um estado quase vegetativo com pouca consciência e praticamente nenhuma capacidade de se comunicar. Esse estado se adequa à nossa definição de qualidade de vida severamente restrita. Uma pessoa sensata pode escolher não viver uma vida como esta. No entanto, na ausência de evidências suficientes de que este paciente julgaria dessa forma, os observadores (médicos, substitutos e família) não podem decidir se é uma vida que não vale a pena ser vivida.

RECOMENDAÇÃO. No Caso I, é eticamente obrigatório continuar a tratar a Sr.ª A. W. Metas médicas significativas ainda podem ser alcançadas e, embora suas preferências atuais não pudessem ser avaliadas, pode-se supor que ela prefere continuar com o tratamento. Muitas pessoas vivem bem e felizes com restrições tão severas quanto estas. Ela terá uma qualidade de vida restrita, mas não severa ou profundamente reduzida. A suposição de que nenhuma pessoa racional desejaria viver neste estado, justificado no caso do Sr. B. R., não se justifica no caso da Sr.ª A. W.

No caso do Sr. B. R., é eticamente permitido se abster de tratar sua pneumonia depois que diversos episódios mostraram que esse é o início de um padrão recorrente inevitável. A alimentação por sonda tem riscos de aspiração e infecção. Além disso, evidências clínicas revelam que os pacientes com demência avançada que são alimentados por sonda não possuem melhor *status* nutricional nem sobrevivência mais longa do que os pacientes sem alimentação por sonda. A decisão de suspender a nutrição e a hidratação artificial pode ser justificada com base em futilidade probabilística (ver Seção 1.2.2). Contudo, a qualidade de vida severamente reduzida também é uma justificativa significativa para essas decisões clínicas. Não existe obrigação de ajudar a manter uma forma de vida que não oferece nenhuma satisfação perceptível, mas somente angústia e sofrimento. Pode-se supor que uma pessoa racional não escolheria uma vida como essa.

No Caso III, acreditamos que é obrigatório manter o Sr. Robert Wendland, sem qualquer evidência clara de suas próprias preferências. A Suprema Corte da Califórnia não autorizou o tutor a negar a substituição cirúrgica da sonda de alimentação. (O Sr. Wendland faleceu antes que a decisão fosse tomada.) A qualidade de vida severamente reduzida, em si, não é razão suficiente para suspender o suporte à vida. Devem também existir evidências claras das preferências do paciente, como uma diretiva antecipada por escrito.

3.3.3 Qualidade de vida profundamente reduzida

Qualidade de vida profundamente reduzida é nossa designação para uma situação em que o paciente sofre de uma debilitação física extrema e uma perda completa e irreversível da atividade sensorial e intelectual. Por definição, este julgamento não pode resultar de uma avaliação pessoal, pois qualquer pessoa nessa situação perde a capacidade de perceber, compreender e avaliar seu estado.

CASO

O Sr. Cuidado, paciente com EM, está morando em sua casa. Tem uma parada respiratória associada à pneumonia e septicemia por germes gram-negativos. Sofre aproximadamente 15 minutos de anoxia antes da chegada do serviço de emergência. É ressuscitado, levado rapidamente ao hospital e colocado em um respirador. Após 3 semanas, o Sr. Cuidado não recuperou a consciência e continua dependente do respirador. Um neurologista consultor afirma que o Sr. Cuidado tem sinais neurológicos compatíveis com estado vegetativo e que, embora exista uma remota chance de uma recuperação muito limitada, ele acredita ser bastante provável que o Sr. Cuidado permaneça em estado vegetativo. O desejo da família do Sr. Cuidado de desmamá-lo do respirador é realizado. Ele é desmamado com êxito e, depois de vários meses, a avaliação neurológica afirma que ele ainda está em estado vegetativo. Em nenhuma etapa do curso de seu atendimento ele expressou qualquer preferência clara sobre seu futuro. O suporte respiratório deve continuar?

COMENTÁRIO.

    a) O Sr. Cuidado não está morto de acordo com os critérios em relação à função cerebral. Ou seja, embora tenha perdido, aparentemente de

forma permanente, a maior parte das funções corticais, ainda tem atividade encefálica, respiração, batimentos cardíacos e muitos reflexos espinhais. Portanto, não está "legalmente" morto (ver Seção 1.5).
b) A expressão "estado vegetativo" deve ser utilizada com cuidado, particularmente quando as palavras "persistente" ou "permanente" estiverem associadas a ela. O uso corrente recomenda que essa expressão seja aplicada a uma condição neurológica que se segue a um trauma severo na cabeça ou uma lesão anóxica. O paciente sai do coma inicial, mas não mostra nenhum sinal de consciência do mundo ou de si mesmo. As pessoas em estado vegetativo mantêm a função do hipotálamo e do tronco encefálico, bem como os reflexos nervosos espinhais e craniais. A aparência clínica deles mostra movimento dos olhos (mas raramente com seguimento), ajuste pupilar à luz, reflexo da mordaça e de tosse, movimento do tronco e dos membros. Estes pacientes também passam por ciclos de sono-despertar, às vezes fazem trejeitos, sorriem, gemem, parecem chorar e pronunciam articulações ininteligíveis.

Essa condição pode ser denominada *estado vegetativo continuado,* se persistir por vários meses (o termo "persistente" não é mais o usual). Alguns neurologistas utilizam o termo *estado vegetativo "permanente"* quando é avaliado como irreversível. O estado vegetativo permanente é um prognóstico neurológico definido como "uma perda completa e sustentada de cognição autoperceptiva, sendo que os ciclos de sono-despertar e outras funções autônomas continuam relativamente intactas. A condição pode se seguir a um dano cerebral bilateral agudo e severo ou se desenvolver gradualmente como o estágio final de uma demência progressiva" (Jennett, 2002). Um prognóstico de que o estado vegetativo é permanente pode ser feito de maneira confiável depois de 3 meses de uma lesão anóxica e 1 ano após o trauma. A maioria destes pacientes não necessita de suporte respiratório, mas de nutrição artificial. Outros neurologistas rejeitam o uso da expressão estado vegetativo permanente porque implica uma certeza prognóstica inconsistente com poucos, mas bem documentados, casos de recuperação tardia de consciência seguindo a um estado vegetativo. Os sinais clínicos do estado vegetativo, particularmente olhos abertos, movimentos de membros, ciclos de bocejo e sono-despertar, levam os observadores, em particular a família, a interpretarem estes comportamentos não cognitivos como sinais de consciência. Como esses sinais persistem depois do diagnóstico de estado vegetativo, os membros da família às vezes ficam confusos em relação à perspectiva de recuperação do paciente.

Um fator de complicação adicional é que alguns pacientes recuperam a consciência depois de um estado vegetativo. O diagnóstico clínico de "consciência mínima" é feito quando existem evidências intermitentes de consciência de si ou do ambiente, verbalização ou respostas simples, mas reproduzíveis, a comandos ou perguntas. No entanto, os pacientes que demonstram uma consciência mínima continuam significativamente comprometidos e severamente incapacitados. Embora pesquisas em terapêutica e reabilitação estejam em andamento, pouco se sabe sobre como tratar efetivamente esta condição. O caso de Robert Wendland ilustra a confusão e a controvérsia a respeito da consciência mínima.

   c) Deve-se tomar cuidado para não confundir um estado vegetativo com outra condição neurológica conhecida como "síndrome do encarceramento". Nessa última situação, as lesões no tronco cerebral paralisam as rotas eferentes que governam os movimentos e a comunicação, mas deixam a consciência intacta. É necessário realizar uma consultoria em neurologia para fazer um diagnóstico diferencial.

> Giacino JT, Ashwal S, Childs N, et al. The minimally conscious state: definition and diagnostic criteria. *Neurology*. 2002;58(3):349–353.
>
> Jennett B. *The Vegetative State: Medical Facts, Legal and Ethical Dilemmas*. New York, NY: Cambridge University Press; 2002.
>
> Lo B. The persistent vegetative state. In: Lo B, ed. *Resolving Ethical Dilemmas: A Guide for Clinicians*. 4th ed. Philadelphia, PA: Lippincott Williams & Wilkins; 2009:162–165.
>
> Medical aspects of the persistent vegetative state–first of two parts. The Multi-Society Task Force on PVS. *N Engl J Med*. 1995;330(21):1499–1508.
>
> Medical aspects of the persistent vegetative state–second of two parts. The Multi-Society Task Force on PVS. *N Engl J Med*. 1995;330(22):1572–1579.

COMENTÁRIO. Compare esta versão do caso do Sr. Cuidado com a condição da Sr.ª Cuidado, descrita na Seção 1.1.2., quando a morte dele era iminente. Naquela situação, o julgamento de que mais avaliações não alcançariam qualquer meta médica justifica a decisão de descontinuar o suporte mecânico. Este julgamento está embasado na futilidade probabilística. Nesta versão presente do caso, o Sr. Cuidado não está nem morto nem em morte iminente. Se sua pneumonia for resolvida e puder ser desmamado do respirador, não irá se recuperar de sua enfermidade subjacente nem é provável que retorne a um funcionamento mental suficiente para ter consciência e estabelecer comunicação. Por outro lado, se o respirador de suporte for removido, o Sr. Cuidado pode respirar por si e continuar a viver em um estado vegetativo. A vida em um estado vegetativo parece ao médico e à família uma vida de baixa ou nenhuma qualidade. A esperança deles é que, uma vez que o respirador seja descontinuado, o Sr. Cuidado morra rapidamente.

RECOMENDAÇÃO. Em nossa avaliação, é eticamente permitido descontinuar o suporte respiratório e todas as outras formas de tratamento de suporte à vida. Esta recomendação deve ser feita à família e sua concordância deve ser assegurada. Se não concordarem, a política do hospital sobre tratamento não benéfico deve ser invocada (ver Seção 1.2.2) Defendemos que a conjunção de três aspectos deste caso justifica uma decisão como esta:

a) Nenhuma meta da medicina, além do suporte à vida orgânica, está sendo ou será alcançada. Não cremos que essa meta sozinha seja supressora e independente da medicina.
b) Nenhuma preferência conhecida do paciente pode contradizer a suposição de que ele deseja que o suporte médico à vida orgânica seja descontinuado. Normalmente, um julgamento dos melhores interesses do paciente substituiria suas preferências, No entanto, no estado de perda de função cognitiva e comunicativa aparentemente irreversível, o indivíduo não possui mais nenhum "interesse" pessoal, isto é, nada que aconteça ao paciente pode, de alguma maneira, permitir que seu bem-estar progrida, nem o indivíduo pode avaliar qualquer evento ou circunstância. Se nenhum interesse pode ser atendido, as intervenções de suporte à vida não são mandatórias.
c) O paciente não possui mais as capacidades neurológicas/experienciais que o levem a sentir satisfação (ou insatisfação) com seu estado. O elemento essencial da qualidade de vida – a satisfação – está ausente.
d) A conjunção desses três argumentos éticos (retirados do Tópico 1, "Indicações médicas", Tópico 2, "Preferências do paciente", e Tópico 3, "Qualidade de vida") justifica a conclusão de que os médicos não têm obrigação ética de continuar intervenções de suporte à vida. Quando nenhum interesse do paciente for atendido, nenhuma meta médica além de suportar a vida orgânica for alcançável e não existirem evidências de que o paciente escolheria a vida continuada, não existe nenhum dever de continuar o suporte médico. Pode haver outras razões, como o desejo da família de visitar seu ente querido, que poderiam justificar o suporte continuado por um tempo limitado.

> **CASO (continuação)**
>
> Enquanto o Sr. Cuidado está em um estado vegetativo continuado, ele se torna anúrico e entra em falência renal. A diálise deve ser iniciada?

COMENTÁRIO.

a) Esta versão do caso envolve um exemplo de não iniciar uma intervenção, em vez de interromper uma que já está sendo usada. Muitas intervenções são iniciadas em épocas em que seu uso está claramente indicado. O alcance de metas importantes ainda é visto como possível. Quando essas metas não puderem ser alcançadas e quando existirem outras considerações importantes, como ausência de preferências do paciente e qualidade de vida severamente reduzida, as intervenções podem ser descontinuadas. Não existe nenhuma diferença ética entre iniciar ou interromper uma intervenção nestas circunstâncias.

b) Pode haver diferenças emocionais entre iniciar e interromper o tratamento. Alguns médicos acham pior interromper uma intervenção em andamento do que não iniciar outra. O início do tratamento pode sustentar alguma medida de esperança. Se, apesar dos esforços do médico, o paciente sucumbir à enfermidade, o médico tentou e fez o seu melhor. Além disso, ao retirar um tratamento, os médicos podem se sentir responsáveis (em um sentido causal) pelos eventos que se seguirem, embora não carreguem nenhuma responsabilidade (no sentido de responsabilização ética ou legal) pelo processo da enfermidade ou pelo paciente sucumbir a ela. Esses sentimentos pessoais, por mais fortes que pareçam, não alteram o julgamento ético que, nestas situações clínicas, é apropriado se abster de iniciar uma intervenção e também apropriado descontinuá-la.

c) Finalmente, após decidir não fazer esforços terapêuticos agressivos, novos problemas médicos, como infecção ou falência renal, às vezes tentam os médicos a iniciarem intervenções terapêuticas para abordar estes problemas emergentes. Isto é, obviamente, irracional, a menos que a intervenção tenha como seu objetivo outra meta mais apropriada para a situação, como oferecer conforto ao paciente que está morrendo.

d) A terminologia *Do not escalate* (DNE) [Não avançar] está entrando em uso. É uma ordem clínica de que medidas terapêuticas adicionais para enfrentar problemas clínicos recentemente emergentes não são indicadas. As medidas terapêuticas de suporte e paliativas podem ser continuadas. Se essa terminologia for usada, deveria ser claramente definida e a justificativa declarada com clareza.

RECOMENDAÇÃO. A decisão de interromper o suporte é justificada em ambas versões do caso do Sr. Cuidado. É posição comum de eticistas médicos, apoiados por muitas decisões judiciais, que a distinção entre parar e começar não é ética nem legalmente relevante. Entendemos que não existe nenhuma diferença ética significativa entre parar e iniciar as considerações essenciais relacionadas se as indicações médicas, a preferência do paciente e a qualidade de vida forem iguais.

3.3.4 Nutrição e hidratação artificialmente administradas

Nutrição e hidratação artificialmente administradas refere-se a um preparo líquido de calorias, proteínas, carboidratos, gorduras e sais minerais que são administrados ao paciente por meio de uma sonda nasogástrica ou por gastrostomia, a fim de sustentar a função metabólica quando um paciente for incapaz de ingerir nutrição sólida ou líquida pela boca. É utilizada para alimentar pacientes com câncer de cabeça e pescoço, ou com distúrbios gastrintestinais, depois de determinados procedimentos cirúrgicos, e em pacientes que estejam comatosos, demenciados ou em estado vegetativo.

> **CASOS**
>
> O Sr. Cuidado começou a receber líquidos e nutrientes intravenosos enquanto estava em coma depois de sua parada respiratória. É permitido interromper estas medidas depois que fica determinado que ele continua em estado vegetativo? O Sr. B. R. se deteriorou mentalmente e agora fica deitado em posição fetal, sem mostrar nenhuma resposta a estímulos verbais ou táteis. Deve-se empregar uma sonda de alimentação? Em ambos os casos, a morte se seguiria à inanição e desidratação, a menos que fossem administrados nutrientes e líquidos. Existe alguma obrigação especial para usar essas medidas que as diferencie do suporte respiratório, diálise ou medicação, que possa ser eticamente interrompido?

Lo B. Tube and intravenous feedings. In: Lo B, ed. *Resolving Ethical Dilemmas: A Guide for Clinicians.* 4th ed. Philadelphia, PA: Lippincott Williams & Wilkins; 2009:145–150.

COMENTÁRIO. Tem ocorrido um debate considerável sobre este assunto. Alguns autores defendem que a alimentação é uma função humana tão básica e tão simbólica do cuidado que nunca deveria ser suspensa. Também observam que a suspensão destas técnicas é uma causa direta de morte por inanição. Pensam sobre as implicações sociais de uma política que privaria os mais necessitados da atenção humana básica. Outros eticistas julgam que a carga de uma vida contínua de dor, desconforto, imobilidade, consciência diminuída e perda de comunicação não é almejada por nenhum ser humano, e essa carga supera tanto os benefícios da vida que não existe obrigação de auxiliar na sua sustentação. Além disso, a nutrição e a hidratação continuadas podem ter consequências adversas para o paciente que está morrendo, como o desconforto da sobredosagem de líquidos e a aspiração ou infecção dos sítios de inserção. Ademais, nenhum estudo demonstrou que a nutrição administrada melhora o *status* nutricional ou prolonga a vida de pacientes com demência avançada, comparado com pacientes que não recebem esta intervenção. Finalmente, existe concordância geral de que a privação de nutrientes e hidratação não causa os sintomas angustiantes da inanição no paciente gravemente debilitado e certamente não para pacientes que perderam a capacidade de sentir, como no estado vegetativo. Além disso, o paciente que está morrendo pode parar de comer devido a exigências metabólicas diminuídas.

Os eruditos judaicos e os teólogos católicos apoiam vigorosamente a obrigação moral de fornecer nutrição para quem está morrendo. Contudo, ambos admitem determinadas situações específicas em que esta obrigação não se aplica. Os eruditos judaicos permitem a privação de alimentação artificial se causar dor e sofrimento ou nas fases finais do morrer. Os teólogos católicos em geral têm aceitado a posição de que a nutrição e a hidratação administradas podem ser descontinuadas quando o ônus superar os benefícios. O documento *The ethical and religious directives for catholic health care services* [Diretivas éticas e religiosas para serviços católicos de atenção à saúde] (2004) declara: "deveria haver um pressuposto a favor do fornecimento de nutrição e hidratação para todos os pacientes... enquanto isto oferecer um benefício suficiente para superar o ônus envolvido para o paciente." Em março de 2004, o Papa João Paulo II declarou que a nutrição e hidratação administradas eram meios comuns de cuidado e obrigatórios, mesmo para pacientes em estado vegetativo. Entretanto, em novembro de 2004, ele reafirmou que todas as decisões sobre tratamento deveriam ser embasadas na avaliação de benefício-ônus do princípio da proporcionalidade (ver Seção 3.3.5). Na atualidade, os bispos católicos norte-americanos que têm autoridade sobre as *Ethical and religious directives* estão engajados em formular uma posição católica para a atenção à saúde que, na opinião de alguns, assumirá a posição mais conservadora de que a nutrição e a hidratação artificiais são sempre "cuidados comuns" e não podem ser omitidos.

> Hamel RP, Walter JJ, eds. *Artificial Nutrition and Hydration and the Permanently Unconscious Patient. The Catholic Debate.* Washington, DC: Georgetown University Press; 2007.

Concordamos que uma decisão de suspender a nutrição e a hidratação administradas é eticamente apropriada quando:

1. Não é possível nenhuma outra meta médica significativa além da manutenção da vida orgânica;
2. O paciente está tão incapacitado mentalmente que nenhuma preferência pode ser expressa agora ou no futuro;
3. Não foi expressa nenhuma preferência anterior para sustento continuado em uma situação como esta;
4. A situação do paciente é tal que não sofrerá nenhum desconforto ou dor se a intervenção for descontinuada.

Apesar de reconhecermos que existe alguma diversidade de opinião sobre este assunto, assumimos a posição de que, como todas as demais intervenções médicas, a propriedade ética da nutrição e da hidratação deve ser avaliada à luz do princípio da proporcionalidade, isto é, a avaliação da razão entre ônus e benefício para o paciente (ver Seção 3.3.5).

RECOMENDAÇÃO. Recomendamos que é eticamente permitido suspender os nutrientes e a hidratação no caso do Sr. Cuidado. Ele está em um estado vegetativo sem nenhum prognóstico de recuperação de consciência e, presumivelmente, não sofre de maneira alguma. Não sentirá desconforto por inanição ou desidratação. No caso do Sr. B. R., as opiniões estariam mais divididas. Alguns poderiam observar que, embora profundamente demenciado, ele ainda é capaz de sentir; seus contínuos gemidos e inquietude indicam que ele está desconfortável. Se descontinuar nutrientes e líquidos agravaria seu sofrimento, isto não deve ser feito. No entanto, é improvável que dor e desconforto severos se sigam à interrupção de suporte nutricional em um paciente tão deteriorado, sendo provável que a morte ocorra de forma bem rápida. Assim, é nossa opinião que a nutrição e a hidratação podem ser descontinuadas. Medidas de conforto deveriam ser iniciadas.

> Beauchamp T, Childress J. Nonmaleficence. In: Beauchamp T, Childress J, eds. *Principles of Biomedical Ethics*. 6th ed. New York, NY: Oxford University Press; 2008:113-164.
>
> Downie R, ed. *Palliative Care Ethics: A Companion for All Specialties*. 2nd ed. New York, NY: Oxford University Press; 1999.

3.3.5 Princípio ético do tratamento proporcional

Os parágrafos anteriores mencionaram o princípio ético da proporcionalidade. Muitos eticistas endossam a forma de raciocínio ético que compara os benefícios pretendidos do tratamento em relação aos possíveis ônus. Essa forma de raciocínio é às vezes denominada *proporcionalidade, isto é, um tratamento médico é eticamente mandatório na medida em que é provável que confira maiores benefícios do que ônus ao paciente*. A proporcionalidade é uma maneira de formular os princípios da beneficência e da não maleficência. Também inclui o princípio da autonomia e da satisfação sobre a qualidade de vida, porque os termos ônus e benefícios podem abranger todos estes elementos éticos.

A proporcionalidade é um teste da obrigação ética para recomendar ou fornecer uma intervenção médica: é a estimativa de seu benefício prometido sobre seu ônus concomitante. Embora as razões de benefício-ônus sejam intrínsecas a toda tomada de decisão médica, é importante observar que a proporcionalidade endossa esta forma de raciocínio mesmo em decisões de vida-morte, nas quais muitas vezes foi pensado que excluem este cálculo a favor de um dever absoluto de preservar a vida. Na realidade, alguns pacientes podem encarar a morte como um benefício. A proporcionalidade afirma que não existe nenhum dever absoluto de preservar a vida e que a obrigação vale somente quando a vida pode ser julgada mais como um benefício do que como um ônus pelo e para o paciente. Esse é um julgamento idealmente feito pelo paciente, mas que, com frequência, recai sobre sua família, seu substituto e os clínicos.

A proporcionalidade se aplica claramente às preferências do paciente. Os pacientes têm o direito de determinar o que aceitarão como benefícios e ônus. Entretanto, a proporcionalidade também se aplica às indicações médicas. Os médicos devem formular em sua própria mente a razão benefício-ônus para recomendar opções apropriadas aos pacientes ou a seus substitutos. O raciocínio da proporcionalidade também deve considerar a qualidade de vida na medida em que um paciente ou o responsável pela tomada de decisão em seu nome encara a vida como um benefício que é satisfatório para o paciente ou um ônus que o paciente rejeitaria.

ÉTICA CLÍNICA 143

Recomendamos que a proporcionalidade vá além das outras maneiras de formular argumentos a respeito de suspender o suporte à vida que foram longamente usadas na ética clínica, como omissão ou cometimento, suspensão ou retirada, ativo ou passivo e cuidados ordinários ou extraordinários. Ainda se ouve em ambientes clínicos comentários como "suspender o tratamento pode ser aceitável, mas depois que começamos, não podemos interromper", ou "a extubação seria eutanásia ativa ou passiva?". A maioria dos eticistas considera essas distinções confusas.

> Beauchamp TL, Childress JF. Distinctions and rules governing nontreatment. In: Beauchamp TL, Childress JF, eds. *Principles of Biomedical Ethics*. 6th ed. New York, NY: Oxford University Press; 2009:119–132.
> President's Commission for the Study of Ethical Problems in Medicine and Biomedical and Behavioral Research. *Deciding to Forego Life-Sustaining Treatment*. Chapter 2: Elements of Good Decision making. US Government Printing Office: Washington, DC, 1983. http//:www.bioethics.gov/reports/past commissions.

3.3.6 Implicações legais da suspensão de suporte à vida

A morte de um paciente a partir da decisão de descontinuar a intervenção médica com base na qualidade de vida possui implicações legais. Os casos de encerramento do tratamento discutidos no Tópico 1 envolveram pessoas cuja morte era iminente e para quem era improvável que mais intervenção alcançasse as metas médicas. Os casos no Tópico 2 abordaram o encerramento de tratamento que um paciente competente tinha declinado. É improvável que casos deste tipo gerem problemas legais, a menos que alguém, como um familiar ou outro médico, afirme que o julgamento de futilidade médica foi feito equivocadamente, ou que as preferências do paciente foram ignoradas. Nos casos descritos no presente capítulo, o paciente poderia ser mantido vivo, talvez por algum tempo, pelo uso continuado do respirador, por diálise ou por alguma outra intervenção. É a ausência de qualidade desta vida continuada que leva à recomendação de cessar a intervenção.

Os casos em que a qualidade de vida é o aspecto central são mais problemáticos em termos legais do que o tipo de casos descritos nos Tópicos 1 e 2. Por exemplo, as preferências de uma pessoa que poderia ser mantida viva são desconhecidas e se permite que morra. Em teoria do direito, isto pode ser considerado homicídio (embora as definições tradicionais de homicídio certamente não tivessem em vista os problemas ocasionados pela tecnologia médica moderna). O médico poderia ser acusado de assassinato ou negligência médica, ou indiciado como cúmplice na decisão ilegal de outro se concordasse com, ou não se opusesse, a suspensão do suporte à vida por outrem. Diversos casos legais focando esses aspectos foram adjudicados. Resumimos algumas decisões importantes na Seção 3.3.7.

Em nossa opinião, os médicos estão agindo dentro da lei, como é compreendida atualmente, quando recomendam que intervenções de suporte à vida sejam suspensas ou interrompidas com base na qualidade de vida (a menos que exista legislação específica contra isto em alguma jurisdição determinada) sob quatro condições específicas:

1. É praticamente certo que mais intervenção médica não alcançará nenhuma das metas da medicina, além de sustentar a vida orgânica;
2. As preferências do paciente não são conhecidas e não podem ser expressas;
3. A qualidade de vida está severa ou profundamente reduzida, conforme é definido nas Seções 3.3.1-3.3.3;
4. A família está de acordo.

Mantemos essa opinião porque, apesar das perplexidades legais, a maioria dos casos importantes até agora adjudicados afirmaram a correção legal de permitir que o paciente morra quando estas condições estão presentes. Essas condições são afirmadas de diversas maneiras em muitos modelos de políticas que foram preparados por sociedades médicas locais e nacionais, especialmente associações e grupos de defesa. Finalmente, as instituições deveriam exigir que seus conselhos legais preparassem instruções claras para a equipe médica em vista da legislação local vigente; os comitês de ética hospitalar deveriam formular uma política que reflita estas condições éticas, bem como a legislação vigente.

3.3.7 Decisões judiciais sobre suspensão de tratamento de suporte à vida

Algumas decisões judiciais importantes relevantes para casos deste tipo são resumidas aqui. Estes resumos são breves e, dadas as complexidades legais, são oferecidos somente para familiarizar o leitor com os nomes dos casos e seus aspectos principais. Uma descrição mais completa e as citações legais corretas podem ser encontradas em muitas fontes. Alguns recursos são mencionados posteriormente.

American Medical Association. *Current Opinions with Annotations of the Ethical and Judicial Council of the American Medical Association*. Chicago, IL: AMA [issued annually].

Lo B. Legal rulings on life-sustaining interventions. In: Lo B, ed. *Resolving Ethical Dilemmas: A Guide for Clinicians*. 4th ed. Philadelphia, PA: Lippincott Williams & Wilkins; 2005:170–178.

Meisel A. *The Right to Die*. New York, NY:Wiley; 1998 [with annual supplements].

Menikoff J. *Law and Bioethics*. Washington, DC: Georgetown University Press; 2001.

As decisões judiciais nesta área podem ser divididas em duas categorias:

1. Aquelas envolvendo pacientes competentes expressando um desejo de ter o tratamento médico interrompido;
2. Aquelas envolvendo pacientes incompetentes cujos guardiões desejam interromper o tratamento.

Pacientes competentes

Uma Corte de Apelação da Califórnia decidiu, em 1984, que o direito de privacidade garantido pela Constituição da Califórnia é suficientemente amplo para permitir que um paciente competente recuse todas as intervenções médicas, inclusive aquelas que, uma vez removidas, acelerariam a morte (*Bartling v Superior Court*, 1984). O caso envolvia um homem de 70 anos sofrendo de múltiplos problemas crônicos, incluindo enfisema e um tumor maligno de pulmão. O paciente, que tinha capacidade de decisão, buscava a remoção de seu ventilador; o hospital recusou-se, preocupado com o fato de que o paciente morreria se a máquina fosse removida. O tribunal decidiu pelo paciente, afirmando que seu direito de ter o suporte à vida descontinuado se estendia tanto para pacientes competentes como comatosos terminais.

Em 1990, a Suprema Corte do EUA decidiu que os pacientes competentes têm um interesse constitucionalmente protegido ao recusarem tratamento médico, ampliando as proteções asseguradas pelo tribunal da Califórnia para a nação inteira (*Cruzan v Missouri Dept. of Health*, 1990). A Suprema Corte dos EUA declarou que o direito estava embasado no termo "liberdade" na 14ª Emenda, e o tribunal da Califórnia tinha embasado o direito na cláusula de privacidade da Constituição da Califórnia. Independente da fonte do direito, o resultado final foi o mesmo: o interesse protegido de um paciente competente em recusar tratamento médico foi reconhecido. Embora a Suprema Corte tenha observado que os interesses do Estado em preservar a vida, prevenir o suicídio e proteger os interesses de terceiros e a integridade da profissão médica pudessem superar os interesses do paciente, isso raramente ocorre em casos envolvendo pacientes competentes. Alguns estudiosos da legislação acreditam que o direito de um indivíduo competente de recusar um tratamento de suporte à vida é "praticamente absoluto". As decisões judiciais mantiveram esse direito para os pacientes que também estão sofrendo de problemas terminais.

Pacientes incompetentes

A segunda categoria de casos envolve pacientes que são incompetentes por coma, retardo mental ou por ter alguma incapacidade por outro motivo. No marcante caso *In the Matter of Quinlan* (1976), a Suprema Corte de New Jersey decidiu que o direito de privacidade de um paciente inclui o direito de recusar suporte respiratório que prolongue a vida orgânica quando não for provável que o paciente retorne a uma "condição consciente e sapiente". Os requerentes, pais de uma jovem em estado vegetativo permanente, buscaram uma ordem judicial para remover o respirador que estava prolongando a vida de sua filha. O tribunal determinou que um guardião pode assegurar este direito em nome de um paciente, e que a determinação de um médico de que o paciente não irá retornar a uma "condição consciente e sapiente", juntamente com a concordância de um comitê de ética hospitalar, protege o médico e o hospital de responsabilidade civil e criminal se o suporte à vida for interrompido.

Esta visão, que igualou o direito de uma paciente incompetente de recusar tratamento ao de um paciente competente, prevaleceu até meados da década de 1980 na maioria das jurisdições. A decisão de *Cruzan v Missouri Dept. of Health* (1990), mencionada, esclareceu ainda mais o assunto. Os pais de Nancy Cruzan, uma paciente em estado vegetativo persistente, fizeram uma petição à Suprema Corte dos EUA para ordenar a remoção de sondas de nutrição e hidratação artificiais de sua filha depois que a Suprema Corte do Missouri negou seu pedido. A Suprema Corte dos EUA decidiu que nutrição e hidratação administradas, como os respiradores, são intervenções médicas que podem ser removidas por solicitação do paciente. No caso de pacientes hospitalizados competentes, o Tribunal decidiu que os Estados podem definir seus próprios padrões na força das evidências exigidas para provar que o paciente incompetente teria interrompido o tratamento se fosse competente. O Missouri tinha adotado um padrão estrito de "evidências claras e convincentes", que tinha sido aplicado por New York em casos semelhantes (*In the Matter of O'Connor*, 1988). Não estava claro se seria necessário uma diretiva antecipada para atender a este padrão no Missouri, ou se um pronunciamento oral das preferências do paciente seria suficiente, como tinha sido decidido em New York (*In the Application of Eichner,* 1979); lá o tribunal decidiu que as declarações de um paciente incompetente em relação a respiradores enquanto era competente constituíam evidências suficientes das suas preferências para permitir a remoção do respirador. A Suprema Corte dos EUA ordenou que o tribunal do Missouri realizasse nova audiência no caso Cruzan: a nova audiência descobriu que os comentários de Nancy para amigos antes de seu acidente constituíam as evidências claras e convincentes requisitadas. No caso de Terri Schiavo (Florida, 2003), uma mulher com 41 anos que tinha ficado em estado vegetativo durante 15 anos depois de um dano cerebral por anoxia devido a uma parada cardíaca, a Corte Distrital da Flórida autorizou a remoção de nutrição e hidratação medicamente administradas com base no testemunho do marido e guardião legal de Terri Schiavo de que ela tinha lhe dito que não desejava suporte à vida em sua situação. Alguns Estados têm utilizado padrões menos comprobatórios, embora o caso Cruzan deixe claro que são livres para adotar o padrão mais elevado. Após grande litígio pelos pais de Terri Schiavo, e apesar da intermediação do governador da Flórida, do Congresso dos EUA e do Presidente, a decisão original da Corte Distrital da Flórida autorizando a remoção de nutrição e de hidratação administradas foi mantida pelas cortes estadual e federal.

Uma decisão mais difícil é aquela envolvendo uma pessoa incompetente cujas preferências são desconhecidas. Estes casos aparecem quando os pacientes nunca foram competentes, como indivíduos severamente retardados desde o nascimento, ou quando indivíduos anteriormente competentes nunca expressaram suas preferências. Os tribunais têm assumido duas abordagens principais a esta situação. Alguns tribunais permitem ao guardião do paciente tomar decisões pelo paciente, levando em conta seu "sistema pessoal de valores" (*In the Matter of Jobes,* N.J., 1987). Esta situação representa uma situação ética difícil para os guardiões, que podem ser tentados a interpor seus próprios valores no processo de tomada de decisão. Atualmente, todos os Estados, com exceção de dois, aceitam as decisões de parentes próximos em situações semelhantes, e muitos Estados aceitarão amigos próximos como representantes.

Os tribunais também têm endossado o padrão dos "melhores interesses" quando as preferências do paciente nunca foram conhecidas (ver Seção 3.0.7). Isto implica que a morte pode ser no sentido do melhor interesse de uma pessoa. A decisão Quinlan claramente aceitou esta justificativa e tem sido seguida no geral. Normalmente, a intervenção de um tribunal em assuntos como este é desnecessária quando médicos e membros da família estão de acordo se o tratamento deve ser suspenso. Por exemplo, um caso na Pennsylvania decidiu que um membro da família próximo de um paciente incompetente pode exigir que o suporte à vida seja interrompido sem uma ordem judicial se dois médicos diagnosticarem o paciente como estando em um estado vegetativo persistente irreversível (*In re Fiori*, PA, 1996). Quando membros da família estiverem em conflito uns com os outros ou com os médicos, devem ser feitas tentativas de mediar ou negociar a discordância. Essas tentativas podem incluir uma revisão pelo comitê de ética, consultorias em ética, consultorias psiquiátricas ou reuniões entre equipe e família. Se os esforços não judiciais fracassarem, pode ser necessário um litígio para resolver o conflito.*

3.3.8 Pergunta seis – Quais são os planos e a justificativa para suspender o tratamento de suporte à vida?

Se for feita uma recomendação de suspender um tratamento de suporte à vida com base no que foi explicado, e essa recomendação for aceita pelo paciente ou substituto, devem ser feitos planos para continuar os cuidados em um nível apropriado. A meta fundamental dos cuidados agora é aliviar a dor, garantir conforto e ajudar o paciente a morrer em paz. Os cuidados paliativos e alívio da dor foram discutidos; no cuidado do paciente que está morrendo, entretanto, algumas questões éticas específicas emergem.

3.4 ALÍVIO DA DOR PARA PACIENTES TERMINAIS

A qualidade de vida de pacientes terminais é melhorada por cuidados paliativos que incluam a aplicação qualificada de medicamentos para alívio da dor. Infelizmente, o uso habilidoso de medicamentos para alívio da dor é um talento raro na prática médica. Entretanto, a medicina dos cuidados paliativos, embasada em sólida pesquisa sobre as causas e a cura da dor, está ganhando aceitação como uma alternativa tanto às intervenções agressivas fúteis como à negligência não tão benigna do paciente que está morrendo. A competência em cuidados paliativos inclui não somente ciência e habilidade no manejo da dor, mas também compreensão e aplicação de princípios éticos.

A submedicação é, em si, um problema ético. Os pacientes não deveriam ser mantidos em um regime medicamentoso inadequado para controle da dor por

---

* N. de R.T. No Brasil, os Comitês de Bioética são destinados a resolver conflitos semelhantes. O trabalho realizado pelo Comitê de Bioética do Hospital de Clínicas de Porto Alegre (HCPA) está disponível em: http://revistabioetica.cfm.org.br/index.php/revista_bioetica/article/view/219. O trabalho realizado pela Pontifícia Universidade Católica do Rio Grande do Sul (PUCRS) está disponível em: http://www.bioetica.ufrgs.br/cbcjib.pdf (em inglês).

ignorância do médico ou por um temor sem fundamento de dependência. O Medical Licensing Board (equivalente aos Conselhos Regionais de Medicina no Brasil) em todos os Estados é extremamente cauteloso em relação ao abuso de autoridade pelos médicos ao prescreverem medicamentos, levando essa cautela a tal ponto que sua fiscalização inibe a medicação adequada contra a dor. As sociedades médicas locais, em colaboração com os centros médicos acadêmicos, deveriam auxiliar os conselhos de medicina em uma política equilibrada neste sentido. Tentativas de alcançar um alívio adequado da dor têm outro efeito colateral: o apagamento da consciência do paciente e a dificuldade de comunicação do paciente com a família e os amigos. Esta consequência pode ser angustiante para paciente e família, além de eticamente problemática para médicos e enfermeiros. Em situações como essas, a atenção sensível às necessidades do paciente, juntamente com o manejo médico habilidoso, deve levar o mais próximo possível ao objetivo desejado: alívio máximo da dor com diminuição mínima de consciência e comunicação. Obviamente, se o paciente consegue expressar preferências, estas devem ser seguidas.

Os esforços para aliviar a dor com o uso de opioides podem causar depressão respiratória, aumentando o risco de morte (embora esse efeito adverso seja incomum). A questão ética pergunta se o alívio adequado da dor deve ficar comprometido, a fim de evitar o risco de depressão respiratória. Tanto o alívio da dor como o prolongamento da vida são metas da medicina. Quando prolongar a vida não for mais uma meta sensata, o alívio da dor e outros sintomas se tornam a meta fundamental para o restante da vida do paciente. Medicamentos contra dor, como a maioria dos medicamentos, trazem riscos, e face à morte iminente, uma dosagem com riscos mais elevados do que seria tolerado em outras circunstâncias é aceitável. Certamente, o alívio da dor não deve ser suspenso ou limitado devido a uma mera antecipação deste efeito adverso. Além disso, o risco é enormemente minimizado pela prescrição de doses iniciais baixas de opioides e dosagem até que o alívio adequado da dor seja alcançado. Um princípio ético, às vezes denominado "princípio do duplo efeito", é muitas vezes usado para analisar este problema clínico.

3.4.1 Princípio do duplo efeito ao aliviar a dor

O princípio do duplo efeito é uma forma de raciocínio ético que reconhece que as pessoas podem enfrentar uma decisão inevitável que trará efeitos inexoravelmente vinculados, alguns bons e desejáveis e outros negativos e indesejáveis. Os bons efeitos são pretendidos pelo agente e são eticamente permitidos (p. ex., o alívio da dor é um benefício); os efeitos negativos não são pretendidos pelo agente e são eticamente indesejáveis (p. ex., depressão de consciência e risco de infecção pulmonar). Os proponentes deste argumento afirmam que um efeito eticamente permitido pode ser admitido, mesmo que o eticamente indesejável inevitavelmente se siga, quando as seguintes condições estiverem presentes:

a) A ação em si é eticamente boa ou pelo menos neutra, isto é, nem boa nem ruim. Por exemplo, a administração de um medicamento é, à parte de circunstâncias e intenção, nem boa nem ruim.
b) O agente deve pretender obter os bons efeitos, não os maus, embora estes sejam previstos. Por exemplo, a intenção do médico é aliviar a dor, não comprometer a consciência nem arriscar causar uma função respiratória deprimida.
c) O efeito moralmente objetável não pode ser um meio para o moralmente permitido. Por exemplo, o comprometimento respiratório não é o meio para o alívio da dor.

Na maioria das situações clínicas, essas condições são atendidas. A intenção por trás da administração de opioides é simplesmente o alívio da dor. Em algumas situações, entretanto, emerge um problema em relação à condição (b): o médico e a família podem querer não só aliviar a dor, mas também acelerar o processo de morte. Se puder ser dito que as doses administradas são clinicamente racionais, isto é, não é administrado nenhum medicamento além do necessário para um alívio efetivo de dor, ansiedade e dispneia, a intenção paliativa é fundamental e a ação é ética. Se forem fornecidas doses além da necessidade clínica, a intenção de acelerar a morte parece central. Se esta última intenção se tornar fundamental, a ação constituiria uma eutanásia e seria antiética.

Beauchamp TL, Childress JF. Intended effects and merely foreseen effects. In: Beauchamp TL, Childress JF, eds. *Principles of Biomedical Ethics*. 6th ed. New York, NY: Oxford University Press; 2009:162–166.

Sulmasy D. Reinventing the rule of double effect. In: Steinbock B, ed. *The Oxford Handbook of Bioethics*. New York, NY: Oxford University Press; 2009:144–152.

CASO I

A Sr.ª Conforto tem doença pulmonar crônica e também sofre de carcinoma de mama com disseminação linfática para pulmões e metástase óssea. Ela precisa de doses crescentes de opioides para o alívio da dor. Sua função pulmonar se deteriora, de modo que sua Po_2 é 45 e Pco_2 é 55 quando está sem dor. Agora a Sr.ª Conforto está recebendo dois comprimidos de 15 mg de morfina de liberação prolongada a cada 8 horas (90 mg por

(continua) >>

> **\>> (continuação)**

24 horas). Ela pede mais morfina. Seu médico hesita, temendo que mais medicamento, dada sua capacidade respiratória já comprometida, causará a morte da Sr.ª Conforto. No entanto, ele ordena 10 mg de morfina oral de liberação imediata a cada 2 horas (120 mg por 24 horas).

> **CASO II**
>
> Uma mulher com 63 anos, em estado terminal, com câncer de esôfago amplamente metastático e desnutrição profunda, desenvolveu peritonite a partir de uma sonda de gastrostomia com vazamento. A tentativa de correção cirúrgica do vazamento fracassou e ela continuou a ter peritonite com dor abdominal severa. A paciente e sua família decidem por uma infusão de morfina para controle da dor. A dose de morfina é titulada de acordo com a dor da paciente e para manter sua capacidade de comunicar-se com sua família. Ela passa por uma redução na pressão respiratória e vigilância mental. Seis dias depois que a infusão de morfina foi iniciada, a paciente não é mais responsiva. Seu marido pergunta se o inevitável não poderia ser acelerado. O médico atendente aumenta a morfina para 20 mg por hora. A paciente entra em coma, vindo a óbito 12 horas depois.

COMENTÁRIO. A infusão de morfina é administrada em resposta à dor com o conhecimento de que aumenta o risco de depressão respiratória. Deve ser observado que, em geral, os especialistas em medicamento para dor sugerem que não existe nenhuma dose máxima absoluta de opioides: cada caso deve ser avaliado em termos da situação particular do paciente. Contudo, parece que, no Caso I, a dosagem é mantida em um nível necessário para alcançar um estado livre de dor. Esta é uma aplicação apropriada do princípio do duplo efeito. No Caso II, a dosagem inicialmente calculada foi aumentada até um ponto em que a morte era claramente pretendida. Nesse caso, é levantado o problema ético se isto constitui eutanásia.

3.4.2 Sedação paliativa

A expressão *sedação paliativa* (às vezes denominada *sedação terminal*) foi introduzida na discussão a respeito dos cuidados para pacientes terminais. A sedação paliativa refere-se ao uso de medicamentos analgésicos que potencialmente aceleram a morte devido aos seus efeitos sedativos colaterais. Isto poderia ser mais bem descrito como "sedação dos que estão em morte iminente" e pode ser justificado pelo princípio do duplo efeito, conforme foi descrito na Seção 3.4.1. Como prática, é comum e ética. Entretanto, de forma mais particular, a expressão "sedação terminal" pode ser usada para se referir à prática mais controversa de sedar um paciente até a inconsciência, para aliviar sintomas físicos não tratáveis de outra maneira, como dor, falta de ar, sufocação, convulsões e delírio, suspendendo ou interrompendo as formas de suporte à vida, como suporte ventilatório, diálise, nutrição e hidratação administradas. O paciente morrerá de desidratação ou de falência respiratória ou cardíaca. Não é administrada nenhuma dose letal de opioides ou relaxante muscular.

Um paciente que está morrendo pode pedir sedação neste sentido, ou o substituto do paciente pode fazê-lo quando o paciente estiver incapacitado para tomar decisões. Os proponentes da sedação paliativa consideram-na uma alternativa ética e legal à eutanásia, como uma combinação de cuidados paliativos e suspensão do suporte à vida. Os críticos dessa prática afirmam que é antiética porque não observa uma prestação importante do princípio do duplo efeito, ou seja, o médico pode prever a morte, mas não a almeja como resultado da ação. A intenção essencial da sedação terminal é trazer a morte de forma tão rápida e indolor quanto possível (embora também possa prolongar o morrer).

CASO I

O Sr. Cuidado sofre uma piora na debilitação por sua EM. Agora está hospitalizado para tratamento de uma quarta recorrência de pneumonia por aspiração. Apesar de delirar de vez em quando, consegue tomar decisões. Está em dor sem remissão devido a úlceras por decúbito profundas e constantemente desconfortável devido à falta de ar. Ele diz à sua esposa e ao seu médico que está exausto, não consegue tolerar a dor e apenas quer ser "posto para dormir". É proposto a ele um plano para sedação terminal e ele aceita. É iniciada uma infusão de barbitúricos. A dose é aumentada até que o Sr. Cuidado fique profundamente sedado e sua dor pareça estar controlada. Não é redigida nenhuma ordem para líquidos e nutrição.

CASO II

O Sr. Cuidado está nos estágios finais de EM. Ainda está morando em casa, mas é internado no hospital por uma pneumonia por aspiração. Seu médico está confiante de que se recuperará e voltará para casa. No entanto, o Sr. Cuidado diz à sua esposa e ao médico que está cansado de viver com sua condição em deterioração. Ele recusa o tratamento para sua pneumonia e não quer comer, dizendo que pretende jejuar até morrer. Pede para ser sedado, a fim de morrer de forma confortável.

COMENTÁRIO. Em ambos os casos, uma pessoa com capacidade de decisão recusa o atendimento (ver Seção 2.2.7). Entretanto, no Caso I, o paciente é terminal, e a sedação é uma resposta à dor intratável e à pneumonia recorrente. No Caso II, o paciente não é terminal e não está pedindo por alívio de dor, mas para que a morte seja acelerada. No primeiro caso, a sedação paliativa é um exemplo aceitável do raciocínio do duplo efeito; no segundo, a sedação paliativa, embora não seja a causa da morte, a acelera. Isto não é eticamente aceitável.

A sedação paliativa no cenário de solicitação competente e morte iminente é claramente ética; em outros casos, é eticamente problemática. Como prática clínica, ela deve ser abordada de forma cautelosa, pois tem potencial para abuso. Pode-se tornar um meio de permitir a morte dos não terminais, como no Caso II, ou uma prática clínica de rotina para pacientes que são terminais e cujos desejos não são conhecidos.

3.5 MORTE MEDICAMENTE ASSISTIDA

Algumas pessoas podem concluir que a qualidade de suas vidas está tão reduzida que não vale mais a pena viver. Essa conclusão pode ser resultado de dor ou sofrimento não aliviado, ou porque consideram a perspectiva da deterioração, ou porque acreditam que suas vidas são um fardo para os outros. As pessoas que chegam a essas conclusões estão muitas vezes em estado terminal e sob os cuidados de um médico. Pode lhe ocorrer pedir ao seu médico que as ajude a morrer de forma rápida e indolor. Nas seções anteriores deste livro, discutimos situações em que alguma forma de tratamento médico, como diálise, ventilação mecânica ou quimioterapia, estava sustentando a vida do paciente. Analisamos situações em que pacientes e médicos podem decidir suspender essas formas de intervenção médica. Nesta seção, prevemos uma situação em que o encerramento do tratamento em si não irá causar a morte do paciente; alguma ação adicional deve ser realizada para fazê-lo. Perguntamos aqui o que os médicos podem fazer de forma ética para responder à solicitação dos pacientes para ajudá-los a terminar suas vidas.

3.5.1 Eutanásia

O termo *eutanásia*, que significa "uma boa morte", tem sido usado há séculos para descrever esta questão moral. Em seu uso médico original, "eutanásia" implicava o dever de um médico de garantir que seus pacientes morressem tão pacífica e confortavelmente quanto a medicina da época poderia oferecer. O ato de matar de forma direta era repudiado. Mais tarde, o termo foi usado como sinônimo para *matar por piedade*, ou seja, matar deliberada e diretamente um sofredor para aliviar a dor, seja por um médico ou por alguma outra parte piedosa. A seguir, foram feitas distinções entre eutanásia voluntária, não voluntária e involuntária. A eutanásia voluntária descrevia situações em que o paciente consciente e deliberadamente solicitava a morte. A eutanásia não voluntária descrevia situações em que o paciente estava incapacitado para tomar decisões e não tinha feito nenhum pedido. A eutanásia involuntária descrevia situações em que os pacientes eram mortos contra sua vontade. A eutanásia involuntária (praticada como política na medicina nazista) foi condenada por todos os autores. A eutanásia não voluntária, ou seja, causar a morte, em geral de pessoas sem capacidade para tomar decisões e sem seu desejo expresso, foi criticada pela maioria dos autores. A eutanásia voluntária, embora muito controversa, tem sido defendida por alguns autores como eticamente permitida com base na autonomia do paciente.[*]

O debate contemporâneo nos EUA se distanciou dessas diferenciações e atualmente se concentra na pergunta mais precisa: se os médicos podem responder a um pedido de um paciente competente e terminal para auxiliá-lo a morrer. Esta questão em si requer esclarecimentos. Ela pode tanto se referir a uma situação em que um paciente pede a um médico que administre um medicamento letal quanto a uma situação em que o paciente solicita a um médico que prescreva medicamentos letais em potencial, os quais o paciente pode autoadministrar para levar à morte. O paciente toma a decisão final se sua qualidade de vida é baixa demais para continuar a viver; esse paciente realiza a ação que terminará com sua vida. Comparando este aspecto com a discussão a respeito de suspensão do suporte à vida, é possível esclarecer similaridades e diferenças.

EXEMPLO

A Sr.ª Conforto está morrendo devido a um câncer amplamente disseminado e está sofrendo uma dor intensa, embora esteja recebendo altas doses de morfina. Está consciente e é capaz de comunicar-se. Implora ao seu médico para "colocá-la para dormir para sempre". O médico administra uma dose letal de um barbitúrico de ação rápida e sulfato de morfina intravenoso.

COMENTÁRIO. Este é um exemplo de eutanásia voluntária: a paciente pede pela morte e o médico administra um medicamento letal. O debate sobre o papel do médico foi longamente colocado nestes termos. É óbvio, neste caso, que o

---

[*] N. de R.T. No Brasil, o Código de Ética Médica (CEM), Capítulo V, Art. 41, explica que "é vedado ao médico abreviar a vida do paciente, ainda que a pedido deste ou seu representante legal."

médico é o agente da causa da morte da paciente, mesmo que ela tenha solicitado de forma que ele o fizesse. Entretanto, na legislação norte-americana, este cenário constituiria a tirada ilegal da vida humana. Em todas as declarações éticas de organizações médicas, é considerado um comportamento antiético. Na literatura bioética, continua altamente discutível. Hoje, a discussão do envolvimento médico ao ajudar na morte de um paciente mudou para a formulação comumente denominada "morte medicamente assistida", como será explicado.

> Beauchamp TL, Childress JF. The justification of intentionally arranged death. In: Beauchamp TL, Childress JF, eds. *Principles of Biomedical Ethics*. 6th ed. New York, NY: Oxford University Press; 2009:176–186.
>
> Dickens BM, Boyle JM, Ganzini L. Euthanasia and assisted suicide. In: Singer PA, ed. *The Cambridge Textbook of Biomedical Ethics*. New York, NY: Cambridge University Press; 2008:72–78.
>
> Dworkin G. Medical-assisted death: the state of the debate. In: Steinbock B, ed. *The Oxford Handbook of Bioethics*. New York, NY: Oxford University Press; 2009:375–393.
>
> Lo B. Medical-assisted suicide and active euthanasia. In: Lo B, ed. *Resolving Ethical Dilemmas: A Guide for Clinicians*. 4th ed. Philadelphia, PA: Lippincott Williams & Wilkins; 2009:151–161.

3.5.2 Morte medicamente assistida

Nas discussões tradicionais sobre eutanásia, o papel do médico era em geral descrito como de administrar um medicamento letal, normalmente por injeção. Nos debates mais recentes, o papel do médico foi definido com mais precisão como a legalização da prescrição pelo médico de um medicamento que o paciente pode ingerir para levar à morte.

> **EXEMPLO**
>
> A Sr.ª Conforto está morrendo por um câncer amplamente disseminado e está sofrendo de dores intensas e implacáveis devido à metástase óssea, mesmo com um ótimo manejo da dor. Ela solicita que seu médico prescreva um suprimento de barbitúricos suficiente para terminar sua vida, para lhe dar instruções sobre a dose e a administração apropriada e para estar presente quando ela ingerir o medicamento prescrito para terminar com sua vida.

COMENTÁRIO.

a) Os proponentes de uma morte medicamente assistida oferecem o seguinte argumento em seu favor: está correto, dizem eles, que a administração direta de um medicamento letal constitui um ato de homicídio. No entanto, a prescrição de medicamentos que o paciente terminal pode ingerir à vontade exclui o médico como agente da morte do paciente. A decisão e a ação de terminar a vida continuam sob controle do paciente. O paciente, então, acelera seu próprio processo de morte, o que é muito diferente de um suicídio por uma pessoa que não esteja terminalmente enferma (ver Seção 3.6.1). Estes defensores propõem que a participação do médico ao oferecer os meios deve ser explicitamente excluída de legislações que proíbem ajudar em um suicídio. A participação do médico, afirmam eles, é uma resposta médica adequada de respeito à autonomia do paciente e da avaliação da qualidade de vida pelos próprios pacientes.

b) Os médicos oponentes ao auxílio aos pacientes para acelerarem sua morte por estas maneiras consideram a participação como não profissional e antiética. A American Medical Association rejeita a morte medicamente assistida como "fundamentalmente incompatível com o papel do médico como curador". O American College of Physicians não apoia a legalização da morte medicamente assistida porque "a prática poderia destruir a confiança do paciente e desviar da reforma nos cuidados ao fim da vida" e devido ao risco de discriminação contra populações vulneráveis, incluindo os idosos e os incapacitados.

AMA Council on Ethical and Judicial Affairs, *Curr Opin*. 1996;2:211.

American College of Physicians. *American College of Physicians Ethics Manual*. 5th ed. Philadelphia, PA: American College of Physicians; 2005.

c) Os Estados do Oregon e de Washington são as únicas jurisdições norte-americanas que permitem a morte medicamente assistida. Suas legislações declaram que os médicos podem prescrever, mas não administrar, um medicamento letal para um paciente competente que o requisitar e que esteja terminalmente enfermo. É exigido um período de espera de 2 semanas entre a solicitação e a prescrição. O médico deve ter certeza de que o paciente está fazendo uma solicitação competente e informada, e uma consultoria psiquiátrica é necessária se o médico suspeitar que o paciente requerente tem alguma doença mental. É o paciente, e não o médico, quem está no controle do processo desde o início até sua conclusão. Esse aspecto do morrer assistido o diferencia ética e legalmente de outras formas legalizadas de eutanásia, como na Holanda e na Bélgica, onde é permitido que os médicos sejam os agentes da morte do paciente.

Desde 1997, quando o suicídio médico-assistido foi legalizado no Oregon, aproximadamente 0,1% das mortes no Oregon (cerca de 30-60 a cada 38.000, aproximadamente, por ano) resultaram de morte medicamente assistida. Além disso, alguns pacientes que obtêm uma prescrição nunca fazem uso dela. Somente um pequeno número de médicos e pacientes participa de morte medicamente assistida. O médico pode declinar em participar. As razões mais comumente apresentadas para solicitação são controle da hora da morte, não se tornar dependente e evitar dor futura (em vez da dor real no presente).

3.5.3 Argumentos éticos

O público, a comunidade médica e os eticistas médicos estão divididos em relação à correção ética da morte medicamente assistida. Os oponentes oferecem os seguintes argumentos:

a) A proibição de tirar diretamente a vida humana tem sido um dogma central de muitas tradições religiosas, sendo igualmente forte na ética secular. Uma antiga máxima da tradição legal ocidental afirma que mesmo o consentimento da vítima não é uma defesa contra o homicídio. Estes oponentes consideram o envolvimento "indireto" do médico como apenas um prescritor, não um administrador, da intervenção letal como igualmente objetável.

b) A ética clínica tem tradicionalmente enfatizado a salvação e a preservação da vida e repudiado o tirar a vida de forma direta. O Juramento de Hipócrates afirma: "A ninguém administrarei nem sugerirei nenhum medicamento mortal quando for solicitado." Esta antiga proibição parece diretamente voltada à morte medicamente assistida. A medicina contemporânea reafirma esta tradição.

c) A dedicação da profissão médica ao bem-estar dos pacientes e à promoção de saúde pode ser seriamente arruinada aos olhos do público e dos pacientes pela participação de médicos na morte de muito enfermos, mesmo daqueles que o solicitarem.

d) Os pedidos para uma morte suave são muitas vezes feitos em circunstâncias de extremo sofrimento, o que pode ser aliviado por um manejo de dor habilitado e outras intervenções positivas, como aquelas empregadas nos cuidados em *hospices*.* De maneira similar, esses pedidos podem manifestar uma depressão tratável.

e) Mesmo se a aprovação para o morrer assistido voluntário for limitada, é possível que, uma vez estabelecida, a prática possa se tornar tolerada para pacientes não voluntários que outros afirmam que "teriam solicitado", se tivessem podido. De forma semelhante, a disponibilidade de morte rápida pode trazer uma sutil coerção sobre pessoas que sentem que seu estado comprometido é um fardo para os outros. Portanto, mesmo quando efetuar uma morte suave a pedido de um paciente sofredor parecer piedoso e benevolente, a aceitação da prática como ética pode causar consequências sociais perigosas. Este é o assim chamado argumento *slippery slope*, ou seja, que a tolerância para uma prática, por ser inofensiva em determinada situação, levará de forma gradual à tolerância de práticas semelhantes, porém mais perigosas. Na Holanda, onde a eutanásia é legal, alguns autores afirmam que existe essa tendência; nenhuma tendência similar apareceu no Estado de Oregon.

Os proponentes da morte medicamente assistida contra-argumentam com os seguintes pontos:

a) A suspensão do tratamento, como descontinuar a nutrição e a hidratação artificial, em muitos casos acelera a morte de um paciente em estado vegetativo que ainda não está mesmo terminal. Permitir que pacientes competentes e conscientes, mas terminais, acelerem sua morte é menos problemático eticamente.

b) Indivíduos autônomos que tenham autoridade moral sobre suas vidas e pacientes que estão morrendo deveriam receber os meios para controlar a hora e a maneira de morrer com auxílio de clínicos competentes.

c) Não deveria ser exigido de ninguém que suporte uma carga desproporcional de dor e sofrimento, e aqueles que os aliviam de tal ônus, a seu pedido, estão agindo eticamente, isto é, por compaixão e respeito à autonomia. Os médicos não têm o dever de prescrever medicamentos letais; é eticamente permitido que aceitem ou rejeitem a solicitação do paciente terminalmente enfermo.

d) Com frequência, a carga da dor e da incapacidade resultam do "sucesso" de uma intervenção médica que prolongou uma vida de qualidade

---

*N. de R.T. O termo "*hospice*" é utilizado para serviços de cuidados paliativos focados na atenção e alívio do sofrimento físico, emocional, espiritual e social de pacientes terminalmente doentes.

inaceitável. Deveria ser permitido aos que efetuaram este resultado que respeitem o desejo do paciente de não suportar mais um resultado tão descompensador. Assim como os pacientes podem recusar nutrição e hidratação artificial para acelerar seu morrer, pode-se argumentar que a morte medicamente assistida também pode ser recusada.

e) A máxima do juramento de Hipócrates proibindo "prescrever medicamento mortal" está desatualizada, pois a medicina nunca poderia ter antecipado a capacidade de prolongar a morte que possui atualmente.

f) Algumas vozes na profissão médica, que antes se opunham à eutanásia, recentemente expressaram apoio às formas circunscritas com cuidado de auxílio ao morrer que foram legalizadas nos Estados de Oregon e de Washington.

COMENTÁRIO. Esses argumentos são vigorosamente debatidos por proponentes e oponentes da morte medicamente assistida. Durante a década dos anos 1990, houve iniciativas, pela legislação e por decisão judicial, de tornar a morte medicamente assistida legal. Os Estados de Oregon e Washington o fizeram. A Suprema Corte dos EUA decidiu que, enquanto não existir nenhum direito constitucional à morte medicamente assistida, os Estados podem legislar tanto para proibir como para permiti-la (*Washington v Glucksberg* e *Vacco v Quill*, 1997).

3.5.4 Resposta médica à solicitação de auxílio ao morrer

Mesmo que a morte medicamente assistida possa ser amplamente legalizada no futuro, os debates sobre sua correção ética continuarão. Os médicos terão de tomar decisões conscientes a respeito de oferecer ou não auxílio a pacientes para acelerar sua morte. A prática da morte medicamente assistida requer decisões difíceis sobre o que constitui a enfermidade terminal e se todos os meios para aliviar a dor física e psicológica foram esgotados. Em particular, a autorização legal limitada apenas a pacientes competentes em enfermidades terminais deixa questões não respondidas sobre pacientes em circunstâncias de igual angústia, mas que não consigam autoadministrar um medicamento letal, bem como sobre pessoas que não sejam terminais, mas que antecipam uma morte vagarosa por uma enfermidade degenerativa. Além disso, a pergunta de quão vigorosamente perseguir o diagnóstico de enfermidade mental, em especial depressão, continua pendente.

Um pedido de auxílio ao morrer de um paciente deveria ser respondido da seguinte maneira:

a) Um médico que não estiver convencido pelos argumentos apoiando a morte medicamente assistida deve informar o paciente de que não pode cooperar por razão de consciência. Esse médico deve se oferecer para discutir o assunto em profundidade com o paciente, na esperança de encontrar opções aceitáveis para ambos. Se o paciente continuar a solicitar auxílio, o médico pode se oferecer para renunciar ao caso ou fornecer apenas cuidados paliativos.
b) Um médico que estiver convencido pelos argumentos a favor do morrer assistido deve reconhecer que auxiliar é ilegal, exceto nos Estados de Oregon e Washington. Diferentes jurisdições possuem leis um pouco diferentes e maneiras diversas de lidar com o assunto, porém, em geral, auxiliar um paciente a morrer ao prescrever um medicamento letal é um ato criminoso. Um médico pode escolher correr o risco de responsabilização legal, mas deve fazê-lo com pleno conhecimento das possíveis consequências.
c) Se um médico optar por correr o risco legal, deve ter certeza de que o paciente possui capacidade de decisão e está sofrendo de um problema que pode realmente ser caracterizado como terminal. É aconselhável haver consultoria sobre esses aspectos.
d) O médico deve explorar o assunto com o paciente de forma muito cuidadosa e piedosa. A situação médica do paciente, as opções de tratamento, as maneiras alternativas de acelerar a morte, os cuidados paliativos, o alívio da dor, o apoio social, os valores e as atitudes devem ser discutidos. A discussão deve ocorrer ao longo do tempo e pode incluir outros, como o cônjuge, os filhos do paciente, seus amigos mais próximos e conselheiros religiosos e em ética.

3.6 CUIDADOS AO PACIENTE QUE ESTÁ MORRENDO

A qualidade no fim da vida exige uma combinação do julgamento dos clínicos e das preferências dos pacientes em três áreas específicas, ou seja, alcançar um controle apropriado da dor e dos sintomas, evitar o prolongamento inapropriado do morrer e melhorar o controle dos pacientes sobre seu cuidado. Outros aspectos da qualidade do cuidado repousam fundamentalmente sobre o paciente e a família, apoiados por médicos, enfermeiros e assistentes sociais. As preocupações espirituais do paciente devem ser respondidas da maneira que agradar ao paciente.

A decisão de suspender alguma forma específica de tratamento ou de não ressuscitar não implica a interrupção de outras formas de cuidado ao paciente. Frequentemente é observado que, depois que uma ONR é redigida, a atenção às necessidades do paciente diminui. Isso é antiético por duas razões: primeira, mais de

50% dos pacientes para quem foram redigidas ONR sobrevivem e recebem alta, além desses pacientes necessitarem de cuidado continuado apropriado; segunda, quando as metas de curar estão esgotadas, as metas de cuidar devem ser reforçadas. Na atenção em *hospices*, a tecnologia de suporte à vida e as intervenções para salvar a vida são evitadas em defesa dos cuidados para conforto. A atenção ao alívio da dor e ao desconforto e a melhoria da capacidade do paciente de interagir com a família e os amigos se tornam as metas predominantes. A atenção em *hospices* e a medicina paliativa funcionam para alcançar essas metas. O provérbio médico é pertinente: curar às vezes, oferecer alívio tão frequentemente quanto possível, confortar sempre.

3.7 TRATAMENTO PARA TENTATIVA OU SUICIDAS POTENCIAIS

O suicídio é a retirada deliberada da própria vida. É natural supor que a tentativa de suicídio em parte reflete uma crença pessoal que a qualidade da vida de alguém se tornou insuportável devido à enfermidade mental, a perdas pessoais significativas, a conflitos emocionais esmagadores ou a decisões impulsivas.

3.7.1 Pergunta sete – Qual é o *status* legal e ético do suicídio?

Se uma pessoa fez uma tentativa de suicídio (ou suspeita-se de tentativa de suicídio) e é trazida para um serviço de emergência, o paciente deve ser estabilizado de acordo com o Emergency medical treatment and labor act [Ato de tratamento e trabalho médico de emergência]. Mesmo quando uma tentativa de suicídio for apoiada por evidências, como uma história e um bilhete de suicídio, é normal oferecer todos os meios necessários para ressuscitação e atendimento na suposição de que a tentativa de suicídio é o resultado de uma enfermidade mental.

> **CASO**
>
> A Sr.ª D. W., uma mulher com 24 anos, é trazida ao serviço de emergência; ela teve uma overdose, sendo que havia cortado profundamente seus pulsos. Está embotada. Foi trazida várias vezes antes e sabe-se que tem uma história psiquiátrica de depressão. Em sua última admissão, gritava para que na próxima vez a deixassem morrer.

RECOMENDAÇÃO. A Sr.ª D. W. deve ser tratada. A prática habitual de desconsiderar o desejo de suicídio na situação de um serviço de emergência é eticamente apropriada. Os seguintes comentários são pertinentes a esta situação:

a) A base ética para prevenção do suicídio é a tese psicológica bem alicerçada de que a tentativa de suicídio com frequência é um "grito de socorro", não uma decisão não ambivalente de acabar com a própria vida. Muitas vezes, o fato de que o suicídio tentado chega ao serviço de emergência sugere que o ato foi motivado de forma ambivalente. Muitas tentativas de suicídio são intermediárias. A tentativa de suicídio pode não ser um ato de autonomia, mas sim um ato resultante de uma capacidade prejudicada por uma enfermidade mental, física ou por conflito emocional.
b) As tentativas de suicídio são muitas vezes realizadas em condições psicopatológicas, como depressão, que são tratáveis, ou sob condições sociais que são transitórias, como uma desilusão amorosa ou uma perda financeira. Às vezes, é possível prever isso; os médicos possuem a obrigação ética de reconhecer as inclinações suicidas dos pacientes que passam por seus consultórios, esforçando-se para auxiliá-los pessoalmente por encaminhamento a um conselheiro treinado em suicídio ou psiquiatra.

3.7.2 Suicídio e recusa de tratamento

Às vezes, é perguntado se a recusa de tratamento por um paciente, em especial um paciente que está terminalmente enfermo, equivale ao suicídio. Se o fosse, o médico pode sentir-se obrigado a prevenir o suicídio ou a evitar a cumplicidade. Existem diferenças éticas significativas entre suicídio e recusa de cuidados médicos. Seguem-se exemplos dessas diferenças:

a) Ao recusar atendimento, as pessoas não tiram suas vidas; em vez disso, não permitem que outros as ajudem a sobreviver. As pessoas que abominam o pensamento do suicídio podem dizer: "Não quero me matar. Só quero que me permitam morrer em meus próprios termos e controlar a hora e o modo da minha morte."
b) Ao recusar atendimento, a morte é causada pela progressão de uma enfermidade letal que não é tratada; no suicídio, a causa imediata da morte é um ato letal autoinfligido. Ao recusar cuidados para salvar a vida, o paciente não põe em movimento a causa letal. A recusa do paciente autoriza o médico a abster-se da terapia; o problema fatal é, em si, a causa da morte.
c) Embora tanto o suicídio como a recusa de tratamento resultem em morte, o cenário moral difere completamente em intenção, circunstâncias, motivos e desejos.

d) A Igreja Católica Romana condena o suicídio. Permite aos fiéis que recusem cuidados, mesmo que resulte em morte, quando o tratamento for "extraordinário", ou seja, oferecer pouca esperança e for excessivamente penoso, doloroso ou caro.
e) Muitas decisões judiciais e legislações atualmente diferenciam entre recusa legítima de atendimento e suicídio. A maior parte da legislação sobre Diretivas antecipadas afirma de forma explícita que a morte se seguindo a uma decisão autorizada por estes atos não pode ser considerada suicídio para fins de negativa de seguro de vida.

3.7.3 *Status* legal do suicídio

Antes, o suicídio era um ato criminoso na jurisprudência anglo-americana, mas todas as sanções para o suicídio (que anteriormente incluíam o confisco das propriedades do suicida) foram repelidas em jurisdições norte-americanas no século XIX. Embora o suicídio não seja ilegal, as leis estaduais apoiam a sua prevenção. Em todos os Estados, o tratamento psiquiátrico involuntário pode ser prestado a pessoas que são consideradas "um perigo para si mesmas" por um possível suicídio. Além disso, a maioria das jurisdições mantém sanções legais contra ajudar e induzir ao suicídio.* Essas leis se aplicam a qualquer um que, sob a legislação corrente, ofereça uma morte medicamente assistida para pacientes terminais, exceto nos Estados de Oregon e Washington.

3P OBSERVAÇÕES EM PEDIATRIA

3.1P Aspectos do julgamento de qualidade de vida para bebês e crianças

Os julgamentos de qualidade de vida em relação às crianças diferem daqueles feitos para adultos de duas maneiras importantes. Primeira, com frequência, os adultos podem expressar preferências sobre estados futuros de vida e saúde. Segunda, quando um adulto estiver incapaz de expressar preferências, a história das preferências desta pessoa e o estilo de vida muitas vezes permitem que outros estimem como esta pessoa valorizaria e se adaptaria a situações futuras. Em pediatria, a vida cuja qualidade está sendo avaliada está quase inteiramente no

---

* N. de R.T. No Brasil, o risco de planejar ou tentar suicídio também é considerado motivo para internação involuntária. Internações involuntárias necessitam de aval do judiciário em um período de até 48 horas após a internação.

futuro. Além disso, como no cuidado do adulto, os pediatras tendem a avaliar a qualidade de vida como mais baixa do que os pais ou as crianças afetadas.

Intervenções médicas que são efetivas, em geral no alívio de incapacidade física, são eticamente obrigatórias quando a única suposta contraindicação for a incapacidade de desenvolvimento pela síndrome de Down. Condições médicas mais complicadas, como deformidades cardíacas importantes, podem ser contraindicações genuínas ao tratamento.

3.2P Padrão do melhor interesse para crianças

As crianças possuem pouca ou nenhuma história de preferências sobre as quais se possa embasar um julgamento substituto. O primeiro padrão para substitutos de decisão, o julgamento substituído, não é relevante. Todos os julgamentos substitutos para crianças devem aderir ao padrão do melhor interesse (ver Seção 3.0.7).

Em alguns casos particularmente difíceis, a questão ética é se a qualidade de vida futura para cada uma destas crianças justifica a decisão de continuar ou de retroceder com intervenções médicas de suporte à vida. Os pais e os médicos chegarão a suas conclusões com base em muitos fatores. Observamos aqui diversos aspectos que são, em nossa opinião, importantes. Primeiro, é se estes casos representam ou não o que alguns denominaram *futilidade qualitativa*, isto é, alguma meta pode ser alcançada com sucesso, mas essa meta não vale a pena ser atingida. Em outras palavras, as experiências da pessoa seriam consideradas indesejáveis por alguém que as está vivendo e pela maioria dos observadores. Na Seção 3.3.1, diferenciamos a qualidade de vida em restrita, severamente reduzida e profundamente reduzida. Segundo, os prognósticos de que determinada qualidade de vida se efetivará muitas vezes são diferentes. O grau de certeza vinculado a qualquer julgamento clínico é controverso, mas alguns julgamentos baseiam-se em experiências e dados melhores e mais extensos que outros.

Nem sempre é fácil determinar o curso de ação nos melhores interesses da criança. Os pais possuem um direito fundamental de orientar a criação de seus filhos, de modo que seja consistente com seus valores, e em geral pensa-se que esse direito se estende à tomada de decisão médica. Ao determinar o curso de ação nos melhores interesses da criança, os benefícios esperados de um tratamento devem ser pesados em relação ao direito de um pai ou mãe de controlar os cuidados médicos da criança de acordo com os valores e crenças da família.

Frankel LR, Goldworth A, Rorty MV, Silverman WA. *Ethical Dilemmas in Pediatrics*. Part II. Medical Futility. New York, NY: Cambridge University Press; 2005:89–157.

Tópico

Aspectos do contexto

4

Este tópico, com um título bem amplo, é fundamental para a descrição e a resolução de um caso em ética clínica. Ele aborda as maneiras como os fatores profissionais, familiares, religiosos, financeiros, legais e institucionais influenciam as decisões clínicas. Esses fatores são o contexto no qual ocorre o caso; por isso, denominamos este tópico de *Aspectos do contexto*. Embora a ética clínica se concentre nas indicações médicas, nas preferências do paciente e na qualidade de vida, em determinados casos de atenção ao paciente, as decisões médicas não são simplesmente escolhas feitas por dois agentes autônomos (o médico e o paciente). As escolhas são influenciadas e restringidas por considerações relacionadas ao contexto.

Atualmente, o encontro entre paciente e médico ocorre em ambientes institucionais e econômicos mais complexos do que nunca. Apenas ocasionalmente existe a relação privada tradicional, em que um paciente escolhe e consulta com um médico em um consultório privado e paga do próprio bolso pelo atendimento. De modo mais frequente, os médicos possuem múltiplas relações com outros médicos, enfermeiros, outros profissionais da área da saúde, gestores da atenção à saúde, seguradoras, organizações de classe e órgãos estaduais e federais, além de suas próprias famílias. Da mesma forma, a relação entre o paciente e o médico é cercada pela família e pelos amigos do paciente, outros profissionais de saúde e o hospital como instituição. As complexas relações entre a medicina e a indústria farmacêutica sobrecarregam os pacientes e criam conflitos de interesse para os médicos. Os médicos e os pacientes também estão sujeitos a diferentes influências dos padrões da comunidade e dos profissionais, das normas legais, das políticas governamentais e institucionais acerca do financiamento e acesso à atenção à saúde, dos métodos computadorizados de armazenamento e recuperação de informações médicas, da relação entre pesquisa e prática e de outros fatores.

Muitas vezes, os médicos percebem esses aspectos do contexto como conflitantes com seu compromisso primeiro com os pacientes individuais – e às vezes o são. Alguns médicos podem acreditar que os aspectos do contexto são, ou deveriam ser, pouco ou nada relevantes em uma decisão ética relacionada à atenção ao paciente: seus deveres estão estritamente concentrados no paciente. Consideramos essa visão obsoleta e incorreta na teoria. Muitos dos fatores mencionados impõem responsabilidades e deveres tanto para pacientes quanto para médicos. A tarefa ética é determinar como avaliar de forma correta a importância desses aspectos do contexto em determinado caso.

Esses aspectos do contexto podem ser encarados a partir da grande perspectiva da política social. Na realidade, as sérias discussões sobre reforma do sistema de atenção à saúde ocorrem neste nível. Muitos bioeticistas abordam questões da política de saúde que estão sujeitas à análise ética sob a rubrica da justiça. A organização atualmente distorcida da atenção à saúde norte-americana contribui para as complexidades éticas que aparecem na atenção ao paciente e, com frequência, estas não podem ser resolvidas fora da reforma institucional. Além disso, o foco deste livro é sobre casos clínicos que aparecem e devem ser administrados médica e eticamente dentro de estruturas existentes. Aqueles que desejarem aprender mais sobre a ética da política de saúde podem consultar a grande literatura bioética sobre justiça e atenção à saúde.

> Daniels N, Sabin J. Setting Limits Fairly: Can We Learn to Share Medical Resources? New York, NY: Oxford University Press; 2002.
>
> Danis M, Clancy C, Churchill L. Ethical Dimensions of Health Policy. New York, NY: Oxford University Press; 2002.
>
> Rhodes R, Battin HP, Silver A. Medicine and Social Justice. Essays on the Distribution of Health Care. New York, NY: Oxford University Press; 2002.

4.0.1 Princípios éticos em aspectos do contexto

É difícil designar um único princípio ético que seja relevante para todos os aspectos do contexto. Em todas as questões examinadas no Tópico 4, encontramos decisões que médicos e pacientes confrontam porque se encontram uns com os outros dentro de estruturas de atenção à saúde complexas e muitas vezes deformadas, bem como dentro de instituições sociais e culturais sobre as quais têm pouco controle.

Os princípios que vimos em outros tópicos, beneficência e respeito à autonomia, se interceptam com aspectos do contexto. No entanto, os bioeticistas comumente acrescentam o princípio ético da justiça à sua lista de princípios importantes. *Justiça se refere àquelas teorias morais e sociais que tentam distribuir os benefícios e os ônus de um sistema social de uma maneira justa e equitativa entre todos os participantes do sistema.* Essa concepção de justiça é muito relevante para a política de saúde e a reforma da atenção à saúde. Para os problemas contextuais em ética clínica, selecionamos uma parte mais restrita desta ideia ampla de justiça – a equidade. Equidade é uma característica moral relevante para transações e relações entre indivíduos. Nos jogos, a equidade requer "jogar conforme as regras"; nos negócios, a equidade exige "condições iguais de competitividade". *Em geral, a equidade demanda que as transações e as relações ofereçam a cada participante aquilo que merecem e esperam de maneira razoável. Além disso, obviamente, a exploração mediante fraude, manipulação ou discriminação é injusta.*

> Beauchamp TL, Childress JF. Justice. In: Beauchamp TL, Childress JF, eds. *Principles of Biomedical Ethics*. 6th ed. New York, NY: Oxford University Press, 2009:240–280.

4.0.2 Conflito de interesse

O contexto no qual uma relação terapêutica ocorre muitas vezes pode originar conflitos de interesse. De fato, a própria relação terapêutica envolve um conflito de interesse em potencial: o médico possui conhecimentos e habilidades dos quais uma pessoa vulnerável, o paciente, necessita, tendo o poder de se beneficiar pessoalmente ao explorar esta vulnerabilidade. Contudo, a ética básica da relação terapêutica – beneficência e respeito à autonomia – é pensada justamente para preservar essa relação contra a exploração. Quando enxergamos a relação em um quadro maior de aspectos do contexto, identificamos conflitos de interesse que devem ser eliminados ou manejados de forma a não prejudicarem a relação. Assim, neste capítulo, o conflito de interesse aparece como um tema constante.

O termo "conflito de interesse" é muitas vezes utilizado para descrever uma situação em que uma pessoa poderia ser motivada a desempenhar atos que seu papel profissional possibilita, mas que estão em discordância com os deveres reconhecidos desse papel. O termo foi primeiro aplicado a pessoas com mandato político e juízes cujo poder para despender dinheiro, exercer autoridade ou indicar punições podia ser induzido pela atração do lucro pessoal em detrimento do bem público ou da lei. Mais recentemente, o conceito tem sido aplicado a outras profissões, inclusive a medicina.

Um conflito de interesses em potencial não é, em si, antiético. Quando um indivíduo tem a oportunidade de obter benefícios pessoais por aceitar algo contrário ao seu dever, ele ou ela nunca pode tirar vantagem dessa oportunidade, apesar dos incentivos cuja recusa possa ser difícil. Se um conflito de interesses em potencial não resultar em tratamento injusto, não houve nenhuma violação ética. Deve ser observado que, embora tratemos o conflito de interesse como um assunto relacionado à equidade, as violações que emergem de conflitos de interesse também podem ser encaradas como prejudiciais (maleficência) e como comportamento não profissional merecedor de sanções.

A equidade exige que aqueles valores mais associados ao dever profissional do tomador de decisão deveriam ser colocados no topo na resolução de conflitos. É publicamente esperado que os juízes tomem decisões equitativas com base nos fatos e na legislação; os demandantes e os réus têm direito a uma audiência justa. De forma semelhante, os médicos deveriam respeitar seu compromisso profissional com o bem-estar de seus pacientes; os pacientes têm direito a um diagnóstico honesto e ao tratamento indicado, bem como a serem tratados com respeito. O compromisso com a equidade nos relacionamentos é o principal meio para controlar conflitos de interesse. No entanto, em situações em que os conflitos de interesse possam ser profundos e poderosos, determinadas medidas públicas, como a revelação da verdade, a recusa de um caso ou proibições legais com sanções, podem ser úteis e necessárias.

4.0.3 Conteúdos deste tópico

Sob o tópico dos fatores do contexto, discutimos:

1. Os conflitos de interesse profissional que podem afetar as decisões clínicas;
2. O papel das outras partes interessadas além do paciente, como sua família;
3. A confidencialidade das informações médicas;
4. Os arranjos financeiros que podem inserir conflitos de interesse nas decisões clínicas;
5. A alocação de recursos de saúde escassos;
6. O papel da religião;
7. O papel da legislação;
8. A pesquisa e o ensino clínico;
9. A pesquisa e o ensino médico;
10. A saúde pública;
11. A ética organizacional, especificamente os papéis dos comitês de ética e consultoria ética na instituição de atenção à saúde.

Fazemos 10 perguntas acerca de aspectos do contexto que são relevantes para a análise de um problema ético.

1. Existem interesses profissionais, interprofissionais ou comerciais que poderiam criar conflitos de interesse no tratamento clínico dos pacientes?
2. Existem outras partes, além dos médicos e dos pacientes, como membros da família, que possuam interesses nas decisões clínicas?
3. Quais são os limites impostos sobre a confidencialidade do paciente por interesses legítimos de terceiros?
4. Existem fatores financeiros que criam conflitos de interesse nas decisões clínicas?
5. Existem problemas de alocação de recursos de saúde escassos que poderiam afetar as decisões clínicas?
6. Existem aspectos religiosos que poderiam influenciar as decisões clínicas?
7. Quais são os aspectos legais que poderiam afetar as decisões clínicas?
8. Existem considerações de pesquisa e educação clínica que poderiam afetar as decisões clínicas?
9. Existem aspectos de saúde e segurança pública que poderiam afetar as decisões clínicas?
10. Existem conflitos de interesse nas instituições e organizações (p. ex., hospitais) que poderiam afetar as decisões clínicas e o bem-estar do paciente?

4.1 PROFISSÕES DA SAÚDE

4.1.1 Pergunta um – Existem interesses profissionais, interprofissionais ou comerciais que poderiam criar conflitos de interesse no tratamento clínico dos pacientes?

Uma profissão é uma ocupação que requer uma aprendizagem ou uma ciência especial, juntamente com competências utilizadas a serviço dos outros. Seus membros professam um compromisso com a competência, a integridade e a dedicação ao bem de seus clientes e do público. Em troca, a sociedade concede às profissões uma ampla autorregulação na admissão de membros, sua educação, sua disciplina e suas formas de prática. As profissões da saúde afirmam seus compromissos em juramentos e códigos de ética. Um interesse renovado pelo profissionalismo levou importantes organizações médicas a formularem a *The Physician's Charter* [Carta do Médico]. Esse documento afirma três princípios fundamentais do profissionalismo: o princípio da primazia do bem-estar do paciente, o princípio da autonomia do paciente e o princípio da justiça social. O princípio do bem-estar do paciente e da autonomia do paciente é abordado nos Tópicos 1 e 2 deste livro. Este Tópico – "Aspectos do contexto" – discute a maneira pela qual a *primazia* do princípio do bem-estar do paciente, que requer a lealdade entre paciente e médico, pode ser alcançada dentro das limitações de amplos arranjos sociais da atenção à saúde.

4.1.2 As múltiplas responsabilidades dos médicos

A ética da medicina direciona o médico a atender fundamentalmente as necessidades do paciente. É claramente antiético para um médico fazer qualquer coisa para um paciente que não tenha a intenção de beneficiá-lo, mas, sim, apenas beneficiar o médico ou alguma outra parte. Por exemplo, um médico que realize procedimentos diagnósticos ou terapêuticos que não estejam indicados sob a alegação de cuidar do paciente, mas apenas com a intenção de cobrar uma fatura, age de forma antiética. Nos anos recentes, a absorção do que antes era uma relação muito privada entre médicos e pacientes por grandes organizações que empregam ou contratam médicos e que cadastram e oferecem convênio para pacientes acrescentou uma nova dimensão aos deveres do médico. Essas dimensões podem não ser antiéticas, mas podem criar conflitos de interesse que podem ser antiéticos. Com frequência, os médicos assumem obrigações contratuais com estas organizações que afetam diretamente as maneiras como cuidam de seus pacientes. Similarmente, muitas oportunidades de lucrar a partir da identidade e do conhecimento profissional são apresentadas por associação com empresas farmacêuticas e por investimento em organizações que prestam serviços clínicos. Outro problema ético é colocado quando múltiplas responsabilidades dificultam a determinação de quais delas têm prioridade em determinado caso, como quando o dever para com um paciente está em conflito com os deveres com outros. Discutiremos esse assunto na Seção 4.5.

> Medical professionalism in the new millennium: a physician charter. *Ann Intern Med*. 2002;136:244–246.
>
> Medical professionalism in the new millennium: a physician charter. *Lancet*. 2002;359:520–522.

4.1.3 Lealdade e altruísmo

The Physician's Charter afirma que "o princípio da primazia do bem-estar do paciente está embasado em uma dedicação para servir ao interesse do paciente.

O altruísmo contribui para a confiança, que é central para a relação médico-paciente. Forças do mercado, pressões da sociedade e exigências administrativas não devem comprometer esse princípio." O dicionário Merriman Webster define "altruísmo" como "preocupação generosa com o bem-estar dos outros; generosidade". O termo "altruísmo" é uma expressão muito exagerada da natureza de uma relação profissional. Implica que um médico sempre deve agir por motivos altruístas e que os deveres com os pacientes sempre se sobrepõem a outras obrigações e responsabilidades. Preferimos utilizar o termo *lealdade*, isto é, *um compromisso especialmente imperativo, embora não exclusivo, com uma causa, uma comunidade ou pessoa*. Todas as pessoas têm múltiplas lealdades ou alianças – com a família, com os amigos, com uma fé religiosa, com uma comunidade, com uma nação, com uma causa –, e normalmente estas podem ser manejadas sem conflito. Às vezes, diferentes alianças empurrarão uma pessoa em direções opostas, devendo-se, então, fazer uma escolha. Além disso, existem lealdades que são imorais, como com uma causa violenta. A tradição da ética clínica, as expectativas do público e do direito consuetudinário atribuem uma alta prioridade à lealdade do médico com seus pacientes. Ademais, outras alianças e deveres morais podem restringir a lealdade do médico para com pacientes individuais. Quando as políticas são desenvolvidas de forma equitativa e justa para distribuição de algum bem, como transplante de órgãos ou medicamentos em epidemias, os médicos são obrigados a aderir a essas regras, mesmo se essa adesão comprometer os interesses de cada paciente.

> Beauchamp TL, Childress JF. Patient-physician relationships. In: Beauchamp TL, Childress JF, eds. *Principles of Biomedical Ethics*. 6th ed. New York, NY: Oxford University Press; 2009:288–332.
>
> Lo B. Overview of the Doctor-patient relationship. In: Lo B, ed. *Resolving Ethical Dilemmas*. 3rd ed. Philadelphia, PA: Lippincott Williams and Wilkins; 2005:155–156.

4.1.4 Cooperação entre profissionais médicos e enfermeiros

Os médicos interagem com outros profissionais, especialmente com enfermeiros. A enfermagem é uma profissão que possui suas próprias tradições e padrões éticos, os quais enfatizam a forte lealdade para com seus pacientes. De modo ideal, a relação entre médicos e enfermeiros é cooperativa e colaborativa. No entanto, às vezes, os enfermeiros podem achar que um paciente não está sendo bem atendido pelos médicos que o tratam. Com frequência, isso pode ser esclarecido por uma conversa respeitosa. Mesmo assim, a diferença de *status* entre médicos e enfermeiros pode inibir este tipo de solução. Em situações como estas, os eticistas falam em "sofrimento moral... quando alguém conhece a coisa certa a fazer, porém as restrições institucionais tornam quase impossível seguir o curso correto de ação" (Jameton). Muitos estudos mostram que o sofrimento moral é comum no ambiente clínico, onde os enfermeiros se sentem constrangidos pela hierarquia das relações de poder ou por estruturas administrativas. Esses estudos demonstram que a presença de sofrimento moral afeta de forma negativa o cuidado ao paciente. Embora o sofrimento moral tenha sido mais explorado na enfermagem, também se aplica a outras relações interprofissionais envolvendo diferenças em *status*, como aquelas entre estudantes de Medicina, funcionários e médicos contratados. É indispensável reconhecer este problema e dar passos interpessoais e institucionais para resolvê-lo. Uma abordagem que muitas vezes é útil é o uso de consultoria ética e deliberação do comitê de ética, os quais podem reduzir os efeitos adversos de relações hierárquicas entre profissionais.

Jameton A. *Nursing Practice: The Ethical Issues*. New York, NY: Prentice-Hall; 1984.

4.1.5 Relações entre médicos e atividades comerciais relacionadas à medicina

As relações que os médicos podem ter com atividades comerciais relacionadas à medicina são abundantes em conflitos de interesse. Os médicos podem interagir com atividades comerciais de muitas maneiras. A relação com seus hospitais, seus investimentos financeiros em atividade de atenção à saúde e seus contatos com a indústria farmacêutica podem influenciar as decisões clínicas.

EXEMPLO I

Os médicos de uma cidade pequena são convidados regularmente por uma empresa farmacêutica para almoçar e jantar em restaurantes elegantes. Os encontros são faturados como "Conhecimento Gourmet" e apresentam um palestrante renomado abordando assuntos relacionados à atenção e ao tratamento em saúde. Os produtos do patrocinador são mencionados, mas somente junto com produtos de concorrentes em um "comentário científico e imparcial".

EXEMPLO II

Um grupo de internistas de uma cidade rural pequena pretende investir em um laboratório clínico para onde possam encaminhar seus pacientes, em vez de enviá-los para exames nos laboratórios do hospital local.

EXEMPLO III

Uma clínica universitária de medicina geral oferece atendimento para muitos pacientes que são capitados sob programas federais e estaduais. A clínica recruta médicos ao recompensar financeiramente a prática de medicina baseada em evidências. A clínica oferece um generoso programa de incentivos, com bônus de até 30% do salário-base, se os médicos evitarem intervenções de alto custo que não tenham sido definidas como custo-efetivas ao atenderem um grupo de pacientes capitados.

COMENTÁRIO. Cada um desses exemplos apresenta um conflito de interesse. Alguns conflitos de interesse podem ser eliminados pela legislação. Os médicos no Exemplo II sabem que a legislação federal proíbe que os médicos façam encaminhamentos de um paciente vinculado ao *Medicare* ou ao *Medicaid* para uma entidade que forneça serviços de saúde indicados (inclusive serviços laboratoriais) nos quais o médico tenha interesse financeiro. Esta lei (Stark Law, 1989, 1993, 1994) praticamente proíbe o autoencaminhamento. No entanto, a lei de Stark é extremamente complexa e permite uma diversidade de exceções. Nesse caso, os médicos procuram orientação legal para saber se podem utilizar duas destas isenções, ou seja, os serviços auxiliares e as disposições para o profissional do meio rural. Outros conflitos podem ser desencorajados. Por exemplo, um hospital pode desestimular os representantes farmacêuticos para que não ofereçam alimentação para reuniões, mas não pode sancionar esse comportamento, deixando a implementação para departamentos individuais. Uma das maneiras mais comuns de lidar com conflitos de interesse é exigir que eles sejam revelados de forma clara para as partes envolvidas, além de apropriadamente manejadas. Se uma parte envolvida em um conflito de interesse revelá-lo, a segunda parte pode fazer alguma ação protetora, como sair da relação ou se resguardar contra alguma ação contrária aos seus interesses. Em relações profissionais, em que uma parte, a pessoa profissional, muitas vezes possui a vantagem do conhecimento especial, esta revelação pode não ser efetiva. Pode ser necessário que o profissional se abstenha da relação ou descarte seus aspectos conflitantes.

RECOMENDAÇÃO. No Exemplo I, o "Conhecimento Gourmet" produz uma influência sutil, mas altamente efetiva, para que os médicos encarem de modo favorável os produtos do patrocinador. Muitos estudos demonstram que, apesar da honesta crença dos médicos de que não sejam influenciados, eles o são por essa atenção. No Exemplo II, a perspectiva de lucro para os médicos-proprietários do laboratório pode influenciar seus julgamentos clínicos a respeito das necessidades de exames diagnósticos de seus pacientes. Como seu plano levanta claramente a questão da aplicação das leis de Stark, eles podem tentar evitá-las por manipulação dos termos das exceções. Se forem bem-sucedidos ao fazê-lo, eles mesmos se constituem em um conflito de interesse moral, se não legal. Devem acatar escrupulosamente as regulamentações que governam as exceções. Devem declarar sua propriedade aos pacientes para quem prescrevem os exames. Devem seguir a orientação do Conselho de Ética e Assuntos Legais da American Medical Association. Essa declaração questiona se alguma necessidade social justifica a instalação de tal entidade. Isso impõe uma pesada carga ética sobre a consciência dos médicos. Podem ignorá-la e correr o risco de serem rotulados como antiéticos, ou podem assumir de forma séria o problema de explorar os pacientes e realizar algum tipo de revisão imparcial de prontuário para assegurar a adequação dos encaminhamentos. No Exemplo III, a organização que planejou o programa de incentivos tem obrigação de delinear o programa de maneira que garanta a liberdade dos médicos de solicitarem o atendimento apropriado. O programa deve ser explicado para os pacientes como um meio de atenção efetiva e eficiente que não limita nem raciona o tratamento apropriado.

> Brennan TA et al. Health industry practices that create conflicts of interest: a policy proposal for academic medical centers. *JAMA.* 2006;295:429–433.

4.1.6 O dever do médico consigo e sua família

Outra área de potencial conflito concerne à necessidade do médico de atender ao seu bem-estar e ao de sua família. Cada médico, assim como cada ser humano, tem determinados deveres morais consigo, seu cônjuge e seus colegas. Cada profissional de saúde deve encontrar o equilíbrio e compromisso que conciliam deveres para os pacientes com estas responsabilidades pessoais e familiares. O fracasso em manejar essas relações leva ao sofrimento pessoal, ao declínio em saúde, a crises familiares e a uma menor capacidade para atendimento aos pacientes. Em anos recentes, muitas organizações profissionais instalaram programas para educar e apoiar os profissionais que se encontram divididos entre esses deveres.

4.2 OUTRAS PARTES INTERESSADAS

4.2.1 Pergunta dois – Existem outras partes, além dos médicos e dos pacientes, como membros da família, que possuam interesses nas decisões clínicas?

As partes fundamentais interessadas em uma relação clínica são o paciente e o médico, juntamente com enfermeiros e outros profissionais de saúde que cuidem do paciente. Entretanto, outras partes também podem reivindicar um papel legítimo, como a família do paciente, os administradores do hospital e da atenção gerenciada, autoridades de saúde pública, reguladores dos governos federal, estadual e local, terceiros pagadores, indústrias farmacêuticas, empregadores, litigantes, polícia, advogados e assim por diante. Podem buscar informações, exercer supervisão, definir políticas que afetem as decisões de atendimento, oferecer incentivos para prestar atendimento de determinadas maneiras e até mesmo tentar ditar a forma de cuidado. A justificativa da legitimidade destas diversas afirmativas levanta preocupações éticas.

4.2.2 Família e amigos do paciente

Tradicionalmente, as famílias dos pacientes possuem interesse no cuidado do paciente, e os médicos têm reconhecido a legitimidade desse interesse. É comum na especialidade de medicina da família dizer: "A família é o paciente." Essa frase designa uma importante estratégia de atenção, isto é, reconhecer que em todas as enfermidades podem ser encontrados fatores causais e curativos nas relações pessoais que circundam o paciente. O bom médico compreende e trabalha com essas relações pessoais quando trabalha com o paciente. O papel dos parentes como tomadores de decisão substitutos foi discutido na Seção 2.4. Possuem outros papéis, como oferecer suporte emocional, dar informações, servir como intérprete dos valores do paciente ou pagar as contas. Às vezes, os interesses da família podem conflitar com os interesses do paciente: preocupações financeiras ou brigas interfamiliares podem respingar no atendimento clínico. Os membros da família podem demandar formas de tratamento que os médicos acreditam que não estejam indicadas, ou insistir em interromper o atendimento que está indicado. A cooperação dos familiares deve ser buscada e estimulada; nas vezes em que as famílias constituírem problemas relacionados ao cuidado do paciente, é necessário procurar e compreender as razões para seu comportamento e tentar uma conciliação, se for possível.

> **EXEMPLO**
>
> Um homem de 80 anos tem osteoartrite severa e insuficiência cardíaca congestiva (ICC). Ele precisa de atendimento constante e auxílio para caminhar. Sua cuidadora primária é a esposa de 82 anos, cuja saúde é razoável, mas que é perturbada por uma asma moderadamente severa. Ela se acha incapaz de oferecer ao marido o cuidado que ele precisa e o estimula a pensar em uma instituição de vida assistida. Ele se recusa a isso.

COMENTÁRIO. Qualquer decisão relacionada ao cuidado desse senhor está claramente relacionada à capacidade e à vontade de sua esposa de oferecer a atenção que ele precisa. Está claro que os interesses e as necessidades médicas entre membros da família estão em conflito. Os médicos responsáveis pela saúde do marido devem estar cientes de que as decisões médicas estão sendo tomadas no contexto deste conflito. O serviço social deve ser engajado para conciliar esse conflito e elaborar arranjos mutuamente adequados para o cuidado.

Diferentes culturas definem o papel da família de formas muito diferentes. Em muitas culturas, as famílias desempenham um grande papel nas decisões acerca do paciente. Isto pode causar conflitos em relação ao atendimento apropriado.

> **CASO**
>
> Uma família japonês-americana leva sua avó materna ao seu médico de atenção primária. A avó tem 72 anos, veio para os EUA há 10 anos e não fala inglês. Ela se queixa de fraqueza, perda de peso, náusea e febre, com duração há vários meses. Seu neto, um engenheiro de computação, diz ao médico: "Caso você encontre câncer, preferimos que não lhe seja dito. Esse é o jeito com nossos velhos. Mas queremos que ela receba o tratamento completo". Os exames revelam uma leucemia linfocítica aguda com insuficiência renal, um problema que tem 5% de chance de responder clinicamente à quimioterapia agressiva e prolongada.

RECOMENDAÇÃO. Na cultura japonesa, assim como em muitas outras, a família possui uma grande autoridade, especialmente os membros idosos, para tomada de decisão relacionada a membros da família. No Tópico 2, afirmamos a grande importância das preferências do paciente e, ao mesmo tempo, a importância do respeito aos valores culturais. Nesse caso, recomendamos que a paciente seja informada, por meio de um tradutor de confiança, de que está muito doente, que decisões devem ser tomadas a respeito do seu atendimento e então perguntar se deseja tomar essas decisões por si mesma ou prefere que sejam tomadas por outra pessoa. Uma delegação de autoridade decisional autorizada, em vez de uma simples aceitação dos supostos costumes da cultura, é um compromisso apropriado.

> Singer PA, Viens AM. Religious and cultural perspectives in bioethics [Section IX]. In: Singer PA, Viens AM, eds. *The Cambridge Textbook of Bioethics*. Cambridge, MA: Cambridge University Press; 2009:379–462.

4.2.3 Impacto familiar da testagem e diagnóstico genético

Os recentes avanços em genética médica, apesar de inquestionavelmente benéficos, introduzem muitos potenciais conflitos de interesse no cuidado aos pacientes. As principais metas da medicina referem-se à detecção de condições mórbidas e suas causas, seguidas por terapia apropriada. Normalmente o diagnóstico começa pela observação de sinais e sintomas em um paciente que vem ao médico para orientação. Contudo, o rápido desenvolvimento da medicina molecular gerou muitos exames para detecção de mutações genéticas. Alguns exames somente foram incorporados recentemente à prática clínica; continua existindo uma considerável incerteza sobre sua confiabilidade. Muitos outros exames estão em desenvolvimento comercial por empresas ávidas por promover seu uso. A disponibilidade de tais exames coloca muitos problemas para os clínicos. Em particular, os médicos de atenção primária, a quem falta o conhecimento detalhado da genética e a natureza dos exames, podem ser demandados a solicitarem um exame genético para um paciente ansioso em relação a uma doença hereditária.

Esses exames não são feitos apenas em pacientes sintomáticos para confirmar a enfermidade presente; também podem ser realizados em pacientes assintomáticos para detectar a possibilidade de enfermidade futura. Um exame genético positivo não necessariamente prediz que a pessoa desenvolverá a enfermidade ou, se o fizerem, os exames não predizem a época ou a gravidade do problema. Muitas enfermidades que sabe-se que possuem um componente genético, não são hoje suscetíveis a tratamento ou medidas preventivas. Além disso, os exames genéticos não só estimam a probabilidade de enfermidade futura na pessoa testada, como também avaliam a possibilidade de que a mutação esteja presente nos familiares da pessoa testada que compartilharem da mesma herança genética. Isso explica porque esta Seção aparece no Tópico 4 e não no 1: a testagem genética deve ser sempre considerada no contexto da família. Quando uma mutação for detectada em um membro da família, a questão de testar outros membros pode aparecer. Podem aparecer conflitos de interesse entre membros da família e entre o médico e seu determinado paciente em testagem genética.

> Chadwick R. Genetic testing and screening. In: Singer PA, Viens AM, eds. *Cambridge Textbook of Bioethics*. Cambridge, MA: Cambridge University Press; 2008:160–166.
>
> Lo B. Testing for genetic conditions. In: Lo B, ed. *Resolving Ethical Dilemmas. A Guide to Clinicians*. 3rd ed. Philadelphia, PA: Lippincott Williams and Wilkins; 2005:280–285.

CASO

A Sr.ª Conforto, que foi diagnosticada com câncer de mama aos 45 anos, suspeita de uma história de câncer de mama em sua família. Ela sabe que sua tia e sua avó morreram de câncer de mama. Ela pergunta à sua médica de atenção primária se não deveria ser testada para câncer de mama hereditário (mutações em dois genes, BRCA1 e BRCA2). Ela tem duas irmãs adultas, duas filhas, com 23 e 15 anos de idade, e uma neta de 2 anos. Ela imagina se suas irmãs, filhas e neta também não devem ser testadas.

COMENTÁRIO. Os médicos de atenção primária podem encontrar casos como esse. Muitos exames estão disponíveis no mercado e podem ser solicitados. Esses exames sempre contêm orientações para o aconselhamento genético, para o qual uma médica de atenção primária pode não estar adequadamente treinada. Para assegurar um consentimento informado adequado, é recomendado um pré e um pós-aconselhamento com um profissional de saúde qualificado, como um conselheiro genético, quando for pensado em testagem genética preditiva. Ao pensar se se deve recomendar ou não uma testagem genética, os seguintes pontos devem ser considerados:

1. Natureza da doença genética associada à mutação, isto é, o padrão de herança (dominante ou recessiva), a penetrabilidade, a variabilidade e o curso epidemiológico e clínico da enfermidade;
2. Acurácia do exame: sua sensibilidade, especificidade e valor preditivo;
3. Opções de tratamento ou prevenção de futura enfermidade;
4. Implicações para o parentesco genético de alguém;
5. Questões de confidencialidade, discriminação para seguros e disponibilidade e acesso a tratamento;

6. Preferências conscientes e bem informadas da pessoa que solicita o exame e de outras pessoas afetadas pelos resultados.

RECOMENDAÇÃO. O exame para BRCA1 e BRCA2 é indicado quando a linhagem de uma família sugere uma síndrome hereditária de câncer de mama ou ovário, como uma família com múltiplos indivíduos com câncer de mama e/ou ovário em diversas gerações, ou o estabelecimento precoce de câncer de mama. A história da família da Sr.ª Conforto é sugestiva, mas os detalhes não são suficientes para confirmar isto. Um estudo mais detalhado da linhagem poderia confirmar a possibilidade de uma síndrome de câncer hereditária e, se presente, a testagem genética poderia ser levada em conta. Se a paciente testar positivo para mutações de BRCA1 ou BRCA2, a testagem de outras mulheres geneticamente relacionadas deve ser considerada. Além disso, aquelas com teste negativo sem uma mutação conhecida na família devem ser orientadas de que, como esta mutação específica é somente uma das causas de câncer de mama hereditário, esse não foi excluído.

Mesmo indivíduos que testarem negativo para uma mutação conhecida na família (negativo verdadeiro) não estão livres de risco: continuam sob risco para câncer de mama esporádico, o qual tem uma incidência de 1 em 8 mulheres na população geral. As opções preventivas, como vigilância aumentada, incluindo autoexame das mamas, mamografia e/ou ressonância magnética de mama ou, de forma mais drástica, mastectomia profilática, devem ser claramente explicadas. A testagem genética preditiva de crianças pequenas para qualquer enfermidade de estabelecimento na idade adulta é controversa: atualmente não é recomendada, devido ao potencial de afetar a visão da criança sobre si mesma, a atitude de seus pais e outros riscos psicossociais. É aconselhável esperar até que as crianças tenham idade suficiente para tomarem, elas mesmas, a decisão. Finalmente, não deveria ser suposto que os familiares próximos da Sr.ª Conforto e outros membros da família sob risco terão interesse em serem testadas ou conhecer os resultados dos exames da Sr.ª Conforto. Isso pode ser determinado por um questionamento apropriado. Na medida em que a medicina molecular avança, muitos problemas éticos complexos a respeito da obtenção e do uso de informação genética serão desenvolvidos na prática diária.

National Cancer Institute Fact Sheet. BRCA1 and BRCA2 Cancer Risk and Genetic Testing. 5.29.09 http://www.cancer.gov/cancerTópicos. 1/23/2010.

4.3 CONFIDENCIALIDADE DE INFORMAÇÃO MÉDICA

4.3.1 Pergunta três – Quais são os limites impostos sobre a confidencialidade do paciente por interesses legítimos de terceiros?

A informação que um paciente revela ao médico é etica e legalmente protegida pela confidencialidade. No entanto, outras partes podem reclamar um interesse legítimo por essa informação. Os médicos são obrigados a se abster de divulgar informações confidenciais obtidas de pacientes e a tomar precauções sensatas para assegurar que essas informações não sejam inapropriadamente divulgadas para terceiros. O dever da confidencialidade médica é antigo. O Juramento de Hipócrates afirma: "Aquilo que no exercício ou fora do exercício da profissão e no convívio da sociedade eu tiver visto ou ouvido, que não seja preciso divulgar, eu conservarei inteiramente secreto." A ética clínica moderna embasa esse dever sobre o respeito à autonomia do paciente, sobre a lealdade devida ao paciente pelo médico e sobre a possibilidade de que o desrespeito à confidencialidade desencorajaria os pacientes a revelarem informações úteis para o diagnóstico, embora delicadas ou embaraçosas. A revelação pode prejudicar o paciente ou a terceiros e pode estimular o uso de informações médicas para explorar os pacientes. Além disso, leis federais e estaduais limitam de forma estrita a revelação (ver Seção 4.3.2).

Apesar desses princípios e regras, a confidencialidade é às vezes tratada com muito descuidado pelos profissionais. Eles podem falar sobre os pacientes em lugares públicos, como elevadores, lancherias de hospital, conversas ao celular e podem divulgar informações confidenciais. Os prontuários não ficam bem guardados e são acessíveis a muitas pessoas. O desenvolvimento tecnológico em armazenamento, recuperação e acesso a informações impõe significativos problemas de confidencialidade. Os prontuários médicos eletrônicos aperfeiçoam as informações estatísticas e facilitam as tarefas administrativas. Contudo, a disponibilidade de informações em prontuários médicos a terceiros interessados, como empregadores, órgãos do governo, pagadores, membros da família e outros, ameaça o controle do paciente e do médico sobre informações delicadas. Por exemplo, o uso crescente de rastreamento para doenças genéticas produz informações que podem ser de interesse não só para pacientes e seus médicos, mas para parentes, empregadores e seguradoras do paciente. A falta de consenso sobre como regular o acesso a essas informações impõe um problema continuado para instituições de atenção à saúde e elaboradores de políticas.

A confidencialidade é uma obrigação ética estrita, porém não ilimitada. Podem ser feitas afirmativas eticamente válidas para obter acesso a informações confidenciais sob outros aspectos. O aspecto ético, então, está determinando quais princípios e circunstâncias justificam a exceção à regra. As justificativas éticas para proteção da confidencialidade tem como base os princípios de respeito à autonomia e privacidade do paciente; no entanto, o princípio de evitar o dano pode limitar a confidencialidade para assegurar que outros não estejam em perigo por não conhecerem uma ameaça posta pelo paciente. No geral, existem dois campos para exceção à confidencialidade: preocupação pela segurança de outras pessoas específicas e pela saúde pública.

> Beauchamp TL, Childress JF. Confidentiality. In: Beauchamp TL, Childress JF, eds. *Principles of Biomedical Ethics*. 6th ed. New York, NY: Oxford University Press; 2009:302–310.
>
> Lo B. Confidentiality. In: Lo B, ed. *Resolving Ethical Dilemmas. A Guide for Clinicians*. 3rd ed. Philadelphia, PA: Lippincott Williams and Wilkins; 2005:36–44.
>
> Slowther A, Kleinman I. Confidentiality. In: Singer PA, Viens AM, eds. *Cambridge Textbook of Bioethics*. Cambridge, MA: Cambridge University Press; 2008:43–50.

4.3.2 Portabilidade e ato de responsabilidade por seguro de saúde

A confidencialidade não é só uma obrigação ética, ela também é obrigatória por legislação estadual e federal. Regulamentações federais implementando o Health insurance portability and accountability act (HIPAA) [ato de portabilidade e responsabilidade por seguro de saúde], de 1996, criam um sistema abrangente definindo o valor, o âmbito e os limites da confidencialidade. Essas regulamentações são muito complexas. A maior parte das instituições de atenção à saúde produziu explicações a respeito de sua aplicabilidade. As perguntas sobre sua interpretação devem ser dirigidas aos departamentos institucionais apropriados. De acordo com as regulamentações do HIPAA, as "entidades abrangidas", isto é, planos de saúde, hospitais, clínicas e secretarias de saúde, devem fazer um grande esforço para limitar o uso e a revelação de informações individualmente identificáveis o mínimo necessário para cumprir com o propósito de seu uso ou revelação. As informações de saúde protegidas incluem qualquer informação, em formato verbal, escrito ou gravado, a respeito de um paciente e que tenha sido recebida, criada ou armazenada, incluindo informações que possam ser utilizadas para identificar um paciente. Em geral, as informações individualmente identificáveis obtidas por essas entidades abrangentes não devem ser usadas ou reveladas sem autorização por escrito do paciente.

Existem exceções: os médicos podem utilizar e compartilhar informações necessárias para o tratamento de pacientes; uma instituição pode usar informações para obter ou fornecer reembolso ou pagamento por serviços; a instituição pode usar ou revelar informações para uma diversidade de atividades políticas e avaliativas, como garantia de qualidade, desfechos, avaliação, etc. Os pacientes também têm direito de acessar seus prontuários e, em alguns casos, de corrigir informações incorretas ou incompletas. As entidades cobertas devem fornecer aos pacientes uma declaração de sua política de privacidade. Os pacientes também têm direito de receber uma listagem das situações em que seus profissionais de atenção à saúde e planos de saúde revelaram suas informações. As entidades abrangidas estão sujeitas a penalidades civis e criminais por violações. Também existem leis estaduais para salvaguardar a privacidade; elas podem ser mais estritas do que a legislação federal.*

Em geral, as regulamentações federais não exigem a autorização do paciente quando os médicos devem compartilhar informações para um tratamento adequado. Isso inclui a coordenação do cuidado e a consultoria entre médicos, bem como as informações necessárias para encaminhamento de pacientes entre profissionais. As informações também podem ser reveladas para substitutos e membros da família, mas somente com o consentimento do paciente. Também é permitido revelar informações limitadas para outras partes solicitantes, como amigos, sacerdotes ou imprensa. Essas informações limitadas podem incluir uma descrição da condição do paciente em termos gerais que não comunique informações médicas específicas sobre o paciente. O óbito de um paciente pode ser revelado por uma declaração sem maiores explicações, exceto para pessoas autorizadas. Os pacientes, contudo, podem negar explicitamente a liberação de qualquer informação para partes solicitantes ou limitar a liberação para determinadas pessoas.

> Department of Health and Human Services. Health Insurance Portability and Accountability Act. Standards for Privacy of Individually Identifiable Health Information: Final Rule. 45 CFR Parts 160 and 164:2002.

---

* N. de R.T. O Código de Ética Médica (CEM) dispõe nos Capítulo IX e X sobre o sigilo e a guarda dos documentos com informações relativas à saúde dos pacientes. Cabe aos médicos e aos conselhos a preservação do sigilo quando em situações conflituosas ou relacionadas ao manejo dessas informações, como instituições públicas e privadas, agências reguladores, familiares ou pessoas relacionadas ou não ao paciente. O Conselho Federal de Medicina (CFM) disciplinou o processo de registro eletrônico de informações médicas pela Resolução nº 1.821/2007 por meio do "Manual De Certificação para Sistemas de Registro Eletrônico em Saúde". A Agência Nacional de Saúde Suplementar (ANS – http://www.ans.gov.br) emitiu a Resolução Normativa nº 153/2007, que estabelece um padrão obrigatório de informações sobre eventos realizados em beneficiários de planos de saúde (Troca de Informações em Saúde Suplementar [TISS]). Em caso de doenças infectocontagiosas em que o paciente portador seja agente de risco para outrem, essas restrições devem ser amenizadas visando à proteção da saúde pública. A legislação prevê a notificação compulsória de doenças (Lei nº 6.259/1975).

4.3.3 Confidencialidade e risco para outras pessoas

As informações confidenciais podem ser divulgadas para pessoas apropriadas quando um médico estiver ciente de que alguma pessoa identificável estiver em perigo por falta dessa informação. O problema ético nesses casos se refere à probabilidade, à natureza e à gravidade do risco de dano.

CASO I

Um homem com 61 anos é diagnosticado com câncer de próstata metastático. Ele recusa a terapia hormonal e a quimioterapia. Instrui ao seu médico para não informar sua esposa e diz que nem ele pretende contar para ela. No dia seguinte, a esposa telefona para perguntar sobre a saúde de seu marido.

CASO II

Um homem de 32 anos é diagnosticado pré-sintomaticamente com doença de Huntington. É uma enfermidade genética autossômica dominante (50% de chance de transmitir o gene e a enfermidade para a prole). Ele diz ao seu médico que não quer que sua esposa, com quem se casou recentemente, saiba. O médico sabe que a esposa está ansiosa por ter filhos.

CASO III

Um homem homossexual, de 27 anos, é diagnosticado como HIV-positivo. Ele diz ao seu médico que não consegue enfrentar a possibilidade de seu parceiro saber da infecção.

CASO IV

Uma mulher chega ao serviço de emergência com sérias contusões no lado direito do rosto e dois dentes perdidos. Seu nariz parece estar fraturado. Seu marido a acompanha. Ele explica que ela tropeçou no carpete e rolou por um lance de escada. Ela confirma sua história. O residente do serviço de emergência suspeita de abuso conjugal. Ele não conhece o casal, contudo, e julga por seus trajes e educação que parecem ser cidadãos respeitáveis.

RECOMENDAÇÃO. No Caso I, o médico não deveria divulgar o diagnóstico do marido. Embora a esposa tenha o direito moral de conhecer a condição de seu marido, o que certamente a afetará profundamente, a obrigação de informá-la é do seu marido. O médico, embora se sentindo em sofrimento pela situação, não pode justificar a revelação porque sua obrigação legal e seu dever ético de respeitar as preferências de seu paciente superam os possíveis danos à esposa por não conhecer o diagnóstico de seu marido. As preocupações éticas do médico para com os melhores interesses de seu paciente (bem como da esposa do paciente) também são relevantes. Muitos médicos estimulam fortemente o marido a revelar sua condição, mas não devem divulgar o diagnóstico para sua esposa. Sob a regulamentação do HIPPA, o paciente tem o direito de restringir a informação a qualquer parte, inclusive cônjuge.

No Caso II, existe uma justificativa mais forte para divulgar o diagnóstico para a esposa do paciente, isto é, a possibilidade de dano aos futuros filhos e um grave ônus como cuidadora que recairia sobre ela quando seu marido se tornar sintomático. Devem ser feitos sérios esforços para convencer o marido a buscar aconselhamento genético e convencê-lo a discutir o assunto com sua esposa. Por exemplo, devem explorar o uso de diagnóstico genético pré-implantação e fertilização *in vitro*. Se a esposa também for sua paciente, o médico pode encorajá-la a conversar seriamente com seu marido sobre a saúde dele e os planos dos dois em relação a filhos. Os argumentos contra a revelação são que, apesar de o risco de dano para futuros filhos ser alto (50%), o risco é estatístico e pode não ocorrer. A revelação não protegerá nenhum indivíduo específico existente. Finalmente, sob a regulamentação do HIPPA, o médico está proibido de revelar informações diagnósticas a outrem. Não é feita nenhuma exceção devido aos riscos para outros. Os autores acreditam que, dada a seriedade da doença de Huntington e ao grave fardo que impõe a todas as partes, a revelação seria a escolha ética apropriada, quando todos os esforços para resolver o assunto por aconselhamento tiverem falhado. O fato de que o HIPPA não responda explicitamente à revelação de risco não resolve o conflito ético pelos médicos. Em uma situação como esta, os médicos podem necessitar buscar uma consultoria legal e ética.

No Caso III, o médico tem o dever de assegurar que o parceiro seja informado de seu grave risco, primeiro instando o paciente a fazê-lo e, se isto falhar, dando os passos prescritos na legislação e na prática da saúde pública referentes ao rastreamento e notificação de contatos. As medidas da legislação local deveriam ser consultadas. O HIPAA permite que o rastreamento e a notificação de contatos sejam realizados de acordo com a legislação estadual e local.

No Caso IV, o residente deve elaborar o relatório exigido pelas autoridades. O padrão clínico para relatar abuso de crianças, cônjuge ou idosos é haver uma suspeita razoável. As leis estaduais normalmente não permitem aos médicos o arbítrio da possibilidade de não relatar. É dever dos investigadores autorizados determinarem se o abuso ocorreu. Um residente de um serviço de emergência deve estar familiarizado com os sinais físicos característicos de abuso que frequentemente podem ser diferenciados de outros traumas por acidente. A aparente respeitabilidade das partes é irrelevante.

4.3.4 Confidencialidade e saúde e segurança pública

As informações obtidas de um paciente podem sugerir que ele pode se constituir em um perigo para os outros, sem identificar especificamente pessoas ou ocasiões perigosas. Tradicionalmente, determinadas enfermidades transmissíveis pertenciam a essa categoria e foram promulgadas leis que exigem que os médicos relatem casos de enfermidades transmissíveis às autoridades de saúde. Muitas jurisdições exigem que pessoas e, às vezes, seus médicos relatem problemas de saúde, como convulsões e doenças cardíacas, que podem resultar em motoristas de veículos automotores que sejam perigosos para os outros. Onde não existirem leis, e mesmo onde existirem, podem aparecer problemas éticos.

Em um caso que abriu precedente, *Tarasoff v Regents of the University of California* (Cal, 1976), um estudante de faculdade informou ao seu psicoterapeuta que pretendia matar uma mulher que tinha rejeitado sua atenção. Essa ameaça não foi comunicada à mulher, a quem o estudante de fato assassinou. O tribunal decidiu que o psicoterapeuta tinha o dever de tomar medidas necessárias para proteger a terceiros contra o dano, afirmando que "o privilégio protetor (de confidencialidade) termina onde começa o perigo público." Na opinião do tribunal, o sério perigo de violência para uma pessoa identificável era uma consideração que anulava a obrigação de preservar informação confidencial obtida no decorrer da terapia. Não fica claro como essa decisão se aplicaria a outros profissionais, além de psicoterapeutas, que obtenham informações semelhantes no decorrer da prestação de atendimento médico. Ademais, nem todas as jurisdições aceitam a regra de Tarasoff. Frente a uma situação com essa, seria sábio que um médico buscasse consultoria ética e orientação legal.

CASO I

O Sr. Cura, com meningite bacteriana, recusa a terapia e insiste em retornar ao seu quarto na moradia universitária.

CASO II

Um homem com 28 anos, que tem estado sob cuidados médicos devido à úlcera péptica, parece ao seu médico um pouco bizarro em atitudes e comportamento. O médico suspeita que seu paciente sofra de um transtorno psicótico e lhe pergunta se está consultando com um psiquiatra. Ele responde calmamente que uma vez fez tratamento para esquizofrenia, mas que se sente bem há anos. Então, no decorrer de uma visita ao consultório, ele casualmente afirma que gostaria de ver todos os políticos mortos e que estava indo a um comício político "para ver o que poderia fazer". O médico deveria denunciar o paciente à polícia?

CASO III

Um estagiário de nefrologia trabalhando em uma unidade de diálise fica sabendo que é antígeno-positivo para hepatite C. Ele procura outra médica, uma infectologista, para ser orientado. Depois de ser aconselhado a contar às partes relevantes, inclusive à equipe de controle de infecção do hospital, ele declara que não pretende revelar seu diagnóstico. Ele insiste na confidencialidade. A infectologista deveria dar os passos necessários para que as atividades clínicas do nefrologista fossem restringidas?

CASO IV

Uma mulher de 45 anos, com uma história de convulsões idiopáticas, é assídua ao tomar o medicamento anticonvulsivante. Sua última convulsão importante foi há 16 meses. Para fazer o exame de habilitação, a lei estadual exige um atestado médico de que a paciente não teve convulsões durante 24 meses. Ela implora pelo atestado ao seu médico porque precisa dirigir para continuar no seu emprego.

COMENTÁRIO. A maioria das jurisdições tem estatutos exigindo que os médicos relatem casos de determinados tipos, como doenças sexualmente transmissíveis, ferimentos por arma de fogo e faca e suspeita de abuso infantil, conjugal e de idosos. O objetivo desses estatutos é proteger a saúde e a segurança pública e sua justificativa ética emerge das obrigações de justiça social. Tais estatutos deveriam ser obedecidos quando o médico crê que os critérios legais para elaborar um relatório foram atendidos.

Muitas jurisdições possuem uma legislação especial em relação à confidencialidade da testagem para HIV. A legislação visa a proteger as pessoas HIV-positivas do preconceito que muitas vezes é direcionado a elas quando sua condição é conhecida. Normalmente, essa legislação não permite a testagem de pessoas sem seu consentimento explícito e requer seu consentimento para compartilhar os resultados com qualquer outra parte. As exceções em geral permitem que outros profissionais de saúde cuidando do paciente acessem os resultados, bem como permite que autoridades de saúde acessem a informação para proteção de outros. Alguns Estados possuem leis que dão aos médicos o arbítrio de notificar os parceiros sexuais de pessoas HIV-positivas. Os médicos devem conhecer os dispositivos exatos desta legislação em sua região.*

RECOMENDAÇÕES. No Caso I, a meningite bacteriana é uma enfermidade infecciosa. Como o diagnóstico final deste paciente não está claro e pode ser meningite meningocócica, que é contagiosa, dissemina-se rapidamente em ambientes fechados e é uma doença de notificação compulsória, o médico tem o dever de informar às autoridades da faculdade e recomendar que o Sr. Cura seja isolado na enfermaria da faculdade, dependendo dos resultados da cultura.

No Caso II, o perigo para os outros é menos óbvio. Nenhuma vítima é identificada e a probabilidade de violência é incerta. A ameaça é vaga e, como com frequência é o caso, possivelmente vazia. Ainda assim, o médico deveria buscar detalhes específicos: ele tem determinado comício em mente? Um político específico? Esse paciente obviamente precisa de tratamento psiquiátrico e deve ser persuadido a buscá-lo. As consequências de uma denúncia policial podem ser significativas para o paciente. As consequências de denunciar "pessoas suspeitas" com base em suspeitas oriundas de atendimento médico também podem ser socialmente indesejáveis. O índice de suspeitas denunciáveis, na ausência de evidências, deve ser alto; por exemplo, ao ser questionado, o paciente declara o nome de determinado político e a hora e lugar específicos do comício.

No Caso III, o estagiário em nefrologia pode infectar os outros, sendo que as possibilidades para contato são extensas e difíceis de limitar. "Não causar nenhum dano" é a principal obrigação ética dos médicos. Esta médica possui uma obrigação direta de proteger seus pacientes contra um dano. Se ele se recusar a fazê-lo ao informar sobre sua condição e restringir voluntariamente suas atividades, a médica com quem ele consultou fica isenta da confidencialidade. Ela também possui uma responsabilidade profissional geral em relação à segurança dos pacientes. Ela tem o dever de relatar o caso do nefrologista às autoridades de controle de infecção do hospital.

No Caso IV, a paciente está pedindo que o médico minta para proporcionar um benefício para si que pode colocar os outros sob risco. Embora alguns médicos

---

* N. de R.T. No Brasil existem diversos regramentos visando à proteção e a não discriminação dos portadores do HIV. O instrumento denominado "Abordagem consentida" visa àqueles que não retornam para serem comunicados dos resultados de exames ou abandonam o tratamento (Ministério da Saúde [MS], Instrução Normativa nº 1.626/2007).

estejam preparados para "dar um jeitinho" em casos como esse, a segurança da própria paciente, de outras partes inocentes, a integridade da profissão médica e a utilidade da lei obrigam o médico a recusar seu pedido.

4.4 ECONOMIA DA ATENÇÃO CLÍNICA

4.4.1 Pergunta quatro – Existem fatores financeiros que criam conflitos de interesse nas decisões clínicas?

Sempre existem custos quando forem prestados cuidados médicos. Esses custos são pagos por pacientes, por suas famílias, por seguradoras públicas ou privadas ou são subsidiados por instituições ou indivíduos. Os métodos de pagamento são complexos, envolvem muitas partes, encontram muitos controles e regulações e são, em geral, obscuros para a maioria dos pacientes e para muitos médicos. Esta complexidade oferece muitas oportunidades para conflitos de interesse e outras manipulações injustas. Os debates sobre a reforma da atenção à saúde estão centrados nesse aspecto. Nosso livro se abstém de participar desta discussão complexa e difícil. Limitamo-nos a assuntos relacionados ao pagamento que podem afetar diretamente as decisões de atenção ao paciente sob os sistemas comuns atuais.

A questão ética para profissionais e instituições é como os arranjos financeiros influenciariam as decisões médicas em determinados casos. Como os interesses legítimos de terceiros – instituições de atenção à saúde, empresas de seguro-saúde, sindicatos de trabalhadores, corporações e governo – devem ser levados em conta em decisões clínicas relacionadas ao cuidado apropriado? Vimos um exemplo de conflito de interesse financeiro no caso de autoencaminhamento na Seção 4.1.5. Aqui, exploraremos outros assuntos relacionados.

Alguns médicos dizem que esses interesses não devem ser levados em conta e que sua única lealdade é para pacientes individuais; os custos sociais ou institucionais não são relevantes para decisões clínicas. Deve ser fornecido tudo que for considerado necessário por indicação médica e preferências pessoais. Nobre como é, essa visão é altamente irrealista. Os médicos devem considerar não só os benefícios e a segurança de uma intervenção e as preferências do paciente, mas também suas implicações financeiras. Isso sugere que os médicos devem conhecer os custos e a efetividade comparativa das propostas de diagnóstico e tratamento que fazem aos pacientes. Os pacientes devem ser informados dos custos para que possam levar em conta esta informação quando decidirem qual opção é melhor para eles. Esta abordagem incluiria, por exemplo, uma discussão sobre os custos de tratamentos alternativos que podem ser adequadamente recomendados para o mesmo tratamento. Infelizmente, não é frequente que esse tipo de discussão ocorra. Raramente os médicos conhecem os custos do que prescrevem e solicitam. Mesmo se conhecerem e revelarem esta informação, a maioria dos pacientes está mal instrumentalizada para avaliar a eficácia médica em comparação com os custos. No meio desse cenário confuso, muitos conflitos de interesse aparecem.

> **CASO**
>
> O Dr. S, um médico com 63 anos, sofre de uma severa e debilitante dor no quadril devido à osteoartrite crônica. A cirurgia de substituição total do quadril é coberta pelo plano de saúde do Dr. S. Seu ortopedista conhece um cirurgião local que realiza substituições microcirúrgicas de quadril inovadoras. Esse procedimento oferece diversas vantagens em relação à cirurgia tradicional: uma incisão menor, nenhuma necessidade de anestesia geral, alta hospitalar no mesmo dia e um período de recuperação mais curto. Contudo, o procedimento é novo e existem dados de desfecho limitados, isto é, não está coberto pelo plano de saúde. O ortopedista deve contar ao Dr. S. sobre o procedimento alternativo, mesmo que seja realizado por um concorrente, seja inovador e não seja coberto pelo plano de saúde?

COMENTÁRIO. Se o ortopedista não informar ao paciente sobre esta alternativa por medo de perder o paciente e o pagamento, ele permitiu que um conflito de interesse financeiro prejudicasse sua obrigação de uma revelação completa. Cabe ao paciente decidir procurar tratamento fora do seu plano de saúde. Se um procedimento alternativo oferecer benefícios que não possam ser alcançados de outra maneira, esse deveria ser oferecido ao paciente.

4.4.2 Iniquidades em atenção à saúde e cuidados clínicos

Na atenção à saúde norte-americana, o acesso e a qualidade variam muito de acordo com o *status* socioeconômico. Muitas pessoas não possuem convênio de saúde ou capacidade para pagar pelo atendimento à saúde e, portanto, têm acesso limitado à atenção. Essa estrutura não equitativa está frequentemente vinculada aos métodos de pagamento dos médicos. Por exemplo, os médicos enfrentam um problema ético quando tentam decidir se aceitarão o reembolso limitado de algumas seguradoras ou se restringirão sua clínica para pacientes com bons planos de saúde.

Embora os médicos não sejam pessoalmente obrigados a prestar atendimento aos não segurados ou sub-segurados, a profissão médica e as instituições de atenção à saúde têm uma obrigação moral de trabalhar pela justiça e a equidade na atenção à saúde. Os profissionais individuais devem participar do planejamento de suas instituições para prestar atendimento para os não segurados. Além disso, médicos individuais podem oferecer algum serviço aos carentes de atendimento por meio da doação de tempo para clínicas gratuitas ou participação em missões médicas.

> **CASO I**
>
> Um grande hospital de ensino privado urbano tem uma política contra a prestação de atendimento não emergencial para pacientes sem convênio. Um artista, de 55 anos, que não tem plano de saúde, é examinado na sala de emergência (SE) devido à pressão sanguínea elevada (175/105 mmHg) e glicose sanguínea elevada (275 mg%). O residente médico na SE gostaria de oferecer um atendimento de acompanhamento para o paciente.

> **CASO II**
>
> Um internista respeitado e popular instala um consultório no formato *boutique*, convidando seus pacientes atuais a continuarem sob seus cuidados pagando uma taxa anual substancial. Alguns de seus pacientes, mesmo aqueles que têm plano de saúde, não podem pagar a taxa. Este médico agiu antieticamente em relação a estes pacientes?

COMENTÁRIO. No Caso I, a tensão ética é entre o compromisso do médico de prestar um bom atendimento para um paciente sem convênio e a política do hospital embasada em triagem financeira. Isto é particularmente difícil para médicos residentes que são empregados pelo hospital, que os proíbe de prestar o atendimento necessário. O residente tem um conflito de interesse entre seu papel profissional como curador e a política de seu hospital em relação aos pacientes sem convênio. Uma solução é esse residente encontrar um atendimento alternativo para este paciente, por exemplo, em uma clínica gratuita. No Caso II, a medicina *boutique*[*] é uma forma de prática privada na qual os pacientes pagam uma taxa anual, variando entre várias centenas e milhares de dólares, em troca de acesso 24 horas por dia ao seu médico pessoal. Os médicos de *boutique* aceitam um número relativamente pequeno de pacientes, permitindo que ofereça maior atenção pessoal, consultas clínicas mais longas e maior acessibilidade.

Alguns críticos defendem que esta prática em *boutique* é antiética em um sistema de saúde que não consegue prestar atendimento para todos. A prática em

---

[*] N. de R.T. Embora existam numerosos conflitos éticos relativos ao atendimento de pacientes da medicina suplementar, não há registro conhecido no Brasil de clínicas *boutique*, como citadas no texto. Existem, entretanto, relatos de negativas para exames e consultas de convênios excessivamente demoradas.

boutique pode reforçar a iniquidade do sistema e, se se tornasse comum, poderia distorcer o acesso a favor dos ricos. Os defensores da prática em *boutique* asseguram que, embora represente uma desigualdade econômica, essas iniquidades são inevitáveis em um sistema com múltiplos pagadores. Além disso, o princípio da autonomia prescreve que as pessoas não devem ser limitadas no tipo de atenção à saúde que podem adquirir com seu próprio dinheiro. De forma semelhante, os médicos não devem ser limitados em suas decisões acerca de quantos pacientes deve aceitar, ou os arranjos financeiros legais para sua aceitação. Acreditamos que esta prática em *boutique* não seja antiética dentro do sistema de atenção à saúde atual. Entretanto, seu crescimento pode exacerbar um sistema de atenção à saúde que já é desigual e injusto. Finalmente, sugerimos ser louvável que consultórios *boutique* admitam um determinado número de pacientes cujo *status* financeiro não atenda às exigências.

4.4.3 Acesso a cuidados de emergência e atenção crítica

As pessoas podem precisar de atenção imediata devido a um problema que ameace sua vida. Algumas pessoas em estado crítico de saúde podem não ter convênio e não conseguem pagar pelo atendimento que precisam. É um antigo princípio fundamental da ética clínica que os médicos deveriam prestar serviços em situações como estas. Os escritos hipocráticos afirmam que "se houver oportunidade de atender um estranho que esteja com problemas financeiros, preste assistência completa... o amor pela humanidade e o amor pela arte médica caminham juntos" (Aforismos VI). A maior parte dos atendimentos de emergência ocorre em hospitais. Essas instituições operam sob diversas exigências legais que ordenam a atenção emergencial em determinadas situações. Por exemplo, uma lei federal (The emergency treatment and active labor act, EMTALA) proíbe os serviços de emergência de transferirem para outra instituição qualquer paciente que chegue com sintomas agudos de gravidade tal que a ausência de atenção médica imediata possa levar a um dano grave. O serviço de emergência deve admitir e tentar estabilizar uma pessoa com um problema que ameace a vida. Isso se aplica também a mulheres que estejam em trabalho de parto ativo. É permitido transferir para outra instituição somente depois que estiverem estáveis, isto é, que tiverem recebido o tratamento necessário para assegurar que nenhuma deterioração seja provável durante a transferência ou que as mulheres em trabalho de parto tenham dado à luz. Apesar dessa restrição legal, os hospitais podem tentar reduzir a carga financeira do atendimento não remunerado. Políticas desenvolvidas para esse fim podem afetar as decisões dos médicos trabalhando na instituição.

> **CASO I**
>
> Um homem com 28 anos foi trazido ao serviço de emergência de um hospital rural depois de um acidente de carro no qual sofreu trauma na cabeça. Estava inconsciente e sua esposa, que não tinha se ferido gravemente, informou ao enfermeiro da recepção que eles não tinham nenhum plano de saúde. A avaliação revelou uma hérnia transtentorial e um hematoma subdural agudo. O paciente foi tratado com dexametasona, manitol e fenitoína. Como o hospital rural não oferecia neurocirurgia, foi feita uma tentativa de transferir o paciente para um hospital universitário. Quando ficou claro para o hospital universitário que o paciente não possuía convênio médico, a transferência foi postergada e o paciente morreu a caminho de um estabelecimento de cuidados terciários, mais distante.

> **CASO II**
>
> O Hospital Metropolitano está localizado em uma região urbana onde proliferam o crime e o uso de drogas. Seu serviço de neurocirurgia está sempre lotado. Um grande percentual de seus pacientes não tem convênio porque, naquele Estado, os critérios de elegibilidade para o *Medicaid* são altos (ou seja, excluem mais pessoas dos benefícios). Outras fontes de financiamento para pacientes indigentes estão no limite do esgotamento. Ainda assim, o Metropolitano define sua missão primeira como servir a sua população local, inclusive aqueles que são medicamente indigentes. Embora ele aceite pacientes de emergência de regiões nos arredores, exige um comprovante de capacidade de pagamento das transferências vindas de longe.

RECOMENDAÇÃO. Políticas e decisões de transferência feitas na SE devem ser embasadas em indicações médicas, em vez de implicações financeiras de serviços no caso específico. É legítimo que as instituições definam políticas que limitem o atendimento oferecido a indigentes, mas essas políticas devem ser consistentes com os padrões éticos e a legislação. No Caso I, as indicações médicas do paciente, precisando de intervenção neurocirúrgica imediata, devem ser atendidas por uma pronta resposta pelo hospital universitário. A solvência da instituição não estava em jogo. No Caso II, a instituição tentou estabelecer uma política justa com base em uma definição de missão em relação a suas perspectivas de solvência financeira. Os médicos que trabalham em instituições que recebem pacientes de emergência têm uma obrigação ética com a comunidade de garantir que a ética clínica tradicional de serviço para aqueles que precisam de atendimento urgente pode ser preenchida em suas instituições. Os administradores que forem médicos e as autoridades da equipe médica devem influenciar as políticas hospitalares nessa direção.

> Beauchamp TL, Childress JM. Allocating, setting priorities and rationing. In: Beauchamp TL, Childress JF, eds. *Principles of Biomedical Ethics*. 6th ed. New York, NY: Oxford University Press; 2009:267–280.
>
> Martin DK, Gibson JI, Singer PA. Priority setting. In: *Cambridge Textbook of Bioethics*. Cambridge, MA: Cambridge University Press; 2008:251–256.

4.4.4 Considerando os custos em decisões clínicas

Nos anos recentes, os médicos foram instados a levar em consideração os custos quando solicitam medicamentos ou procedimentos. Ao fazê-lo, eles devem aderir a determinados padrões éticos. Em geral: a primeira prioridade de um médico deve ser prestar atendimento que se concentre nas indicações médicas e nas preferências do paciente. Isto confirma a responsabilidade do médico de colocar o interesse do paciente à frente do interesse próprio. As recomendações para pacientes devem ser embasadas nas melhores evidências de efetividade clínica, não em custos para as seguradoras ou a instituição. Como os pacientes arcam atualmente com uma crescente parte dos custos, têm o direito de serem informados a respeito dos custos esperados com medicamentos, exames, procedimentos e internações hospitalares. Também devem ser informados sobre os custos de opções alternativas que sejam aceitáveis.

Algumas medidas de contenção de custos afetam de forma direta as decisões clínicas dos médicos. Os médicos de determinados planos de saúde podem ser encorajados a tomarem decisões clínicas a respeito de pacientes específicos que sejam, no todo, tanto custo-efetivas como medicamente apropriadas. Isto pode assumir a irrepreensível forma de simplesmente advertir os médicos a serem "conscientes dos custos" ou assumirem a forma mais problemática de oferecer incentivos, como bônus ou frações crescentes da economia realizada, para os médicos que reduzirem os custos. A última abordagem resulta em conflitos de interesse que devem ser reconhecidos de modo conscencioso e manejados de maneira responsável. É obviamente antiético que um médico recomende um procedimento de custo menor, mas menos efetivo para obter um benefício financeiro.

> **CASO I**
>
> O Sr. S. T., um homem de 52 anos, com uma história de três anos de diabetes e uma forte história familiar de doença cardíaca isquêmica, queixa-se para sua médica de atenção primária que sente pressão subesternal devido ao esforço por três semanas. O eletrocardiograma de repouso é normal e um teste de esforço mostra mudanças isquêmicas em uma distribuição em duplo-vaso. O paciente é tratado com manejo médico agressivo, incluindo β-bloqueadores, nitratos, estatinas e aspirina. O paciente melhora temporariamente, porém, vários meses depois, novamente se queixa de dor no peito, que às vezes é devida ao esforço e às vezes não, e com um novo episódio de falta de fôlego. A essa altura, o paciente pede um encaminhamento para um cardiologista para uma angiografia e possível implante de *stent*. A médica nega a solicitação porque o sistema onde ela atende monitora tanto a qualidade da atenção como o uso apropriado de encaminhamentos caros, como cardiologia intervencional. A médica explica sua recusa dizendo que os resultados de um ensaio recente e confiável permitem o manejo continuado, em vez da intervenção.

COMENTÁRIO. A médica do paciente enfrenta um conflito de interesse. Sua filiação institucional está embasada na prática de um atendimento de alta qualidade e seu salário se baseia, em parte, no uso apropriado de serviços clínicos. Por outro lado, sua responsabilidade profissional é oferecer ao paciente as melhores recomendações médicas, mesmo que essas envolvam um procedimento intervencional caro. Se o paciente teve uma dor no peito típica ao esforço, apesar da terapia médica máxima, a médica estaria agindo de forma incompetente se não recomendasse um encaminhamento cardiológico. Em comparação, a dor no peito atípica do paciente durante o manejo médico levanta alguma incerteza sobre se o cuidado ótimo para esse paciente requer um encaminhamento imediato para cardiologia. Afinal, muitos desses dilemas podem ser resolvidos por melhores dados de desfecho. Na atualidade, reconhecemos que em áreas sem características definidas, onde a prática médica varia, os médicos cuja reputação e salário podem estar sob risco podem optar pela alternativa menos cara. Nesse caso, acreditamos que o julgamento da médica, possivelmente afetado por um conflito de interesse, está errado. Um grande ensaio clínico (COURAGE) demonstrou que mesmo que o manejo médico seja tão bom quanto o implante de *stent*, em geral, pacientes como esse, que desenvolvem novos sintomas cardíacos, como dor no peito e nova falta de fôlego, enquanto estão sob tratamento médico, requerem angiografia e implante de *stent*.

ÉTICA CLÍNICA **195**

4.5 ALOCAÇÃO DE RECURSOS DE SAÚDE ESCASSOS

4.5.1 Pergunta cinco – Existem problemas de alocação de recursos de saúde escassos que poderiam afetar as decisões clínicas?

Recursos escassos são distribuídos por diversos mecanismos sociais. A atenção à saúde nos EUA tem sido alocada por processos de mercado há muito tempo. O número de médicos, a localização de seus consultórios, a capacidade das pessoas pagarem e as diferentes percepções de necessidade médica – esses fatores e muitos outros resultam em recursos médicos sendo alocados de determinadas maneiras. Em alocação de mercado, oferta e demanda são fatores fundamentais ao distribuir recursos; algumas regulações podem modificar a demanda do mercado. Nos anos recentes, foi levantada a questão se os recursos médicos devem ser alocados por critérios explícitos. Por exemplo, o Estado do Oregon definiu prioridades as quais determinados tratamentos para certas condições mórbidas seriam reembolsados pelo *Medicaid*. Essa questão pertence à ética da política de saúde e não é discutida neste livro. No entanto, qualquer política como esta terá efeitos em nível clínico. Então, um tópico para consideração será se os médicos devem tomar decisões de alocação equilibrando eficiência social com os interesses de pacientes individuais. Isso é às vezes denominado "racionamento à beira do leito".

> **CASO**
>
> O Sr. D. P., um homem de 75 anos, com uma longa história de doença cardíaca e diabetes, é internado em uma UTI, com febre, hipotensão e falta de fôlego. A radiografia do tórax é consistente com síndrome do sofrimento respiratório agudo e a Po_2 é 50mm Hg. Durante as rondas matinais, o interno pergunta se o tratamento agressivo e caro é apropriado para um idoso que tem doença cardíaca e diabetes subjacentes e cujas chances de completa recuperação sem sequelas não são maiores do que 35%. Na consulta do meio-dia, o médico atendente pergunta aos profissionais contratados se devem oferecer o tratamento indicado, ou se devem começar a racionar a atenção à saúde fazendo escolhas duras, começando imediatamente com esse idoso.

COMENTÁRIO. A forma mais óbvia de alocação de recurso para médicos de atendimento individual – a menos problemática eticamente – envolve a suspensão de atividades médicas que sejam inúteis ou desnecessárias. Recursos caros e escassos não devem ser esbanjados com pacientes que não se beneficiarão deles. Muitas intervenções médicas são desse tipo. Obviamente, definir quando é provável que determinada forma de intervenção é inútil, desnecessária ou apenas tangencialmente benéfica requer um agudo julgamento clínico e, muitas vezes, é impossível. A recente tendência direcionada para estudos de desfecho e epidemiologia clínica pode ser útil. Conforme foi ilustrado no caso do Sr. D. P., os médicos não podiam ter certeza, quando ele foi admitido, se estavam lidando com alguém que era "crítico", ou com um paciente que era crítico, mas que tinha perspectivas de completa recuperação. Posteriormente, ele se recuperou sem qualquer sequela. A questão levantada pelo atendente acerca do racionamento à beira do leito é desafiadora e provocativa. Em nossa visão, o racionamento à beira do leito não é apropriado nem ético. As decisões clínicas devem ser tomadas com base em indicações médicas, preferências do paciente e qualidade de vida, em vez do uso social de recursos, a menos que estejam presentes diretrizes políticas claras, como para transplante (ver Seção 4.5.5).

4.5.2 Admissão a serviços com recursos limitados

Todo o sistema de atenção à saúde sofre pressão sob necessidades e demandas por serviços cada vez mais crescentes. Determinados recursos, como fundos para atendimentos não reembolsados, disponibilidade de médicos, leitos hospitalares, disponibilidade de centros especializados e similares, são *relativamente* escassos; ou seja, a escassez depende dos orçamentos e das decisões políticas sociais ou institucionais e conseguem ser modificadas. Outros recursos, como órgãos sólidos (fígados ou corações), são *completamente* escassos; isto é, mesmo com uma boa política social referente à sua obtenção e distribuição, sempre haverá menos do que o necessário. A obtenção de órgãos para transplante exemplifica a absoluta escassez. Como os recursos de atenção à saúde deveriam ser alocados? Essa é uma questão política que vai além do escopo deste livro. Ademais, a alocação de recursos escassos com frequência afeta diretamente a atenção ao paciente. Todos os autores sobre a ética desse problema concordam que os recursos devem ser alocados de maneira equitativa. O que constitui a equidade? Parece justo definir determinados critérios objetivos básicos como problema médico, potencial para benefício e idade, para, então, selecionar aleatoriamente, dentro de um conjunto, aqueles que atendem a estes critérios. Exemplos desse problema são: a triagem médica, as reivindicações concorrentes por serviços e a alocação de órgãos sólidos.

4.5.3 Triagem

Triagem é a prática de classificar os doentes, lesionados, ou feridos para utilizar de forma mais eficiente possível os recursos médicos em uma crise. A triagem em um campo de batalha, por exemplo, é comum e em geral é aceita como ética. Existem regras de triagem para definir prioridades entre soldados feridos. As regras da triagem têm sido aplicadas a outros desastres, como terremotos e furacões. Essas, bem como a sua justificativa, estão definidas em um manual clássico de cirurgia militar:

> Deve ser dada prioridade para (1) os levemente feridos que possam ser rapidamente devolvidos ao serviço, (2) os mais seriamente feridos que demandem ressuscitação ou cirurgia imediatas, e (3) aos feridos irremediáveis pode ser designada a prioridade de atendimento mais baixa. O cirurgião militar deve despender suas energias no tratamento somente daqueles cuja sobrevivência parecer provável, alinhado com o objetivo da ética da medicina militar, que foi definido como "fazer o maior bem pelo maior número de pessoas na hora e no local apropriado".

Emergency War Surgery, NATO Handbook. Washington, DC: United States Government Printing Office; 1958.

COMENTÁRIO. O embasamento ético para a triagem militar é devolver ao serviço aqueles que são necessários para a luta. De forma semelhante, a triagem em um desastre prioriza pessoas como bombeiros, autoridades da segurança pública e pessoal médico para que sejam devolvidos ao trabalho de resgate. Além disso, em situações de epidemias, as vacinas devem ser triadas para os mais vulneráveis e para os profissionais de saúde necessários. O desastre e o sério perigo existentes para a sociedade justificam as regras da triagem. Na falta desse elemento de desastre e destruição da estrutura da ordem social existentes, as regras que subordinam as necessidades dos indivíduos para as necessidades da sociedade não estão justificadas em situações clínicas comuns.

Kayman H, Radest H, Webb S. Emergency and disaster scenarios. In: Singer PA, Viens AM, eds. *Cambridge Textbook of Bioethics.* Cambridge, MA: Cambridge University Press; 2008:281–288.

4.5.4 Reivindicações concorrentes ao atendimento

Há situações clínicas regulares em que o pessoal, o tempo, o equipamento, os leitos e outros fatores são insuficientes para acomodar determinado número de pacientes. Serviços de emergência hospitalar superlotados contam com um enfermeiro de triagem que prioriza os pacientes conforme a gravidade da necessidade. No entanto, apesar do uso do termo *triagem* (que significa *seleção*), a justificativa ética fundamental para triagem em guerra e desastre, isto é, contribuição para o bem social, não está presente. Ao contrário, é uma competição entre requerentes disputando pelo atendimento médico.

CASO I

A Sr.ª C. Z. é uma mulher de 71 anos que tem diagnóstico de um tumor de pulmão para o qual se recusou a fazer cirurgia. Desenvolveu pneumonia obstrutiva e foi internada na Unidade de Tratamento Intensiva (UTI) do hospital comunitário de seu condado rural. Ela não mostrou nenhum sinal de melhora durante sete dias. Agora está inerte. A vítima de um acidente automobilístico é trazida para o hospital com o tórax esmagado, aparente pneumotórax e ossos fraturados nas extremidades. Essa paciente com trauma precisa imediatamente de um respirador. Dos seis pacientes utilizando os seis respiradores da UTI, a Sr.ª C. Z. tem o pior prognóstico. Ela parece incapaz de ser desmamada e provavelmente morrerá se o suporte ventilatório for interrompido. É eticamente justificado recomendar ao seu substituto que a Sr.ª C. Z. tenha o respirador removido em prol da vítima de acidente?

COMENTÁRIO. O prognóstico médico da Sr.ª C. Z. é ruim. Ela tem câncer de pulmão com obstrução brônquica e pneumonia que não respondeu ao tratamento. Está comatosa e provavelmente morrerá dentro de dias. Agora é incapaz de expressar preferências. Nada se sabe a respeito de suas preferências, exceto sua recusa de cirurgia. Dadas estas considerações, a necessidade imediata e séria de uma outra pessoa identificável torna-se uma importante consideração. Quando essa pessoa também está sob risco iminente de morte, o fator contextual da escassez de recursos torna-se significativo na decisão referente à Sr.ª C. Z. Na prática, quando os recursos são apenas relativamente escassos, essas situações em geral são manejadas na hora por atitudes, como chamar enfermeiros de outras UTIs ou fazer exceções à regra a respeito do uso de ventiladores fora da UTI. Esses estratagemas práticos muitas vezes resolvem problemas éticos. Caso não haja solução possível, acreditamos que é eticamente permitido recomendar que o suporte respiratório da Sr.ª C. Z. seja descontinuado.

> **CASO II**
>
> O Sr. R. A., o drogadito descrito na Seção 2.5.3, precisa de uma segunda prótese de válvula cardíaca. Vários médicos se opõem fortemente ao fornecimento de uma segunda prótese. Estes médicos alegam três razões:
> 1. A cirurgia é fútil porque o paciente irá se reinfectar;
> 2. O paciente não se cuida o suficiente para seguir um regime ou se abster de drogas;
> 3. É um mau uso dos recursos sociais.

COMENTÁRIO. A primeira consideração, futilidade, e a segunda, não adesão, são discutidas nas Seções 1.2.2 e 2.5.2. A terceira consideração, uso de recursos, levanta os seguintes aspectos éticos novos:

a) Quais são os critérios que diferenciam bons e maus usos de recursos sociais? Embora esses critérios pudessem ser formulados em nível teórico ou de política, é impossível fazê-lo em nível clínico porque os médicos não possuem uma visão global da necessidade social nem uma compreensão de como qualquer decisão clínica determinada pode contribuir para esta necessidade. Além disso, tentativas de formular critérios como esses correm o risco de introduzir sério viés e discriminação nas decisões clínicas. Como mencionamos, o "racionamento à beira do leito" é eticamente perigoso.

b) Não existe garantia alguma de que o que quer que seja "economizado" ao recusar este paciente será usado de alguma maneira melhor. Os recursos sociais não estão, é claro, sendo "absorvidos" somente pelo paciente. Em vez disso, estão fluindo para o hospital, os médicos e cirurgiões, os enfermeiros e assim por diante.

RECOMENDAÇÃO. A justificativa ética mais aceitável para negar o fornecimento de uma segunda prótese é a indicação médica de que o risco da cirurgia, com sua taxa de mortalidade correspondente, excede o risco de manejar o paciente com terapia médica. Portanto, se for medicamente indicada, a cirurgia deve ser oferecida. As indicações médicas não devem ser manipuladas como um subterfúgio para negar um procedimento medicamente apropriado. Uma condição para a cirurgia pode ser o compromisso do paciente de ingressar em uma reabilitação. A obrigação ética de prestar assistência cirúrgica é, contudo, menor, dada à extensão em que os direitos de outros pacientes são diretamente comprometidos, como foi explicado no comentário ao Caso I (Sr.ª C. Z.).

4.5.5 Alocação de órgãos sólidos para transplante

Em transplante de órgãos, muitos pacientes são candidatos a recursos completamente escassos. O transplante de órgãos é uma grande realização da medicina moderna. Pela primeira vez na história, indivíduos com falência de órgãos vitais como coração, rins e fígado com frequência podem ser salvos da morte certa pelo transplante oportuno de um órgão doado. Nessa situação, o órgão em si assume um valor moral: seu uso para um paciente o torna indisponível para outro. Seu uso em um receptor menos apropriado, e a subsequente perda por rejeição ou morte do paciente, priva um receptor mais apropriado de uma chance de sobrevivência. Isso representa um "recurso escasso" incomum: o valioso órgão deve receber seu melhor e mais alto uso. Como esse aspecto do transplante de órgãos se adequa a uma distribuição justa de recursos?

O princípio ético básico do transplante de órgãos exige que o órgão seja uma verdadeira "doação", ou seja, um presente oferecido voluntariamente pelo doador ao receptor. Um doador vivo pode dar esse presente, como com frequência é feito entre familiares no transplante de rins e, cada vez mais, no transplante de fígado e pulmão, ou uma pessoa pode designar que seus órgãos sejam usados após sua morte, uma prática aprovada pela legislação norte-americana.* O The uniform anatomical gift act, adotado por todos os Estados, oferece um sistema para identificação de doadores (normalmente informado na carteira de habilitação). Comumente, os órgãos não podem ser removidos da pessoa morta sem autorização prévia do(a) falecido(a) ou, após o óbito, por algum parente de sangue. A maioria dos órgãos transplantados é obtida de pessoas declaradas mortas por critérios cerebrais; porém, nos anos recentes, como o número de doadores falecidos permaneceu relativamente estável e inadequado, um número crescente de órgãos é obtido de doadores vivos, que sejam parentes ou não, ou de uma combinação expandida de doadores falecidos, incluindo doadores mais doentes e idosos do que aqueles que anteriormente eram aceitos, bem como por doação após morte cardíaca (DMC), às vezes denominada "doação pós-parada circulatória". Muitas leis estaduais exigem que os médicos relatem óbitos iminentes à agência local de obtenção que, então, envia uma pessoa treinada para requisitar a doação do órgão à família.

Apesar desses esforços para aumentar a doação de órgãos, a demanda por órgãos sólidos excede em muito a oferta. Em 2008, nos EUA, foram realizados 27.962

---

* N. de R.T. A legislação brasileira permite e incentiva pacientes a demonstrarem ainda em vida o desejo de doação e comunicar à família, visando o cumprimento pós-morte dessa intenção. Essa e as demais políticas nacionais em relação ao assunto são encontradas na Política Nacional de Transplantes, Lei nº 9.434/1997, que instituiu o Sistema Nacional de Transplantes e Lei nº 10.211/2001.

transplantes entre todos os órgãos. No fim de 2008, mais de 100.000 pessoas estavam nas listas de espera para todos os órgãos. Dessas, 6.601 pessoas faleceram enquanto estavam na lista de espera. Os critérios éticos para obtenção e distribuição de órgãos devem ser compreendidos e deve ser mantido um sistema justo e equitativo embasado nesses critérios. Os elementos-chave de um sistema como este são:

1. Evita os critérios de valor social;
2. Reconhece o potencial de benefício para o paciente;
3. Tem lugar para necessidades de urgência;
4. Impede a discriminação com base em sexo, raça ou *status* social;
5. Emprega um processo transparente percebido pelo público como justo.

Um aspecto importante da equidade é a objetividade, embasada em indicadores clínicos. No começo da época do transplante de fígado, a alocação se baseava fortemente na avaliação subjetiva do médico (grau de ascite, grau de encefalopatia e necessidade de internação em UTI). Esse sistema subjetivo era mais suscetível a ser "enganado", trazendo assim injustamente determinados pacientes para o topo da lista de espera. O sistema de alocação evoluiu para um em que a severidade da enfermidade está embasada em critérios laboratoriais objetivos (bilirrubina total, creatinina sérica e exames de coagulação). Sob os critérios objetivos, denominados "escore MELD" (*Model end-stage liver disease*) e grupo sanguíneo, um escore variando de 6 a 40 é atribuído a cada paciente adulto com base em sua sobrevivência esperada em um período de três meses sem transplante. Uma ponderação especial do escore se aplica a pacientes com síndrome hepatopulmonar, amiloidose familiar e câncer hepatocelular. Estes pacientes recebem pontos MELD adicionais devido à natureza rapidamente progressiva destes problemas.

Além deste tipo de objetividade clínica, são necessários muitos outros fatores para um sistema de alocação justo. Nos EUA, uma organização privada apoiada pelo governo, a United Network for Organ Sharing (UNOS), gerencia a lista nacional, e as Organ Procurement Organizations (OPO) locais supervisionam a distribuição de órgãos. A política da UNOS aloca órgãos com base no estado médico, tipo sanguíneo, urgência, tempo na lista de espera e distância geográfica entre doador e receptor. Um sistema computadorizado gerencia estes dados. As políticas da UNOS referentes à retirada e à distribuição de órgãos podem ser obtidas *on line*.

Lo B. Ethical Issues in Organ Transplantation. In: Lo B, ed. *Resolving Ethical Dilemmas. A Guide for Clinicians*. 3rd ed. Philadelphia, PA: Lippincott Williams and Wilkins; 2005:264–272.

Munson R. Organ transplantation. In: Steinbock B, ed. *The Oxford Handbook of Bioethics*. New York, NY: Oxford University Press; 2007:211–239. UNOS. http://www.unos.org. 1/23/2010.

Wright L, Ross K, Daar AS. Organ transplantation. In: Singer PA, Viens AM, eds. *Cambridge Textbook of Bioethics*. Cambridge, MA: Cambridge University Press; 2008:145–153.

CASO I

O Sr. J. J. é um homem de 50 anos, com doença hepática em estágio final causada por cirrose biliar primária. Passou por diversas complicações nos últimos anos, inclusive hipertensão portal, sangramento de varizes gástricas, ascite e um episódio de encefalopatia. Ele tem um escore MELD de 26. Como a região geográfica onde vive tem uma longa lista de espera e como ele possui um tipo sanguíneo raro, é improvável que receba um fígado até que seu escore MELD aumente para 35. Consequentemente, por sugestão do seu médico, o Sr. J. J. se inscreveu em diversos programas em várias regiões para melhorar sua chance de conseguir um órgão no estágio inicial de sua enfermidade.

COMENTÁRIO. Aproveitar múltiplas listas não é proibido. As regulações da UNOS exigem que os pacientes sejam informados da opção da lista múltipla. Ainda permanece a questão se é justo aderir a listas múltiplas. Pacientes mais ricos, melhor informados e com mais mobilidade têm vantagens distintas em sistemas que permitem a listagem múltipla. Essa maneira amplamente utilizada, tolerada e até mesmo recomendada de "enganar o sistema" introduz a discriminação contra muitos pacientes na lista de espera em um sistema planejado para superar a discriminação. Na nossa visão, a listagem múltipla não resolve conflitos de interesse dentro do sistema de alocação de órgãos, mas sim os exacerba.[*]

CASO II

Após dois anos, o Sr. J. J., paciente do Caso I, continua a esperar por um fígado (apesar do seu alistamento múltiplo). Ele visita o consultório do seu cirurgião com uma pessoa a quem ele apresenta como "meu melhor amigo" e diz que leu a respeito de alguns programas de transplante que usam doadores vivos para transplante de segmentos de fígado. O amigo do Sr. J. J. diz que gostaria de se oferecer voluntariamente como doador vivo. O cirurgião tem diversas preocupações:

(continua) >>

---

[*] N. de R.T. No Brasil, a lista é única para todos pacientes em espera por órgãos para transplante. Os serviços de captação de órgãos têm abrangência regional.

> **>> (continuação)**
>
> 1. Uma pessoa saudável deveria ser sujeitada aos substanciais riscos de morbidade e mortalidade associados à cirurgia de transplante como doador?
> 2. Como o cirurgião não realizou procedimentos com doador vivo, o Sr. J. J. deveria ser encaminhado para um dos programas dos EUA que possuem experiência na realização de procedimentos como esse?
> 3. O cirurgião pode confirmar se essa pessoa realmente é um "melhor amigo" e não um "voluntário" contratado que concordou em doar mediante pagamento?
> 4. O cirurgião deve fazer o trabalho de detetive para determinar a verdade do problema?

COMENTÁRIO. Embora pessoas vivas tenham sido doadoras de rins desde os primeiros tempos do transplante, continua a haver questões a respeito da ética de fazer cirurgia em uma pessoa saudável para beneficiar outra. Essa prática era considerada ética se o doador fosse um voluntário informado, livre e não coagido, ciente dos riscos envolvidos nessa operação. O transplante de segmentos do fígado adulto envolve um risco ao doador muito mais alto do que o transplante de rins. Além disso, obter órgãos por aquisição é ilegal nos EUA e na maior parte dos demais países. Deve ficar muito claro que o amigo do Sr. J. J. é um doador informado, livre e não coagido. O cirurgião deve conversar de forma privada com o voluntário, informando-o dos riscos da cirurgia. A legislação federal exige que os programas de transplante tenham um "defensor do doador". Esses defensores exploram com mais profundidade a possibilidade de coerção e adequação médica dos doadores. Qualquer suspeita de coerção ou de incentivo financeiro desqualifica o voluntário. Além disso, o cirurgião deve encaminhar o caso para um programa com ampla experiência em operações com doadores vivos.

4.5.6 Doadores vivos sem relação de parentesco

O Caso II levanta a questão sobre o uso de doadores vivos sem relação de parentesco para transplante. Nesse caso, os problemas de uma possível coerção e pagamento ilegal do doador representam as preocupações éticas fundamentais. No entanto, devido à escassez de doadores, alguns programas de transplante atualmente aceitam doadores que não sejam genética nem emocionalmente relacionados com o receptor. Isso é denominada doação viva não relacionada, doação não direcionada, doação anônima, doação de estranho, do Bom Samaritano ou altruísta. Como o embasamento ético do transplante é a doação altruísta, não parece haver problema algum com esses doadores, desde que haja adequação em termos médicos. Alguns serviços de transplante, porém, se preocupam que um ato altruísta, que carrega os significativos riscos resultantes da cirurgia, pode ser a manifestação de um problema psiquiátrico e, assim, não ser totalmente livre e não coagido. (Em um importante serviço de transplante dos EUA, 31% dos potenciais doadores sem relação de parentesco foram rejeitados devido à inadequação psicológica.). Por isso, a cuidadosa avaliação psicossocial é eticamente indispensável.

Outra preocupação é o perigo de que a avidez em atrair doadores sem relação de parentesco pode levar ao pagamento de indivíduos para doarem um órgão. As organizações de transplante criaram salvaguardas em seus protocolos de obtenção para evitar esse perigo. A possibilidade de comercializar a troca de órgãos é um motivo importante para que os protocolos de transplante de órgãos devam continuar abertos e transparentes.

> Adams PL, Cohen DJ, Danovitch GM, et al. The nondirected live-kidney donor: ethical considerations and practice guidelines: A National Conference Report. *Transplantation*. 2002;74(4):582–589.
>
> Matas AJ, Garvey CA, Jacobs CL, et al. Nondirected donation of kidneys from living donors. *N Engl J Med*. 2000;343(6):433–436.

4.5.7 Doação após morte cardíaca

O procedimento habitual para obter órgãos durante o suporte à vida requer que o óbito seja declarado por critérios cerebrais (Seção 1.5) anterior à remoção dos órgãos. Nos últimos anos, um novo procedimento, denominado "doação após morte cardíaca" ou "doação pós-parada circulatória", foi introduzido. Apesar de, no princípio, ter sido controverso, atualmente é considerado ético.[*]

CASO

Uma mulher de 43 anos é trazida ao serviço de emergência sonâmbula e desorientada, ictérica, com asterixe, hematomas e abdome edemaciado. Ela teve quatro dias de náusea e diarreia. O diagnóstico é falência fulminante do fígado devido à ingestão de cogumelos venenosos. No hospital, está um homem de 24 anos que está em estado vegetativo há quatro meses após um trauma automobilístico. Está dependente do ventilador. Três tentativas de desmamá-lo do ventilador falharam; ele não demonstra nenhum esforço respiratório espontâneo. Seus pais informaram ao responsável por ele na UTI que estão prontos para

(continua) >>

---

[*] N. de R.T. Não está previsto pela legislação brasileira. A Resolução CFM nº 1.480/1997 refere-se à morte encefálica.

> **>> (continuação)**
>
> suspender o suporte respiratório. Também expressaram o desejo de que seus órgãos fossem doados após a morte. Um médico do Serviço de Transplante de Fígado sugere que o paciente seja levado para cirurgia, onde o suporte ventilatório será interrompido e seu fígado será removido para transplante. O responsável na UTI questiona se isso é compatível com a regra habitual de que os órgãos sejam removidos somente após a declaração do óbito por critérios cerebrais.

COMENTÁRIO. A prática da doação pós-parada circulatória expande a regra do doador morto. O paciente é levado para cirurgia, o suporte à vida é removido, o medicamento contra dor é administrado e, quando o coração para, o óbito é declarado e a cirurgia para remoção do órgão é iniciada. Os critérios éticos para essa prática requerem que não haja esperança de recuperação para o paciente, que a permissão dos substitutos designados seja obtida e que não seja administrado nenhum medicamento para acelerar a morte. As instituições que utilizam essa forma de remoção de órgãos devem ter uma política clara, assegurando que a prática não compromete o cuidado apropriado ao doador, que as permissões apropriadas sejam obtidas e que tudo seja feito de maneira transparente.

> Daar AS. Non-heart beating donation: ten evidence-based ethical recommendations. *Transplant Proc.* 2004;36(7):1885–1887.
>
> Institute of Medicine Committee on Non-beating-heart Transplantation. *Non-heart beating organ transplantation: practice and protocols.* Washington, DC: National Academy Press; 2000.

4.5.8 Turismo para transplante

Existe um vigoroso comércio internacional de órgãos. Os órgãos disponíveis e o transplante rápido, frequentemente com amenidades como recuperação em estabelecimentos de férias, são anunciados em *websites* e por meio de outras redes de comunicação. Comerciantes clandestinos compram órgãos baratos em nações pobres e vendem a preços exorbitantes para pacientes em países desenvolvidos. A prática de viajar ao exterior com o objetivo expresso de fazer um transplante de órgãos é comumente conhecida como turismo para transplante. Embora muitos centros de transplante no exterior tenham competência técnica e operem dentro de diretrizes aceitas para obtenção de órgãos, muitos outros são suspeitos. Sabe-

-se que alguns órgãos transplantados em hospitais no exterior originam-se de pessoas que não foram capazes de dar o consentimento informado para a doação. Alguns exemplos são a doação forçada por prisioneiros (China), a doação em vida coagida pelo cônjuge (Índia), a doação em vida por aqueles com baixa ou nenhuma escolaridade e incapazes de compreender os riscos e as consequências (Índia, Paquistão, Filipinas) e a doação em vida pelos pobres, que a veem como uma maneira de gerar renda para atender a suas necessidades diárias (Índia).

Nos EUA, todos os centros de transplante possuem um defensor dos doadores ou uma equipe de defensores dos doadores para garantir a segurança, o bem-estar e o consentimento informado deles. Não está claro em quais países, além dos EUA, têm salvaguardas para seus doadores vivos. Na Índia, por exemplo, muitos doadores sofrem significativas complicações médicas e muitas vezes se arrependem de terem participado como doador. Ainda mais, a renda que geraram ao vender seus órgãos de maneira alguma os retira de seu estado de pobreza.

Além disso, os programas de transplante no exterior podem ter critérios mais flexíveis para aceitar pacientes nas suas listas de espera. Nos EUA, um paciente é recusado para inclusão na lista de espera por órgãos se tiver sido determinado que o paciente não vá se beneficiar com o transplante. Os pacientes que buscam oportunidades para transplante no exterior devem ser muito cautelosos com relação a centros que prometem bons desfechos para pacientes que, de fato, podem não ter boas perspectivas de se beneficiarem com o transplante. Essas expectativas irrealistas também podem ser financeiramente custosas para os pacientes e suas famílias.

As equipes norte-americanas de transplante, às vezes encontram pacientes que participaram de turismo em busca de órgãos e que depois procuram atendimento pós-transplante nos EUA. Isso pode causar um grande desconforto ético para os médicos e os enfermeiros. Às vezes, esses pacientes retornam aos EUA com medicamentos imunossupressores do hospital estrangeiro que são inapropriados. Eventualmente retornam com complicações, como infecções graves (inclusive Aids e hepatite), e não possuem cópia de seus prontuários médicos (ou estão escritos em uma língua estrangeira). A documentação da fonte dos órgãos está ausente.

Nos EUA, todas as importantes organizações e centros de transplante desestimulam o turismo para transplante. Com frequência, contudo, pacientes desesperados por órgãos viajarão para o transplante e voltarão para casa precisando de cuidados continuados ou agudos. Isso impõe um problema ético para os centros de transplante domésticos. Podem se tornar cúmplices do mercado ilícito e, mais grave ainda, um paciente que precise de um retransplante depois de um transplante fracassado no exterior pode usar um órgão que deveria, de outra forma, ser de um paciente na lista de espera.

> **CASO**
>
> Após sete anos em diálise, o Sr. C. encontra um *website* que oferece acesso a transplantes de rim no Paquistão. O custo cobrado está dentro das possibilidades do Sr. C. Ele viaja ao Paquistão, é hospedado em um hotel agradável, é transplantado com um rim de um doador desconhecido e retorna para casa depois de três semanas. Agora está sentindo dor ao urinar e na região lombar. Ele telefona ao Dr. M., seu nefrologista, para agendar uma consulta no consultório. O nefrologista se surpreende ao saber que o Sr. C. tinha feito um transplante de rim no exterior e se aborrece ao saber que o paciente tinha adquirido o órgão. O centro de transplante do nefrologista desestimula enfaticamente o turismo para transplante. Ele deveria aceitar esse paciente?

COMENTÁRIO. A maior parte das políticas de aconselhamento de organizações para transplante desestimula a aceitação de pacientes como esse, exceto em situações de emergência. No entanto, parece injusto rejeitá-los se antes eram pacientes. É aconselhável advertir os pacientes atuais contra a ida ao exterior e informá-los de que não serão aceitos de volta se retornarem com problemas médicos. Também é aconselhável ter uma lista de países cuja legislação e regulamentação sobre transplantes sejam fracas e não protejam seu próprio povo contra a exploração. Finalmente, os programas de transplante dos EUA podem escolher desenvolver relações de encaminhamento com programas estrangeiros em que a competência médica seja alta e para países com políticas de remoção de órgãos similares, se não idênticas, à legislação norte-americana.

RECOMENDAÇÃO. Na ausência de um aviso informado a respeito da política local, o Dr. M. deve aceitar este paciente. Deve, contudo, insistir para que o centro de transplante com o qual trabalha desenvolva uma política com as características mencionadas no comentário para casos futuros.

4.6 INFLUÊNCIA DA RELIGIÃO SOBRE AS DECISÕES CLÍNICAS

4.6.1 Pergunta seis – Existem aspectos religiosos que poderiam influenciar as decisões clínicas?

As crenças religiosas e os ensinamentos de comunidades de fé variadas são relevantes para o cuidado médico. A religião oferece poderosas perspectivas a respeito de sofrimento, perda e morte. A maioria dos norte-americanos professa alguma forma de crença religiosa. Além disso, muitas pessoas de outras culturas são profundamente comprometidas com suas tradições religiosas. A experiência revela o valor da crença religiosa em épocas de adoecimento e morte. Conselheiros e capelães religiosos possuem um importante papel a desempenhar na atenção à saúde. No entanto, a medicina ocidental há muito tempo tem mantido distância da religião devido ao ceticismo científico sobre a fé, bem como ao dever profissional de evitar o favoritismo de qualquer posição religiosa. Contudo, muitos médicos respeitam os princípios fundamentais de sua própria religião e permitem que influenciem sua prática de medicina. Tanto o catolicismo quanto o judaísmo, por exemplo, possuem extensos ensinamentos sobre saúde e atenção médica que podem demandar ou proibir determinadas intervenções. Entretanto, atualmente, aparecem nos estabelecimentos norte-americanos de atenção à saúde pessoas com muitas formas de crenças religiosas e espirituais, muitas vezes desconhecidas aos profissionais. O lugar da religião na ética clínica é complexo. Já observamos os problemas levantados para a ética clínica quando os pacientes aderem a crenças que repudiam o tratamento médico. Aqui assinalamos alguns outros aspectos da religião no atendimento clínico.

Guinn D, ed. *Handbook of Bioethics and Religion*. New York, NY: Oxford University Press; 2006.

Mackler AL. *Introduction to Jewish and Catholic Bioethics. A Comparative Analysis*. Washington, DC: Georgetown University Press; 2003.

Singer PA, Viens AM. Religious and cultural perspectives in bioethics [Section IX]. *Cambridge Textbook of Bioethics*. Cambridge, MA: Cambridge University Press; 2008:379-444.

CASO I

O Sr. M. R., um homem de 66 anos, recém fez uma ressecção de Whipple para câncer de pâncreas. Sua recuperação da cirurgia foi difícil e duas semanas depois ele continua no hospital. Sua família, a Sr.ª M. R. e cinco filhos adultos, estão fielmente presentes no seu quarto de hospital. Todos eles são cristãos praticantes. Dr. K., o cirurgião, faz visitas duas vezes por dia. Cada vez que entra no quarto, a família lhe pede para orar com eles pela recuperação do Sr. M. R. O Dr. K. não tem nenhuma afiliação religiosa. Em uma visita, um dos filhos do Sr. M. R mostra ao Dr. K. um artigo que encontrou na literatura médica, afirmando que pesquisas demonstraram que os pacientes a quem regularmente são oferecidas orações se recuperam mais rapidamente. Ele reitera o convite da família para orações em comum.

CASO II

A Dr.ª N. A. é uma médica de família que também é especializada em obstetrícia e ginecologia. Faz parte da equipe de uma clínica de um bairro que tem uma grande população de imigrantes etíopes e somalis. A Dr.ª N. A. ganhou a confiança das mulheres daquela comunidade por sua compreensão sobre o modo de viver delas. Foi criada como membro da Nação do Islã e estudou o Alcorão e a tradição islâmica clássica. Uma delegação de mulheres islâmicas a visita e pergunta se ela realizaria regularmente o ritual da cirurgia genital nas mulheres jovens da comunidade. Essa cirurgia, tecnicamente denominada clitoridectomia e referida por seus opositores como mutilação genital, é atualmente realizada por mulheres sem treinamento médico. Suas visitantes supõem que ela compreenda que esse ritual é necessário por qualquer mulher muçulmana devota. A Dr.ª N. A. viu os problemas médicos causados por este procedimento. Ela o repele e sabe, a partir de seu próprio estudo da lei islâmica, que não é exigido pelo Alcorão nem pelas tradições do profeta.

CASO III

Um hospital atende a uma grande população de imigrantes Hmong, do Laos. Muitas pessoas Hmong não confiam na medicina ocidental e consideram a cirurgia, a anestesia e as transfusões de sangue perigosas. Elas têm profunda confiança, no entanto, nos rituais de cura de seus xamãs. O hospital iniciou um programa para familiarizar os sacerdotes com a medicina e permitir que realizem rituais apropriados para os pacientes.

COMENTÁRIO. Embora seja improvável que os médicos sejam especializados em doutrina religiosa, podem encontrar situações que exigem que discutam preocupações religiosas com seus pacientes. Às vezes, um médico pode optar por encaminhar a família para um colega mais compreensivo ou um capelão. Em outras, um médico pode desejar engajar os pacientes e a família em um diálogo para aprender sobre suas crenças e discutir se essas crenças podem afetar seu cuidado. Um diálogo como esse deve ser marcado por sabedoria, franqueza, respeito e informação correta. A informação pode ser buscada junto a clérigos ou outras fontes. O *website Bioethics for clinicians* [bioética para médicos], da Canadian Medical Association, possui uma página dedicada a esse tópico (www.cmaj.ca).

RECOMENDAÇÃO. O Caso I revela a tensão entre o que às vezes emerge entre acomodar solicitações de pacientes e famílias e manter sua própria integridade. Se um médico sentir-se confortável em juntar-se à família em oração, é permitido que o faça. É permitido também que ele decline respeitosamente. Nesse caso, o cirurgião pode dizer à família que transmitirá seus desejos aos seus colegas médicos e aos capelães do hospital. Ele deve se abster de qualquer comentário depreciativo a respeito da qualidade científica de estudos sobre a eficácia da oração na cura.

No Caso II, a Dr.ª N. A. se defronta com um dilema moral. Ela não deseja perder a confiança das mulheres que precisam muito de uma médica compreensiva. Ainda assim, ela não quer ver mulheres jovens mutiladas por procedimentos grosseiramente realizados, nem deseja ser cúmplice em um ritual que oprime as mulheres. Nesse caso, o peso dessas últimas preocupações deve compeli-la a se negar. Ela pode aproveitar essa oportunidade para começar um diálogo respeitoso com essas mulheres em relação à lei religiosa da própria fé que compartilham e as consequências médicas da prática. Além disso, pode ser questionado se este ato não constitui abuso infantil.

O Caso III não representa um problema ético em si, mas sim uma abordagem sensível das diferenças culturais e religiosas e seu impacto sobre a atenção à saúde. Os xamãs Hmong, os curandeiros hispânicos e papéis semelhantes em outras culturas não são apenas capelães, mas também profissionais das artes da cura de suas culturas. Como tal, podem ser excluídos dos estabelecimentos onde a medicina contemporânea é praticada. Esse hospital tenta incorporá-los de um modo que seja compatível com a atenção médica de qualidade e complementar a ela.

4.7 PAPEL DA LEGISLAÇÃO NA ÉTICA CLÍNICA

A legislação foi mencionada muitas vezes neste livro sobre ética. A prática da medicina tem sido objeto da legislação há longo tempo e muitos casos judiciais envolveram a prática médica, em particular quando os médicos são acusados de negligência. Nos anos recentes, o volume de legislação, litígios e regulamentação em torno da medicina e da atenção à saúde cresceu de forma notável. Embora os profissionais de saúde raramente possuam conhecimento detalhado sobre as leis, devem ser capazes de identificar problemas legais em potencial e saber quando buscar orientação legal. Determinados conhecimentos gerais a respeito de assuntos legais relevantes são importantes para qualquer um que se preocupe com ética clínica. Por exemplo, tópicos como consentimento informado, confidencialidade, diretivas antecipadas e muitos outros assuntos discutidos neste livro possuem tanto aspectos éticos como legais.

> Bioethics Resources on the Web. Legal Research Resources. http://bioethics.od.nih.gov/legal.html. Accessed November 9, 2009.
>
> Menikoff J. *Law and Bioethics. An Introduction.* Washington, DC: Georgetown University Press; 2001.

4.7.1 Pergunta sete – Quais são os aspectos legais que poderiam afetar as decisões clínicas?

Quando ocorrem conflitos éticos em atenção à saúde, às vezes, as regras legais podem estabelecer limites às opções éticas ou até mesmo criar conflitos éticos. Por exemplo, um médico pode conscientemente acreditar que tem o dever moral de ajudar um paciente a morrer por meio da prescrição de medicamentos, como barbitúricos, para que o paciente possa tirar sua própria vida. As leis em seu Estado, no entanto, proíbem a morte medicamente assistida ao considerar um crime que os médicos forneçam os meios para isso. Os profissionais de saúde às vezes podem sentir-se em conflito entre o dever ético de proteger informações confidenciais e os deveres legais de elaborar os relatórios exigidos para proteger a saúde ou a segurança pública. Em geral, os códigos de ética profissional impõem aos profissionais o dever de obedecer à lei. Às vezes, os médicos podem sentir-se frustrados pelas leis, que parecem pesadas, como as exigências de relatórios ou as elaboradas restrições do HIPAA sobre a comunicação de dados do paciente. Por vezes, os médicos acreditam ou defendem de maneira falsa que a lei impõe deveres que não são necessários. Além disso, alguns médicos têm um temor excessivo e não informado de responsabilização. Estudos demonstraram que os médicos podem procurar informações legais junto a fontes altamente duvidosas, como outros médicos.

> McCreary SV, Swanson JW, Perkins HS, Winslade WJ. Treatment decisions for terminally ill patients: physicians' legal defensiveness and knowledge of medical law. *Law Med Health Care*. 1992;20(4):364–376.

Indicamos posicionamentos resumidos de leis federais e estaduais, além de decisões judiciais nos pontos onde abordamos aspectos éticos específicos, como a suspensão do suporte à vida, na Seção 3.3.7. Quando houver referência a estes e a outros padrões legais em ética clínica, é crucial distinguir sua relevância para o caso em discussão. Muitas vezes, as circunstâncias do caso legal diferem de forma importante do caso em questão. As leis de um Estado não se aplicam a outro; as decisões judiciais de uma jurisdição podem ou não ser relevantes em outra. Se uma questão legal se apresentar em um caso de ética clínica, é prudente buscar aconselhamento com pessoas conhecedoras da legislação em bioética. Possuir alguma graduação em direito não garante a familiaridade com a legislação em bioética. Os hospitais devem ter certeza de que seu conselho jurídico possui essa competência e que sua divisão de manejo de risco seja igualmente competente. Os comitês de ética hospitalar devem ser capazes de identificar, entre seus próprios membros ou outros, conselheiros adequados sobre a legislação.

Uma falha comum é permitir que uma discussão da lei anteceda a uma discussão ética. Apesar dos aspectos legais poderem ser relevantes para o caso, eles raramente resolvem problemas éticos. Os problemas éticos devem ser analisados por conceitos e raciocínio éticos, como ilustra este livro.

4.8 PESQUISA CLÍNICA

A pesquisa clínica é essencial para a medicina moderna: novas intervenções terapêuticas e diagnósticas devem ser testadas e avaliadas por sua aplicação em seres humanos, e frequentemente esses humanos devem ser pacientes, pessoas sofrendo da enfermidade para a qual a intervenção é delineada. No passado, muitas vezes, os pacientes eram objetos de pesquisa clínica contra sua vontade e sem o saber. Hoje, isso é ética e legalmente inaceitável, e a pesquisa é diferenciada de forma clara do tratamento. Os médicos devem saber como essa distinção é feita e estarem cientes de suas responsabilidades quando desenvolverem pesquisa clínica. Até recentemente, a maior parte das pesquisas era desenvolvida em hospitais acadêmicos por investigadores treinados; atualmente, as empresas farmacêuticas convidam muitos profissionais para participarem de protocolos de pesquisa ao inscreverem seus pacientes em um ensaio clínico. Muitos dos profissionais podem ter tido pouco treinamento em pesquisa e podem não estar familiarizados com as exigências éticas da pesquisa. Os clínicos devem se assegurar de que qualquer protocolo para o qual tenham sido convidados a se juntar tenha sido revisado de modo adequado de acordo com as regulamentações federais. O treinamento em ética para investigadores é exigido pelo National Institute of Health.[*]

> Beauchamp TL, Childress JF. The dual roles of physician and investigator. In: Beauchamp TL, Childress JF, eds. *Principles of Biomedical Ethics*. 6th ed. New York, NY: Oxford University Press; 2009:317–324.
>
> *IRB: Ethics and Human Research*. Garrison, NY: The Hastings Center. http://thehastingscenter.org/Publications/IRB. Access date 1/23/2010.
>
> Levine RJ. *Ethics and Regulation of Clinical Research*. New Haven, CT: Yale University Press; 1988.
>
> Lo B. Clinical research. In: Lo B, ed. *Resolving Ethical Dilemmas. A Guide for Clinicians*. 3rd ed. Philadelphia, PA: Lippincott Williams and Wilkins;2005:176–184.

---

[*] N. de R.T. O treinamento de profissionais de pesquisa clínica, no Brasil, é feito em universidades e também por organizações como a Sociedade Brasileira de Profissionais de Pesquisa Clínica (SBPPC – http://www.sbppc.org.br/site), além de organizações privadas como a *Clinical Research Office* (CRO).

ÉTICA CLÍNICA

> Singer PA, Viens AM. Research ethics [Section V]. *Cambridge Textbook in Bioethics*. Cambridge, MA: Cambridge University Press; 2008:185–240.

4.8.1 Pergunta oito – Existem considerações de pesquisa e educação clínica que poderiam afetar as decisões clínicas?

Sabe-se que a pesquisa em si envolve muitos conflitos de interesse. Porém, o aspecto ético-clínico mais óbvio é que a pesquisa clínica constitui um conflito de interesse intrínseco quando o profissional clínico também for um pesquisador. Um profissional clínico-pesquisador tem obrigação com seus pacientes específicos e uma obrigação de desenvolver uma pesquisa precisa de acordo com o protocolo. Ocasionalmente, esses dois deveres podem entrar em conflito. Além disso, muitas vezes, a pesquisa inclui sujeitos normais, que não são pacientes do médico-pesquisador. A questão é se esse sujeito normal, quando sob observação do pesquisador, constitui um tipo de paciente em relação a quem o pesquisador tem responsabilidades similares àquelas para com seus pacientes regulares.

4.8.2 Definição de pesquisa clínica

Pesquisa clínica é definida como qualquer intervenção clínica envolvendo sujeitos humanos, pacientes ou voluntários normais, desenvolvida de acordo com um protocolo delineado para alcançar conhecimento científico generalizável. O protocolo inclui as técnicas de pesquisa, como randomização ou mascaramento duplo, além das técnicas estatísticas necessárias para definir a validade dos dados. Os benefícios da pesquisa somam-se para pessoas além do sujeito de pesquisa, ou seja, para futuros pacientes, para o profissional realizando a pesquisa e para a sociedade como um todo. Mesmo quando o sujeito beneficia-se pessoalmente – por exemplo, um câncer entra em remissão como possível resultado de tratamento com um medicamento experimental –, futuros pacientes se beneficiarão do conhecimento produzido pela pesquisa. O protocolo de pesquisa é normalmente delineado como um ensaio clínico no qual os pacientes são randomizados entre a intervenção investigativa e uma alternativa, como um placebo ou o melhor tratamento existente. Essa randomização é eticamente justificada como "equilíbrio clínico", isto é, a opinião da comunidade relevante de especialistas de que, com base nas evidências disponíveis, não existe nenhuma diferença conhecida entre a intervenção ensaiada e as alternativas. O objetivo da pesquisa é demonstrar que essa suposição está correta ou errada em favor de um ou outro tratamento. Além disso, os pacientes e em geral os investigadores não sabem qual intervenção o sujeito de pesquisa está recebendo.

London A. Clinical equipoise. In: Steinbock B, ed. *The Oxford Handbook of Bioethics*. New York: Oxford University Press; 2007:571–596.

4.8.3 Regulamentação da pesquisa clínica

A pesquisa clínica é orientada por princípios éticos promulgados em diversas declarações, principalmente o Código de Nuremberg, a Declaração da Associação Médica Mundial de Helsinque e o Relatório Belmont, prólogo das Regulamentações Federais dos EUA. Estas regulamentações federais, promulgadas pelo Department of Health and Human Services dos EUA, declaram regras precisas que governam todas as pesquisas feitas em instituições que recebem financiamento federal e também qualquer pesquisa feita na indústria privada que será submetida ao FDA* para aprovação. As seguintes ações são exigidas por essas regulamentações:

a) Revisão da pesquisa proposta por um Conselho de Revisão Institucional (CRI). Esses conselhos normalmente estão situados em universidades e instituições de pesquisa, embora atualmente existam CRIs comerciais, autorizados pelo governo para revisar pesquisas de investigadores privados. O CRI consiste em pessoas competentes para entenderem a ciência do protocolo e outras pessoas informadas, algumas das quais devem ser independentes da instituição. O CRI revisa o protocolo e recomenda aprovação ou desaprovação à agência financiadora. Os aspectos éticos referentes à pesquisa devem ser resolvidos no decorrer da revisão, por exemplo, razão risco-benefício apropriada, detalhes do consentimento informado e adequação da compensação** para os sujeitos.***

---

* N. de T. Food and Drug Administration.
** N. de T. Embora no Brasil a legislação proíba a remuneração de participantes de pesquisa clínica com seres humanos, outros países permitem essa prática, como os EUA.
*** N. de R.T. No Brasil, a pesquisa com seres humanos é regulada pela Resolução nº 196/1996, do Conselho Nacional de Saúde (CNS – http://conselho.saude.gov.br/web_comissoes/conep/index.html), que prevê um sistema composto por Comitês de Ética em Pesquisa (CEP) credenciados pela Comissão Nacional de Ética em Pesquisa (CONEP). O sistema CEP e CONEP não preveem CEPs comerciais como o CRI independente nos EUA. Os CEPs são órgãos institucionais colegiados de caráter interdisciplinar, com participação de representantes dos usuários e que têm a responsabilidade de apreciar, aprovar ou submeter à CONEP (quando o conteúdo da pesquisa estiver inserido em "áreas temáticas especiais") as pesquisas com seres humanos. A Resolução nº 196/96 tem por base a Declaração de Helsinque, as diretrizes éticas de pesquisa da Organização Mundial da Saúde (OMS) (CIOMS/OMS 1992-1993) e documentos legais e constitucionais brasileiros.

b) O CRI deve assegurar que os recrutados recebam informações precisas a respeito dos propósitos, procedimentos e riscos da pesquisa. Estas informações devem enfatizar a natureza voluntária da participação em pesquisa e indicam que a recusa do paciente em participar não irá comprometer a atenção e o cuidado devidos a todos os pacientes. É importante evitar um "equívoco terapêutico", isto é, concluir que a pesquisa seja alguma forma de tratamento benéfico para o paciente, ou que "novo" signifique "melhor". A coerção, devido à excessiva compensação ou autoridade profissional do pesquisador, deve ser evitada. Os investigadores devem documentar seus esforços para garantir que os sujeitos da pesquisa compreendam e consintam com as condições do protocolo.

c) Os CRIs devem assegurar a seleção equitativa dos sujeitos. Deve ser prestada atenção para a seleção de populações apropriadas como sujeitos de pesquisa; isto é, os pesquisadores devem evitar tirar vantagem de populações vulneráveis. Populações vulneráveis, como crianças, pessoas mentalmente incapacitadas e prisioneiros, são identificados na regulamentação federal. Regulamentações especiais se aplicam à sua participação; são às vezes excluídos como sujeitos de pesquisa. Os investigadores devem buscar alcançar um equilíbrio racial e de gênero na medida do que for compatível com os objetivos do protocolo.

45 Code of Federal Regulations 46:1981; 48:1983.
Sugarman J, Mastroianni AC, Kahn JP, eds. *Ethics of Research with Human Subjects. Selected Policies and Resources*. Frederick, MD: University Publishing Co; 1998.

4.8.4 Tratamento inovador

Mesmo que novos medicamentos e instrumentos devam passar por testagem antes de serem comercializados, a medicina envolve muito mais do que medicamentos e instrumentos. Novas abordagens para diagnóstico e tratamento estão evoluindo constantemente. Algumas delas podem ser testadas em pesquisas formais, mas muitas serão testadas por médicos individuais antes de qualquer determinação formal de sua utilidade. Os médicos podem utilizar medicamentos aprovados pelo FDA "fora da indicação" para tratar problemas além daqueles para os quais o medicamento foi aprovado. Os cirurgiões, em particular, podem modificar ou criar manobras cirúrgicas inteiramente novas.

COMENTÁRIO. Isto é denominado *tratamento inovador*. Os clínicos podem utilizar métodos como estes no atendimento de determinado paciente. Devem fazê-lo de forma prudente, com a sólida convicção de que é provável que o novo uso ou procedimento seja seguro e efetivo. O tratamento inovador não é, como tal, governado pelos códigos e regulamentos que governam a pesquisa. Contudo, ele deveria ser governado da mesma forma. Deve ser buscada a orientação de colegas conhecedores; deve ser calculada uma razão de custo-benefício tão precisa quanto possível; e deve ser obtido o consentimento do paciente para ser o receptor de um tratamento ainda não testado. Se um clínico acreditar que o tratamento inovador pode ser generalizado em uma prática padrão, é aconselhável formular um projeto de pesquisa delineado de forma adequada. Em casos duvidosos, os clínicos devem buscar a orientação do CRI a respeito da conveniência do tratamento inovador e se esse tratamento deve ser oferecido apenas mediante um protocolo delineado de forma adequada e revisado. Erros de avaliação ao usar um tratamento inovador podem levar a processos por erro médico.

O tratamento investigacional descreve formas de diagnóstico e terapia que estão sendo desenvolvidas e não alcançaram o estágio em que um ensaio clínico delineado formalmente tenha demonstrado eficácia. Dados existentes sugerem apenas que o tratamento é "promissor". Os pacientes que sofrem de determinado problema para o qual não exista uma terapia efetiva podem buscar um tratamento como este e seus médicos, mesmo que sejam céticos em relação à sua eficácia, podem estar ávidos por oferecer esperança. Terceiros pagadores em geral excluem de maneira explicita o tratamento investigacional (às vezes denominado "experimental") da cobertura, e as organizações de cuidado gerenciado normalmente desestimulam sua utilização. Entretanto, algumas seguradoras e organizações de atenção à saúde desejam considerar o pagamento por tratamentos investigacionais que sejam promissores ao comprovarem adequação clínica.

> **EXEMPLO**
>
> O transplante de células-tronco hematopoiéticas está se desenvolvendo rápido como uma terapia padrão para muitos problemas hematopoiéticos malignos. O transplante alogênico de células-tronco a partir de doadores HLA-compatíveis possui potencial curativo para linfoma de Hodgkin e não Hodgkin recidivante, leucemia mielogênica e linfocítica aguda recidivantes e de alto risco inicial e mieloma múltiplo. A remissão foi efetuada em outros problemas, como leucemia mielogênica crônica e anemia aplásica. Contudo, ainda é considerada experimental para muitos outros problemas, como amiloidose primária, síndromes
>
> (continua) >>

> **>> (continuação)**
>
> mielodisplásicas e alguns tumores sólidos, como câncer renal. O transplante de medula óssea é muitas vezes encarado como a última esperança em uma enfermidade refratária. Quando os pacientes enfrentam uma morte quase certa por sua enfermidade, podem desejar aceitar o alto risco de morte associado ao transplante experimental de medula óssea.

COMENTÁRIO. Os tratamentos investigacionais devem ser recomendados com cautela. Suas promessas muitas vezes não são cumpridas e seus efeitos negativos com frequência são subestimados. Ao mesmo tempo, os pacientes podem não ter outro recurso, e a medicina avança por estes passos tentativos. Os médicos devem fazer todo esforço para garantir que seus pacientes enxerguem tanto os riscos como os benefícios sob uma luz realista. Os administradores de planos de saúde devem formular políticas claras sobre a prestação e o reembolso para procedimentos investigativos e definir meios de avaliar tratamentos como esses. Na década dos anos 1990, relatórios de resultados favoráveis por quimioterapia em alta dose seguida por transplante de células-tronco para câncer de mama avançado levaram muitas mulheres e seus médicos a buscarem esse procedimento altamente investigativo e altamente arriscado. A pressão de pacientes e de decisões judiciais forçou as seguradoras a cobrirem o procedimento. Quando estudos investigativos foram concluídos, ficou claro que o procedimento não oferece nenhuma vantagem sobre o tratamento padrão e tinha efeitos adversos muito maiores. Assim, a esperança de muitas pacientes de cura ou remissão terminou em desapontamento. Alguns óbitos podem ter sido acelerados pelo procedimento.

4.8.5 Uso compassivo de medicamentos investigacionais

Quando um medicamento está sendo estudado por um protocolo de pesquisa aprovado, um médico pode determinar que, embora os dados não confirmem ainda sua eficácia e segurança, pode ser o único tratamento disponível para o paciente com uma enfermidade que ameace a vida de forma imediata. A FDA tem um dispositivo para permitir ao médico e ao patrocinador do novo medicamento que façam uma petição para seu uso em tratamentos. Isso é comumente denominado "uso compassivo" (embora a FDA não utilize este termo). O médico deve demonstrar um embasamento sensato para acreditar que o medicamento possa ser efetivo, que seu uso não exporia o paciente a riscos adicionais significativos e que não há medicamento alternativo satisfatório. A companhia patrocinadora deve confirmar que está buscando ativamente a divulgação do medicamento para o mercado.*

4.8.6 Problemas éticos em pesquisa clínica

Todos os clínicos-pesquisadores devem respeitar a ética da pesquisa clínica de adesão às exigências de consentimento informado dos sujeitos e revisão de protocolos por órgãos competentes, como os CRIs. Acima de tudo, devem estar cientes do conflito de interesse intrínseco entre seus deveres para com seus pacientes e a responsabilidade para com o protocolo de pesquisa. Poderia ser questionado se determinado paciente, que em geral é um candidato apropriado para um protocolo aprovado, deve ser abordado porque a razão risco-benefício é questionável no caso deste paciente. Este problema pode aparecer em situações em que um novo medicamento, o qual se acredita que tenha potencial benefício a partir de investigações com animais e seres humanos preliminares, seja comparado em um ensaio clínico formal com um placebo. Em ensaios com duplo cego, nem o médico nem o paciente sabem se o paciente está recebendo medicamento ou placebo. Alguns médicos acham que esta situação é clínica e eticamente inaceitável. Alguns médicos se preocupam que seus pacientes possam ser randomizados para uma terapia inferior. Pode ser perguntado se os pacientes devem ser os mesmos no protocolo ou se novos pacientes podem ser incluídos, quando um clínico-pesquisador crê que a maioria dos pacientes de quem tratou parece se beneficiar com um medicamento experimental, em vez do tratamento padrão.

> **EXEMPLO I**
>
> Um médico está incluindo pacientes em um ensaio de duplo cego randomizado de um medicamento para prevenir angina. Ele suspeita, a partir dos efeitos colaterais, de qual é o medicamento padrão e qual é o experimental. Também tem a impressão de que os pacientes estão melhorando muito mais com o medicamento de pesquisa do qual suspeita do que com o padrão.

COMENTÁRIO. O investigador parece preso a duas obrigações: o dever de beneficiar seu paciente e o dever contratual de desenvolver o ensaio. A princípio, o dever

---

*N. de R.T. O uso compassivo de medicamentos não aprovados tem sido realizado como medida extrema para casos de doença muito avançada ou quando outros tratamentos regulamentados fracassaram. Normalmente, as regras de aprovação e aplicação são mais flexíveis do que as utilizadas na pesquisa clínica, pois seu eventual sucesso pode originar ensaios clínicos que poderão aprovar um novo uso para o referido tratamento.

de beneficiar o paciente supera todos os outros deveres. Se o investigador estiver convencido de que o uso ou não de um medicamento teste pode causar dano, é antiético prosseguir. Entretanto, nesta situação, a suspeita e a impressão clínica não devem sobrepor-se à incerteza embasada pela ciência até que dados corretamente coletados tenham sido analisados. Ensaios clínicos solidamente delineados devem ter mecanismos de supervisão (como análise intermediária planejada e comitês de monitoramento de segurança de dados) para monitorar tendências, para lidar com impressões clínicas ocasionais e para encerrar o ensaio quando evidências de benefício ou dano distinto forem convincentes.

> **EXEMPLO II**
>
> Um medicamento novo está sendo testado para determinar sua eficácia no tratamento de retinite por citomegalovírus (CMV), uma infecção frequente em pessoas com Aids e que pode resultar em cegueira. Foi delineado um ensaio estritamente controlado para coletar os dados mais válidos possível, porque os efeitos adversos conhecidos do medicamento devem ser comparados com os benefícios demonstrados. Um aspecto do ensaio controlado é uma alocação randomizada de pacientes em dois grupos, um dos quais receberá o medicamento novo, e o outro, uma combinação dos dois melhores medicamentos usados na atualidade. Uma médica envolvida com o ensaio descobre que determinados pacientes solicitam de forma específica o novo medicamento com base em que um *website* de defesa e proteção da Aids declara que é mais efetivo na prevenção da cegueira. Ela pensa se deveria fornecer o medicamento fora do ensaio controlado.

RECOMENDAÇÃO. Este não é um exemplo de uso compassivo porque outros tratamentos estão disponíveis (ver Seção 4.8.5). A investigadora não deve fornecer o medicamento fora do ensaio. O ensaio está embasado na hipótese de que o medicamento novo e o antigo sejam equivalentes; o desfecho do ensaio demonstrará a superioridade de um sobre o outro, com base na eficácia clínica e na toxicidade do medicamento. Na ausência de dados finais ou convincentes, a investigadora deve dissuadir aqueles que buscarem o medicamento experimental da ideia de que lhes dará melhor chance. O uso de medicamentos fora do ensaio irá confundir as evidências necessárias para demonstrar a efetividade do medicamento novo. Além disso, como no tratamento de câncer de mama avançado mencionado, seu uso pode causar danos diretos aos pacientes.

> **EXEMPLO III**
>
> A investigadora do ensaio com medicamento para CMV é uma consultora paga da empresa farmacêutica patrocinadora e possui várias centenas de lotes de ações.

> **EXEMPLO IV**
>
> Em 1999, Jesse Gelsinger, um jovem de 18 anos com deficiência de transcarbamilase de ornitina, faleceu enquanto participava de um ensaio de terapia gênica. Sua enfermidade era bem controlada com dieta e medicamentos. Sua motivação para se voluntariar era fazer a ciência evoluir e ajudar aos pacientes sofrendo da mesma enfermidade. Após sua morte, foi revelado que o investigador principal era investidor da companhia que patrocinou o ensaio. Gelsinger não tinha sido informado, quando se ofereceu voluntariamente, a respeito de determinados efeitos adversos graves que já tinham ocorrido no ensaio; efeitos semelhantes foram os causadores de sua própria morte.

COMENTÁRIO. Ocorre um conflito de interesse quando um investigador pode se beneficiar financeiramente com o desfecho de um ensaio. Este incentivo pode influenciar a escolha de sujeitos de pesquisa, a adequação do consentimento (como no caso de Gelsinger) ou a análise dos dados. Um pesquisador com interesses financeiros à vista tem um incentivo para modificar os resultados do ensaio, seja falsificando dados ou interpretando dados ambíguos em favor do medicamento do ensaio. Embora sempre tenham existido conflitos na investigação científica – um prêmio Nobel, uma promoção, uma publicação –, nos anos recentes, os interesses financeiros têm sido marcantes. Os investigadores podem tornar-se fundadores de empresas de pesquisa, possuir investimentos significativos, ser remunerados por seus avanços científicos ou por suas palestras e aulas a respeito de produtos. As declarações de políticas de governos e de organizações profissionais atualmente recomendam que qualquer conflito de interesse deva ser revelado aos sujeitos de pesquisa (Gelsinger não foi informado).

RECOMENDAÇÃO. Políticas, regulamentações e exigências da maior parte das instituições de pesquisa insistem para que os investigadores implementem as seguintes ações:

1. Divulguem seus interesses financeiros à instituição e até mesmo ao sujeito de pesquisa;
2. Identifiquem seus vínculos financeiros em todos os artigos publicados;
3. Despojem-se de interesses substanciais;
4. Participem de mecanismos para assegurar a validade dos dados, como revisão por pares externos.

Até mesmo quando não existirem regras como estas, as ações possuem coerência moral. Os médicos que têm envolvimento com patrocinadores do medicamento devem se negar a serem investigadores para produtos destas empresas.

Este caso também levanta a questão mencionada: em que medida o sujeito de pesquisa se torna um paciente do investigador? Jesse Gelsinger não estava sob os cuidados do investigador quando se ofereceu como voluntário para o ensaio. Aconselhamos enfaticamente que o papel de pesquisador e o papel de clínico devam ser cuidadosamente diferenciados. No entanto, todos os sujeitos de pesquisa estão sob supervisão e observação de clínicos-pesquisadores. A ética de importantes códigos de pesquisa declara a prioridade com clareza: "A saúde do meu paciente será minha primeira preocupação" (*Declaração de genebra*, WMA) e "a preocupação com os interesses do sujeito deve prevalecer sempre acima dos interesses da ciência e da sociedade" (*Juramento do médico*, WMA). Parece óbvio que, se um investigador perceber que o procedimento de pesquisa pode ter um efeito adverso grave, deve assumir um papel de médico em relação ao sujeito de pesquisa. Esse papel começa com um reconhecimento do problema do sujeito, dando passos imediatos em uma situação de emergência. A essa altura, as considerações mencionadas referentes à retirada de sujeitos de um estudo tornam-se pertinentes. Um médico externo deve assumir qualquer cuidado necessário a seguir.*

> Association of American Medical Colleges. Protecting Subjects, Preserving Trust, Promoting Progress. Policy and Guidelines for the Oversight of Individual Financial Interests in Human Subjects Research. October 2002.
>
> Department of Health and Human Services. Financial Relationships and Interests in Research Involving Human Subjects. March 2003.

---

*N. de R.T. Existe importante polêmica internacional com relação ao uso de placebo e acesso aos medicamentos pós-estudo. O tema tem pautado as últimas assembleias da Associação Médica Mundial, devido a discordâncias apresentadas pela indústria farmacêutica e agências governamentais (como o FDA nos EUA). A CONEP/CNS emitiu a Resolução nº 404/2008, afirmando que:

a) Sobre o acesso aos cuidados de saúde: *no final do estudo, todos os pacientes participantes devem ter assegurados o acesso* aos melhores métodos comprovados profiláticos, diagnósticos e terapêuticos *identificados pelo estudo*; e,
b) Utilização de placebo: os benefícios, riscos, dificuldades e efetividade de um novo método devem ser testados comparando-os com os melhores métodos profiláticos, diagnósticos e terapêuticos atuais. Isto não exclui o uso de placebo ou nenhum tratamento em estudos onde não existam métodos provados de profilaxia, diagnóstico ou tratamento.

Assim, no Brasil não é permitida pesquisa com uso de placebo como medicação ou método diagnóstico de estudo quando houver métodos de eficácia comprovada para a patologia em estudo.

4.9 ENSINO CLÍNICO

Muitos pacientes recebem atendimento em instituições onde é feito ensino clínico. Sua enfermidade e seu diagnóstico e tratamento oferecem uma oportunidade para os estudantes de ciências da saúde para que aprendam as habilidades da prática. Com frequência o tratamento será prestado por um estudante. Em geral, a supervisão adequada é eticamente imperativa. No entanto, é possível que algumas decisões clínicas sejam tomadas com uma visão voltada ao ensino, e que essas decisões possam entrar em conflito com os interesses e/ou desejos do paciente.

> Lo B. Ethical dilemmas students and house staff face. In: Lo B, ed. *Resolving Ethical Dilemmas. A Guide for Clinicians*. Philadelphia, PA: Lippincott Williams and Wilkins; 2005:226–234.

4.9.1 Consentimento para ser sujeito de ensino

Ao entrarem em um hospital de ensino, em geral os pacientes assinam um consentimento geral para participarem das atividades de ensino. Muitos pacientes, em particular aqueles que estão gravemente enfermos na hora da admissão ou que, por outras razões, não consigam compreender o sentido do formulário de consentimento do hospital de ensino, é provável que não fornecerem um consentimento informado adequado para serem usados como sujeitos de ensino. A maioria das pessoas internadas em um hospital de ensino tem pouco ou nenhum entendimento do que significa ser atendida em uma instituição como esta. Não conhecem os diferentes níveis de formação e treinamento de seus profissionais. Não conhecem as possíveis tensões entre treinar novos clínicos e prestar atendimento de qualidade.

Os pacientes devem ser questionados de maneira específica acerca de cada episódio de ensino e serem convidados a participar. O consentimento deve ser adaptado aos diversos níveis de risco decorrentes quando os procedimentos forem realizados por um estudante e por um clínico experiente. O fato de que determinado procedimento será realizado por um estudante e que isto é para fins de ensino, em vez de seu cuidado ou em acréscimo a este, deve ser deixado claro. Os estudantes devem se identificar como tal e solicitar de forma educada a permissão do paciente para realizar um procedimento. A recusa deve ser aceita amavelmente.

Para fins da disciplina da faculdade sobre registro do histórico e diagnóstico físico, muitos pacientes relatam suas histórias para cinco ou mais estudantes e permitem que seus corpos sejam examinados sem queixas. É particularmente importante que quando um eventual paciente se recusar a participar em outro exercício de ensino, o estudante e os professores respeitem os desejos do paciente em sua totalidade e não o ameacem nem o intimidem de maneira alguma. Estudantes de Medicina e médicos devem lembrar-se de que indivíduos que sejam pacientes não são obrigados a participar do treinamento dos futuros médicos da sociedade. Ainda assim, quase invariavelmente querem muito fazê-lo. Os professores e os estudantes de medicina devem ser gratos pela generosidade dos pacientes.

Em hospitais de ensino, estudantes relativamente inexperientes realizam muitos procedimentos, inclusive retirada de sangue, inserções intravenosas, punções lombares, paracentese, punção pleural e intubações endotraqueais ocasionais. Os estudantes devem ser supervisionados pelos atendentes, residentes ou enfermeiros enquanto aprendem estes procedimentos. Muitas vezes, os estudantes falam (privadamente) sobre seus sentimentos em relação a esses procedimentos. Estão ávidos por aprender estas habilidades e acreditam que devem dominar estas técnicas para atuarem de forma efetiva como médicos. Ainda assim, não estão seguros sobre como abordar o paciente e sobre quanta revelação é apropriada para o consentimento informado do paciente, particularmente para procedimentos relativamente inócuos, embora desconfortáveis, como a punção venosa.

CASO I

Uma mulher obesa de 52 anos precisava de uma punção lombar. Ela tinha assinado um formulário de consentimento para procedimentos de ensino. Um residente de segundo ano entrou no quarto dela com dois estudantes de Medicina. Disse à paciente que precisava de um procedimento, posicionou-a e, quando ela estava voltada para a parede, passou a seringa para a estudante de Medicina, indicando que esta é que iria retirar o líquido medular. A estudante tinha visto o residente realizar o procedimento no dia anterior. O residente então saiu do quarto. Depois de diversas tentativas malsucedidas, um estudante de Medicina procurou o residente que, ao voltar, disse: "Vocês têm de aprender!".

COMENTÁRIO. Este caso não é um problema ético; é um ultraje ético. Não foi demonstrada nenhuma consideração com os sentimentos da paciente, não foi obtido um consentimento informado apropriado, a supervisão foi inadequada e não foram feitas acomodações facilmente arranjadas. Muitas vezes, os estudantes ficam ofendidos ao serem colocados em situações como esta. Como pessoas localizadas no nível inferior da hierarquia da escola de medicina, os estudantes podem sentir um conflito ético e não saberem como e a quem expressar seus sentimentos (ver sofrimento moral discutido na Seção 4.1.4).

Qualquer superior que ordene a um estudante que realize um procedimento clínico assume responsabilidade pela execução segura do procedimento e por suas consequências. Deve estar presente quando estudantes inexperientes fizerem suas primeiras tentativas. Os superiores devem convidar os estudantes a expressarem seu desconforto ou dúvidas sobre o que foi solicitado que fizessem. Devemos observar que o caso anterior apareceu na primeira edição deste livro, em 1982. Perguntamos a educadores médicos se ainda é pertinente. Inevitavelmente, a resposta é "sim".

CASO II

Um homem de 74 anos, com cetoacidose diabética, é internado em coma e profundamente desidratado. O paciente necessita de grandes quantidades de líquido e doses de insulina. É colocado um acesso IV periférico. A residente-chefe sugere que seja inserido um cateter venoso central. Uma de suas razões para esta decisão é permitir que um interno inexperiente pratique este procedimento técnico.

COMENTÁRIO. Procedimentos envolvendo qualquer risco devem ser realizados somente para fins diagnósticos ou terapêuticos. Procedimentos arriscados nunca devem ser feitos exclusiva ou parcialmente por seu valor para o ensino. No Caso II, a necessidade de prática adicional do interno não deve afetar o julgamento clínico da residente-chefe. Se o procedimento for inócuo, como palpação ou auscultação, ou se envolver apenas inconveniências menores, como pedir a um paciente com marcha atáxica que se levante de uma cadeira e atravesse a sala andando, ou desconforto menor, como extensão e flexão de um membro artrítico, pode-se solicitar aos pacientes que permitam o procedimento. Procedimentos não invasivos, que não envolvem nem risco nem desconforto, como auscultação ou exame das pupilas ou da pele, são permitidos mesmo em pacientes a quem falta capacidade decisional.

CASO III

Um estudante de segundo ano de medicina está sendo orientado por um cirurgião na clínica privada. Uma mulher de 22 anos foi preparada para uma apendicectomia e está anestesiada agora. O cirurgião sugere que o estudante poderia fazer seu primeiro exame pélvico na paciente inconsciente.

COMENTÁRIO. Isso é eticamente inaceitável. A paciente não consentiu com este procedimento particularmente íntimo e, mesmo inconsciente, sofre uma ofensa à sua dignidade e uma violação do contrato paciente-médico. O estudante fica envergonhado, tanto ao fazer o exame como ao expressar seu desconforto ao seu orientador. As escolas de medicina devem ter diretrizes cuidadosas a este respeito e, se possível, oferecer experiências de ensino que sejam aceitáveis para estudantes e para pacientes.

> Christakis DA, Feudtner C. Ethics in a short white coat: The ethical dilemmas that medical students confront. *Acad Med.* 1993;68(4):249–254.

4.9.2 Procedimentos de ensino em pessoas recentemente falecidas

Muitos programas de ensino utilizam os cadáveres de pacientes recentemente falecidos para ensinar diversos procedimentos não mutiladores, incluindo intubação traqueal, inserção de cateteres venosos centrais e pericardiocentese. Em um estudo, somente 10% dos programas que usavam pacientes recentemente falecidos para ensino obtiveram consentimento verbal ou escrito dos sobreviventes ao paciente. Proponentes do treinamento em recentemente falecidos defendem que é benéfico para a sociedade, não mutila o cadáver e que não existem boas alternativas disponíveis. Defendem ainda que o consentimento não precisa ser buscado porque pode ser presumido para procedimentos inócuos, e que os sobreviventes enlutados não deveriam ser ainda mais incomodados a respeito de algo que não é prejudicial nem mutilador ao seu parente falecido. Nossa opinião é que, embora os recentemente falecidos possam ser usados para ensinar alguns procedimentos, é eticamente obrigatório buscar consentimento dos parentes próximos. Isso mostra que reconhecemos e respeitamos o estado especial da pessoa recentemente falecida; omitir o consentimento é uma violação da confiança. Muitas famílias têm crenças religiosas ou culturais que deveriam ser respeitadas. Além disso, atividades secretas são ofensivas para muitos profissionais de saúde, inclusive estudantes de Medicina e enfermeiros. Finalmente, diversos estudos demonstraram que consentir para procedimentos, como intubação endotraqueal, pode ser prontamente obtido com a família quando esta for abordada de maneira delicada e respeitosa.

4.9.3 Autópsia

A autópsia é realizada, frequentemente para fins de ensino, em cadáveres dos que morreram há pouco tempo. Antes era rotina, agora é realizada apenas em determinadas situações. As regras para médicos legistas exigem autópsia quando a causa da morte for incerta. Em outras circunstâncias, autópsia requer permissão da família do falecido. Sabe-se que a tradição judaica e a islâmica proíbem a mutilação do cadáver, mas é menos conhecido em geral que estas tradições permitem determinadas exceções, particularmente se a informação obtida com a autópsia contribuir para a vida e a saúde de outros. A consultoria com autoridades religiosas a respeito destas regras é aconselhável. As famílias deveriam ser abordadas com delicadeza especial.

4.10 SAÚDE PÚBLICA

4.10.1 Pergunta nove – Existem aspectos de saúde e segurança pública que poderiam afetar as decisões clínicas?

Saúde pública é a ciência e a prática de prevenir enfermidades e promover saúde nas populações. Como uma ciência, depende em grande parte da epidemiologia e, como uma prática, é em geral realizada por organizações governamentais, como os Centers for Disease Control and Prevention,* o Serviço de Saúde Pública e as secretarias locais de saúde. Os objetivos tradicionais eram o controle de enfermidades transmissíveis, a segurança da água e do suprimento de alimentos e a resposta a desastres naturais. Mais recentemente, a saúde pública se voltou para esforços educativos amplos para aperfeiçoar a saúde do público ao advertir sobre riscos à saúde, informar sobre estilos de vida saudáveis e estimular os cuidados preventivos, como o monitoramento pré-natal. Desde 11 de setembro de 2001, as autoridades de saúde pública foram conclamadas a lidarem com ataques de bioterrorismo e foram solicitadas a desenvolver planos para lidar com ameaças biológicas, químicas e nucleares. Muitos dos aspectos éticos da saúde pública são temas de políticas e estão além do âmbito deste livro. Entretanto, a saúde pública se intercepta com os cuidados clínicos em diversos pontos. A proteção do público contra enfermidades transmissíveis, por exemplo, ocasionalmente está em conflito com o dever médico da confidencialidade. Isto é discutido na Seção 4.3.3. Um aspecto da saúde pública, a imunização de crianças, é um assunto especial para a ética em pediatria.

---

* N. de T. Mais conhecidos pela sigla CDC.

Faust HS, Upshur R. Public health ethics. In: Singer PA, Viens AM, eds. *Cambridge Textbook of Bioethics*. Cambridge, MA: Cambridge University Press; 2008:274–281.

Lo B. Ethical issues in public health emergencies. In: Lo B, ed. *Resolving Ethical Dilemmas. A Guide for Physicians*. 3rd ed. Philadelphia, PA: Lippincott Williams and Wilkins; 2005:280–285.

4.10.2 Medicina ocupacional

Os médicos podem trabalhar em instituições cujas funções e estruturas podem estar em conflito com a lealdade do médico com os pacientes. Por exemplo, médicos militares, médicos das prisões ou da polícia e médicos trabalhando para a indústria podem encontrar conflitos de interesse. Como médicos, são obrigados a atender aqueles que os procuram para atendimento; como empregados, também têm obrigações para com a organização. Problemas éticos, particularmente referentes à confidencialidade, podem emergir.

CASO

Um trabalhador de uma indústria utilizando produtos químicos potencialmente prejudiciais consulta com o médico da empresa devido a uma tosse persistente. O médico faz um rápido exame físico e prescreve um medicamento para a tosse. É política da empresa não investigar muito intensamente sintomas deste tipo até que se tornem comprovadamente mais graves. Também é política não sugerir aos trabalhadores-pacientes o potencial para doença pulmonar ou disponibilizar os prontuários médicos dos trabalhadores para eles.

COMENTÁRIO. A política da empresa é manifestamente antiética, porque leva pessoas que podem se beneficiar com diagnóstico e tratamento precoce a serem privadas destes por meio de ignorância, que pode ser sanada. O médico que aceitar uma política como esta age antieticamente porque os deveres com os pacientes são desrespeitados sem que eles tomem conhecimento do duplo papel do médico. O Código de Ética da American Society for Occupational Medicine exige que os médicos que trabalhem nestes estabelecimentos "evitem que o julgamento clínico seja influenciado por qualquer conflito de interesse" e "se comprometam com a mais alta prioridade à saúde e segurança do indivíduo no local de trabalho". Isto implica que os conflitos devem ser resolvidos em favor dos pacientes individuais, mesmo que isto seja em detrimento da empresa e do médico. Os médicos que aceitarem cargos com responsabilidade dupla deveriam ter certeza de que seus empregadores permitirão que respeitem o código de ética.

Um problema ético mais sério pode desafiar médicos e outros profissionais de saúde durante épocas de guerra. Eles podem ser obrigados a participar em técnicas de interrogatório "aperfeiçoadas", não como agentes, mas para assegurar que essas técnicas, que são altamente perigosas, não causem morte ou lesão grave. É nossa opinião que tal atividade é uma violação muito séria da ética. A tortura, ou qualquer procedimento que a utilize, objetiva destruir a dignidade, o autorrespeito e a autonomia de sua vítima.

> Singh A. Physician participation in torture. In: Singer PA, Viens AM, eds. *Cambridge Textbook of Bioethics*. Cambridge, MA: Cambridge University Press; 2008:350–358.

4.10.3 Dever dos médicos durante epidemias

A ética profissional requer que os médicos coloquem o interesse de seus pacientes acima do seu próprio. Em épocas de uma epidemia, muitos dos doentes e doentes em potencial não são "pacientes" de médicos individuais. Quais são os deveres dos médicos em relação aos doentes nestas situações? Essa é uma questão antiga, agora revivida quando novas e perigosas enfermidades transmissíveis aparecem de forma epidêmica. Durante os históricos debates a respeito do dever dos médicos, não havia nenhuma visão consistente: alguns autores defendiam um dever rigoroso para com o cuidado do doente mesmo com risco para si; outros encaravam esse serviço não como um dever, mas como uma ação altruísta e permitiam muitas exceções; outros ainda recomendavam viajar e evitar.

COMENTÁRIO. Há muito tempo que os médicos aceitaram que a infecção proveniente de seus pacientes e no seu ambiente de trabalho é um risco ocupacional. Estão cientes de que devem tomar precauções. Ao mesmo tempo, o dever de preservar a saúde e proteger a família, com o correspondente direito de fazê-lo, é legítimo. A extensão deste dever deve ser avaliada em relação à natureza, à probabilidade e gravidade dos riscos, às estratégias alternativas, à infração dos direitos dos outros e às consequências sociais de diferentes cursos de ação.

Quando a Aids apareceu, na década de 1980, este antigo debate foi renovado. Como o dever do médico foi largamente discutido, usamos esta discussão como um exemplo do dever de prestar atendimento durante uma epidemia. Uma análise semelhante deve ser feita para cada agente infeccioso (e frequentemente pode ser obtida nos *websites* do CDC). Resumindo, o debate sobre Aids ensinou as seguintes lições:

a) É fundamental desenvolver informações precisas a respeito da incidência, da enfermidade e da mortalidade da infecção. Para profissionais de saúde em geral, o perigo da infecção por HIV por contato com um paciente é baixo, mas não negligenciável. Os riscos para cirurgiões ortopedistas, dada a natureza de seu trabalho, provavelmente são um pouco mais altos do que para outros cirurgiões e consideravelmente maior do que para os médicos que não tenham contato regular com fluidos corporais. O risco de infecção está relacionado ao potencial de exposição percutânea ao sangue. Ferimentos punctórios por agulhas impõem o maior risco aos profissionais de saúde. Enfermeiros, coletadores de sangue, profissionais contratados e estudantes de Medicina são os grupos sob risco mais alto. Após um ferimento punctório por agulhas, o risco de infecção por HIV parece ser baixo – em torno de 0,3%, no geral. Ademais, a profilaxia pós-exposição com azidotimidina reduz de forma efetiva a taxa de transmissão, em torno de 79%, de acordo com um estudo.

> Centers for Disease Control (CDC). Case-control study of HIV seroconversion in health care workers after percutaneous exposure to HIV-infected blood. *MMWR Morb Mortal Wkly Rep.* 1995;44:929–933.

b) Devem ser instituídas medidas profiláticas e sua eficácia deve ser avaliada. Foram elaborados diversos procedimentos protetores, como uso de luvas e máscara, que, se usados de maneira adequada, parecem ser uma barreira efetiva à infecção. As instituições devem disponibilizar os materiais de barreira necessários e insistir em seu uso e outros procedimentos clínicos apropriados para inibir a transmissão.
c) Os pacientes podem ser categorizados incorretamente. A tolerância da prática de excluir pacientes HIV-positivos levaria à exclusão de muitas pessoas com grande necessidade de atenção e à exclusão de muitas que são identificadas incorretamente como infectadas.
d) A reputação da profissão deve ser protegida. A tradição médica prega que aqueles que cuidam de pacientes estão sob risco para si. A reputação pública da medicina reside em parte sobre esta tradição, e o público espera que os médicos ajam desta maneira, na medida do razoável. Nos

EUA, os médicos em geral têm sido muito responsivos e responsáveis. Todas as grandes organizações médicas confirmaram a obrigação dos médicos de tratarem pacientes com infecção por HIV. O Ethical and Judicial Council da AMA* declara: "Um médico não pode, eticamente, recusar-se a tratar um paciente cuja condição esteja dentro do âmbito de competência do médico... somente porque o paciente é soropositivo para HIV. Pessoas que forem soropositivas não devem ser sujeitas à discriminação com base em medo ou preconceito."

> Council on Ethical and Judicial Affairs. Code of Medical Ethics of the American Medical Association 2008–2009. 9.131, 334.

4.10.4 Bioterrorismo

Bioterrorismo refere-se à liberação de agentes tóxicos ou infecciosos entre uma população, em geral em uma região densamente povoada. Embora os assuntos de saúde pública e segurança relacionados ao bioterrorismo estejam além do âmbito deste livro, os médicos podem ser convocados a responder a um ataque bioterrorista. Independente da especialidade, os médicos devem familiarizar-se com a apresentação clínica de agentes biológicos em potencial, como praga pneumônica, varíola, antrax e gás sarin. Também devem familiarizar-se com os métodos epidemiológicos para diferenciar entre a incidência espontânea de sintomas e aqueles que podem sugerir que um caso clínico possa representar um ataque planejado. Devem familiarizar-se com métodos para elaborar relatórios. Deve ser observado que uma crise de bioterrorismo pode ser de tal magnitude e surpresa que muitos dos princípios usuais de ética podem ser desafiados.

Além disso, a postura moral dos profissionais de saúde é desafiada em crises como esta. Embora nenhum médico ou enfermeiro tenha o dever individual de atender, pode haver fortes argumentos para que os profissionais de saúde devam se engajar na medida em que puderem, ao responderem às necessidades de saúde que aparecem. A expectativa pública de que os profissionais de saúde aceitem livremente responsabilidades com a saúde e a segurança da população é forte. Os princípios gerais da justiça social enfatizam que aqueles que possuírem determinadas habilidades devem compartilhá-las para o bem público.

> Moreno J. Ethics and bioterrorism. In: Steinbock B, ed. *The Oxford Handbook of Bioethics.* New York, NY: Oxford University Press; 2007:721–734.

---

* N. de T. American Medical Association.

4.11 ÉTICA ORGANIZACIONAL

O atendimento clínico em geral ocorre em uma organização. O cuidado é prestado em hospitais ou clínicas, via planos de saúde e dentro das restrições impostas por seguradoras. As decisões clínicas e a ética clínica estão incorporadas a estas estruturas e políticas institucionais.

4.11.1 Pergunta dez – Existem conflitos de interesse nas instituições e organizações (p. ex., hospitais) que poderiam afetar as decisões clínicas e o bem-estar do paciente?

A resposta a esta pergunta claramente é "sim". Muitas vezes, os profissionais são funcionários de instituições. Estão comprometidos em garantir a segurança, a estabilidade e a reputação de suas instituições. Eles exercem um papel, ao formularem políticas, supervisionarem práticas, etc. Podem enfrentar conflitos de interesse nessas muitas relações. Ainda mais, como já vimos, a viabilidade financeira das instituições pode restringir o uso de recursos que os pacientes podem precisar. Não os discutimos de modo específico, mas mencionamos algumas maneiras pelas quais os conflitos podem ser resolvidos ou gerenciados para que não impactem adversamente as decisões clínicas.

Nos anos recentes, o conceito de ética organizacional emergiu e foi estimulado pela Joint Commission for Accreditation of Health Care Organizations (JCAHO), que agora exige que suas instituições credenciadas desenvolvam programas de ética organizacional. *Ética organizacional é o esforço do gestor e da equipe para expressar os valores pressupostos que devem orientar as atividades comerciais ou as políticas em suas instituições.* Uma auditoria ética da instituição pode revelar as atitudes e opiniões de sua equipe e empregados a respeito de como a instituição adere à sua missão e valores declarados. As instituições devem ter uma política e um programa claros em relação à sua missão, à diversidade de serviços, à melhoria continuada de qualidade na atenção aos pacientes, à orientação em problemas clínicos difíceis e a processos para resolução de litígios. Devem haver mecanismos institucionais para formular, revisar e supervisionar a implementação dessas políticas e programas. A ética organizacional deve ser realizada no mais alto nível da instituição; um administrador de alto nível deve ser responsável e um comitê do Conselho Diretor, ou equivalente, deve ser instalado. Muitos dos problemas observados nas Seções anteriores deste livro podem ser bem manejados somente com políticas e programas como estes.

Gibson JL, Sibbald R, Connolly E, Singer PA. Organizational ethics. In: Singer PA, Viens AM, eds. *Cambridge Textbook of Bioethics*. Cambridge, MA: Cambridge University Press; 2008:243–250.

Hall R. *An Introduction to Health Care Organizational Ethics*. New York, NY: Oxford University Press; 2000.

4.11.2 Comitês de ética

Na prática de medicina habitual, importantes decisões são tomadas pelo paciente e o médico em conjunto. Partes externas não participam dessas decisões, a menos que sejam convidadas a fazê-lo pelas partes principais. A crescente complexidade dos aspectos éticos no cuidado clínico estimulou o desenvolvimento de comitês de ética e de consultoria ética. Na atualidade, quase 80% de todos os hospitais dos EUA e 100% dos hospitais com mais de 300 leitos possuem comitês de ética. Os comitês de ética são grupos orientadores sobre política e casos que envolvam aspectos éticos. É sua responsabilidade estarem familiarizados com a literatura e os métodos do campo da bioética, além de disponibilizar as melhores opiniões informadas sobre os problemas para aqueles que procurarem seu aconselhamento. Muitas opiniões judiciais endossaram a ideia de comitês de ética como um meio de resolver litígios antes que os participantes sejam forçados a ir aos tribunais.

Os comitês de ética diferem dos CRIs, os quais concentram-se sobre pesquisa envolvendo sujeitos humanos e funcionam de acordo com regulamentações federais. Eles lidam com políticas e problemas que aparecem no cuidado aos pacientes.

Esses comitês desenvolvem políticas institucionais sobre assuntos como ordem para não ressuscitar ou manejo de casos de atendimento não benéfico. Eles revisam casos-problema a pedido da família ou dos clínicos. Os comitês de ética podem usar técnicas para resolução de litígios, como negociação ou mediação informal, como uma alternativa ao litígio quando aparecerem conflitos entre pacientes ou famílias e médicos. É indispensável que pacientes e famílias sejam informados da existência e das funções do comitê de ética. Apesar do número de comitês ter aumentado muito nos anos recentes, e poucos hospitais dos EUA estarem sem eles, não existem estudos rigorosos para avaliar a efetividade desses comitês. Relativamente poucos membros ou consultores de comitê possuem treinamento avançado em ética clínica. No entanto, existe concordância geral de que um comitê de ética efetivo deve contar com os seguintes aspectos:

a) Endosso e apoio da administração do hospital e da equipe médica e de enfermagem. Esse apoio deve incluir recursos suficientes para que o comitê funcione de maneira eficiente. O comitê deve ser localizado de forma clara e apropriada no organograma da instituição, com linhas de relação designadas.
b) Os membros devem ser pessoas que sejam respeitadas por seus pares. O comitê também deve ter membros externos à organização de atenção à saúde que representem uma visão não profissional dos problemas e que consigam falar por determinadas comunidades atendidas pela organização. Os membros devem reunir-se periodicamente e manter registros de suas deliberações e das consultorias de caso. Os registros devem ser tratados como confidenciais, de acordo com a legislação relevante.
c) O comitê deve definir métodos para informar os funcionários sobre sua existência e papel e os procedimentos pelos quais pode ser contatado. As funções educativas, como grandes reuniões ocasionais ou conferências fora do turno, devem ser remuneradas.
d) Membros e potenciais devem receber a oportunidade e o apoio para continuar estudando ética clínica. Muitas oportunidades educacionais estão atualmente disponíveis em todo o país.

Lo B. Ethics committees and case consultation. In: Lo B, ed. *Resolving Ethical Dilemmas. A Guide for Clinicians*. 3rd ed. Philadelphia, PA: Lippincott Williams and Wilkins; 2005:111–116.

Post LF, Blustein J, Dubler NN. *Handbook for Health Care Ethics Committees*. Baltimore, MD: The Johns Hopkins University Press; 2007.

4.11.3 Consultoria em ética

Muitos hospitais e outras instituições de atenção à saúde têm contratado consultores em ética ou possuem membros autorizados do comitê de ética para se engajarem em consultorias sobre problemas éticos que aparecerem em determinados casos. A consultoria em ética segue a prática familiar de consultoria profissional. Determinadas pessoas com conhecimento e experiência específicos estão disponíveis aos clínicos e aos pacientes para revisar os fatos de determinado caso e oferecer aconselhamento informado, prudente e adequado ao caso. Atualmente, existem pessoas com graduação em bioética e com treinamento orientado em consultoria em ética clínica. Um número crescente de grandes hospitais mantêm os serviços dessas pessoas. Eles devem receber o certificado hospitalar apropriado. Essas pessoas podem prestar serviços inestimáveis para os clínicos ao lidarem com casos complexos. As conclusões dos comitês de ética e dos consultores em ética são apenas orientadoras e em geral são relatadas ao médico atendente.

A meta central da consultoria em ética é melhorar o processo e o desfecho da atenção ao identificar, analisar e trabalhar para resolver problemas éticos encontrados em casos individuais, como aqueles descritos neste livro. Para alcançar essa meta é necessário identificar o problema que desencadeou a consultoria e facilitar a resolução por intermédio de educação do paciente e da equipe de funcionários e da oportunidade de discussões informadas e respeitosas sobre o problema. A consultoria também pode ajudar as partes profundamente envolvidas a olhar para os casos sob uma perspectiva diferente da sua própria.

A competência para consultoria em ética inclui conhecimentos de bioética, dos códigos de ética profissional que são relevantes e da legislação em saúde. Um consultor em ética também deve ter conhecimento suficiente de medicina para compreender a situação clínica e conversar sobre isso com os clínicos, demonstrar habilidade no raciocínio moral e ter capacidade para construir um consenso moral em grupo. Diversos programas educativos oferecem graduação e certificação em bioética. A consultoria em ética tem sido avaliada em diversos estudos retrospectivos que demonstraram um nível significativamente alto de satisfação de pacientes e médicos com ela. Vários estudos menores sugerem que a consultoria em ética não aumenta a mortalidade e diminui o tempo de permanência em unidades de terapia intensiva. Foram desenvolvidos padrões para consultoria em ética pela American Society for Bioethics and Humanities, a principal organização profissional para bioeticistas.

> American Society of Bioethics and Humanities. *Core Competencies for Health Care Ethics Consultation*, 1998.
>
> Aulisio MP, Arnold RM, Youngner S. *Ethics Consultation: From Theory to Practice*. Baltimore, MD: The Johns Hopkins Press; 2003.

RECOMENDAÇÃO. Recomendamos que os comitês de ética e os consultores em ética empreguem o método de análise apresentado neste livro.

4P OBSERVAÇÕES EM PEDIATRIA

4.1P Transplante de órgãos para crianças

O transplante de órgãos bem-sucedido depende da existência de doadores que sejam HLA* compatíveis. Com frequência esses doadores são irmãos. Pode-se perguntar se é ético transferir um rim ou a medula óssea de uma criança saudável para um irmão gravemente doente. Uma resposta ética deve assumir que a criança doaria de boa vontade, se conseguisse fazê-lo. No entanto, ao formular uma resposta a este "julgamento substituído ou consentimento implícito", a principal questão refere-se ao risco a que a criança saudável é exposta para possível benefício de um irmão. Em nossa opinião, é inaceitável impor os significativos riscos de remoção de um rim sem consentimento; é aceitável sugerir os riscos notavelmente menores de doação de medula óssea. É desnecessário dizer que as negociações com a família e com a criança requerem a maior delicadeza, devendo ser reconhecidas as implicações psicológicas para as crianças na eventualidade de fracasso ou sucesso, sendo que os requisitos legais na jurisdição devem ser atendidos. Caso haja discordância dos pais, o plano deve ser abandonado.

> Frankel LR, Goldworth A, Rorty MV, Silverman WA, eds. *Ethical Dilemmas in Pediatrics. Cases and Commentaries* [Part III]. Cambridge, MA: Cambridge University Press; 2005:157–220.

---

* N. de T. Antígeno leucocitário humano.

Índice

Este índice informa em negrito o número da Seção em que o item é discutido, seguido pelo número das páginas. **P** designa Observações em pediatria.

A

Abandono de paciente **2.5.6**; 100
Adesão, não adesão, ver Falha em cooperar
Aliança terapêutica **1.0.4**; 4; **2.0.1**; 42
Alocação, ver Recursos escassos
Altruísmo **4.1.3**; 170-171
APACHE (*Acute physiology and chronic health evaluation*) **1.1.3**; 15
Aspectos culturais em decisões clínicas **2.2.8**; 74
Aspectos do contexto 165
Atenção de emergência **2.4.3**; 90; **4.4.3**; 191
Atenção gerenciada **4.1.2**; 170
Ato de autodeterminação do paciente **2.3.2**; 80
Atos de morte natural **2.3.4**; 82
Autonomia, princípio da **2.0.1**; 42-44
Autópsia **4.9.3**; 225
Autoridade parental **2.1-2.3P**; 103-106
Autorização legislativa para tratar **2.4.5**; 91
Auxílio ao morrer, ver Morte medicamente assistida

B

Beneficência/não maleficência, princípios da **1.0.2**; 2-3
Bioterrorismo **4.10.4**; 230
Bouvia, Elizabeth **2.2.7**; 85

C

Cadáveres, utilizados para ensino **4.9.2**; 225
Capacidade de decisão **2.2-2.2.5**; 62-71
Carta sobre profissionalismo médico **1.0.4**; 14
Caso Dax **3.0.5**; 116
Cientistas cristãos **2.3.4**; 84; **2.4P**; 107-108
Cirurgia, ONR **1.3.8**; 33
Clitoridectomia (mutilação genital) **4.6.1**; 207-210
"Código devagar", ver Ressuscitação cardiopulmonar
"Código parcial", ver Ressuscitação cardiopulmonar
Comitês de ética **4.11.2**; 232
Competência, incompetência, ver Capacidade decisional
Condições mórbidas, distinções entre **1.0.7**; 5
Confidencialidade **4.3-4.3.4**; 180-187
Conflito de interesse **4.0.2**; 167-168
Conselho de revisão institucional **4.8.3**; 214
Consentimento implícito **2.4.3**; 90
Consentimento informado **2.1-2.1.10**; 47-62
Consentimento informado de Menores **2P**, 103
Consultoria em ética **4.11.3**; 233
Contar a verdade **2.1.7**; 53
Crianças, ver Menores
Cruzan, Nancy **2.4.2**; 88; **3.3.7**; 146
Cuidado aos que estão morrendo **3.6**; 160
Cuidados paliativos **3.1.7**; 125
Cultura Hmong **4.6.1**; 209
Custos de atenção em decisões clínicas **4.4.4**; 193

D

Delírio **2.2.5**; 70
Demência **2.2.3-2.2.4**; 63-70; **3.1.4**; 123
Diretrizes de prática **1.2.1**; 17
Discriminação, ver Viés e discriminação
Doação de órgãos **4.5.5-4.5.8**; 200-205
por menores **4.1P**; 235
Doação de órgãos após morte cardíaca **4.5.7**; 204

Doação pós-parada circulatória, ver Morte cardíaca
Doadores vivos sem relação de parentesco **4.5.6**; 203
Dor, tratamento de **3.1.7-3.1.8**; 125; **3.5**; 153
Duplo efeito, princípio do **3.4.1**; 149

E

Economia da atenção clínica **4.4**; 188
Ensaios clínicos, ver Pesquisa clínica
Ensinamentos católicos romanos sobre nutrição e hidratação **3.3.4**; 139
Ensino com pacientes **4.9-4.9.1**; 222-225
Ensino em pessoas recentemente falecidas, ver Cadáveres
Epidemia **4.10.3**; 228
Equidade, princípio da **4.0.1**; 167
Erro médico **1.4**; 35
Estado minimamente consciente **3.3.2**; 131
Estado vegetativo **3.3.3**; 134
Ética em enfermagem **4.1.4**; 171
Ética organizacional **4.11-4.11.3**; 231
Eutanásia **3.5.1**; 153

F

Falta de cooperação na relação terapêutica **2.5-2.5.4**; 92-97
Família de médico **4.1.6**; 174
Família de paciente **4.2.2**; 175
Futilidade, fisiológica **1.1.2**; 13
Futilidade, probabilística **1.2.2**; 18

G

Gelsinger, Jesse **4.8.6**; 220

H

HIPAA (*Health insurance portability and accountability act*) **4.3.2**; 181
Hospice **3.6**; 158

I

Incapacidade de desenvolvimento **3.1.3**; 122
Incapacidade dos pais **2.2P**; 105
Incapacidade mental, ver Capacidade de decisão
Incerteza clínica **1.2**; 12-13

Incerteza, ver Julgamento clínico
Incompetência, ver Capacidade de decisão
Indicações médicas **1.0.1**; 2
Infecção por HIV **4.10.3**; 228
Interrupção ativa/passiva de suporte à vida, ver Tratamento proporcional
Interrupção do tratamento, ver Suspensão de suporte à vida
Intervenções, indicadas e não indicadas **1.1.-1.1.4**; 11-17

J

Julgamento clínico **1.2**; 12-13
Julgamento substituído **2.4.2**; 87
Justiça, princípio de **4.0.1**; 166

L

Lealdade **4.1.3**; 170-171
Legislação e confidencialidade **4.3.2**; 181; **4.3.4**; 185
Legislação e relação paciente-médico **4.7.1**; 211
Legislação e suicídio **3.7.3**; 163
Legislação e suporte à vida **3.3.6-3.3.7**; 143-148
Legislação, papel na ética clínica **4.7**; 210

M

MacArthur Competence Assessment Tool **2.2.3**; 64
Manifestação explícita da própria vontade **2.3.4**; 82
Medicina alternativa, ver Medicina complementar
Medicina baseada em evidências **1.2.1**; 17
Medicina *boutique*, **4.4.2**; 189-191
Medicina complementar **2.5.7**; 100-103
Medicina do aperfeiçoamento **3.2**; 127
Medicina integrativa, ver Medicina complementar
Medicina ocupacional **4.10.2**; 227
Melhores interesses **2.4.2**; 87; **3.0.7**; 117
Melhores interesses, crianças **2.3P**; 106
Menores **1P**; 39; **2P**; 103; **3P**; 163; **4P**; 235
Metas da medicina **1.0.9**; 9; **4.0.1**; 166
Modified organ dysfunction score **1.1.3**; 15
Morte cardíaca, ver Morte, determinação de

Morte cerebral, ver Morte, determinação de
Morte medicamente assistida **3.5.2-3.5.4**; 155-160
Morte, determinação de **1.5**; 36
    para crianças **1.2P**; 41

N

Não adesão, ver Falta de cooperação na relação terapêutica
Não maleficência **1.0.2**; 2
Nutrição e hidratação, artificial **3.3.4**; 139

O

Objeção de consciência **2.5.5**; 98-99
Omissão-cometimento, ver Tratamento proporcional
ONR, ver Ordem para não ressuscitar
Ordem para não ressuscitar, **1.3**; 24
Ordem para ressuscitar **1.3-1.3.8**; 24-34

P

Paciente contestador **3.1.2**; 119-120
Paciente não representado **2.4.4**; 90
Paciente problemático, ver Paciente que perturba, Paciente contestador
Paciente que está morrendo, decisões referentes a **3.3-3.6**; 128-160
Paciente que perturba **2.5.3**; 96
Pacientes terminais, decisões referentes a **3.3-3.4.2**; 128-153
Pacientes típicos, Cura, Enfrentamento, Cuidado e Comforto **1.0.8**; 6-8
Parentes, ver Pesquisa clínica
Paternalismo **2.0.1**; 42
Pediatria introdução 5; **1P**; 38; **2P**; 103; **3P**; 163; **4P**; 235.
Pesquisa clínica **4.8-4.8.6**; 212-221
Placebo **2.1.8**; 56
Planejamento e diretivas avançadas **2.3.2-2.3.4**; 80-86
Política de saúde **4.0.1**, 166
POLST **1.3.6**; 32
Preferências anteriores **2.3.1**; 80
Preferências do paciente **2.0.2-2.0.4**; 44-46
Procuração duradoura **2.3.3**; 82
Profissão, profissionalismo **1.0.4**; 4; **4.1-4.1.4**; 169
Prontuários médicos, ver Confidencialidade

Proporcionalidade, princípio da **3.3.5**; 142

Q

Qualidade de vida **3.0.2-3.0.3**; 110-113
Quinlan, Karen Ann **2.4.2**; 87; **3.3.7**; 144-146

R

Racionamento, ver Recursos escassos
RCP, ver Ordem para ressuscitar
Reabilitação ética **3.1.6**; 124
Recursos escassos **4.5-4.5.8**; 195-205
Recusa de informação **2.1.10**; 59
Recusa de tratamento **2.2.7-2.2.8**; 71-79
Regulamentações *Baby Doe* **2.4P**; 108
Reivindicações concorrentes ao atendimento **4.5.4**; 198-199
Representante, ver Tomadores de decisão substitutos
Respeito pelas pessoas **2.0.1**; 42
Responsabilidade do médico, ver Profissão
Ressuscitação cardiopulmonar, ver Ordem para ressuscitar
Retirar-se do caso **2.5.6**; 100
Revelação de erro médico **2.1.11**; 61
Revelação de informações em consentimento informado **2.1.2**; 49

S

Saikewicz, Joseph **3.1.3**; 122
Sair contra a orientação médica (*AMA*) **2.5.4**; 98
Santidade da vida **3.0.2**; 110
Satisfação, qualidade de vida como **3.0.1**; 109-110
Saúde pública **4.10-4.10.4**; 226-231
Schiavo, Terri **1.4.2**; 89; **3.3.7**; 147
Sedação paliativa **3.4.2**; 151
Sedação terminal, ver Sedação paliativa
Segurança de outras pessoas além dos pacientes **4.3.3**; 183
Segurança dos pacientes **1.4**; 35
Sofrimento moral **4.1.4**; 171
Suicídio **3.7-3.7.3**; 161-163
Suicídio assistido **3.5.2**; 155-157
Suspender/retirar, ver Tratamento proporcional
Suspensão de suporte à vida **3.3-3.3.7**; 128-158

T

Tarasoff, Tatiana **4.3.4**; 185
Testagem genética **4.2.3**; 177
Testemunhas de Jeová **2.2.8**; 76
Tomada de decisão compartilhada **2.0.2**; 44
Tomadores de decisão substitutos **2.4-2.4.2**; 86-89
Tortura **4.10.2**; 227
Tradição hipocrática **1.0.2**; 2; **4.3.1**; 180
Transfusão sanguínea, recusa de **2.2.8**; 74-79
Transplante **4.5.5-4.5.8**; 200-205
Transplante, crianças **4P**; 235
Tratamento experimental, ver Tratamento inovador
Tratamento inovador **4.8.4**; 215
Tratamento investigacional, ver Tratamento inovador
Tratamento ordinário-extraordinário, ver Tratamento proporcional
Tratamento proporcional **3.3.1**; 29
Triagem **4.5.3**; 157
Turismo para transplante **4.5.8**; 205

U

Uniform anatomical gift act **4.5.5**; 200
Uso compassivo de medicamentos investigacionais **4.8.5**; 217

V

Valor social **3.1.1**; 119
Viés de gênero **3.1.1**; 119
Viés e discriminação **3.1.1**; 119-121
Viés racial na medicina **3.1.1**; 119

W

Wanglie, Helga **1.2.2**; 21
Wendland, Robert **3.3.2,** 131